Allergien

Allergien

Diagnose, Vorbeugung, Behandlung

STIFTUNG WARENTEST

verbraucherzentrale *Nordrhein-Westfalen*

Ingrid Füller

© 2007 by
STIFTUNG WARENTEST, Berlin
Verbraucherzentrale Nordrhein-Westfalen, Düsseldorf

Alle veröffentlichten Beiträge sind urheberrechtlich geschützt.
Das gilt auch gegenüber Datenbanken und ähnlichen Einrichtungen.
Die Reproduktion – ganz oder in Teilen – durch Nachdruck, foto-
technische Vervielfältigung oder andere Verfahren – auch Auszüge,
Bearbeitungen sowie Abbildungen – oder die Übertragung in eine
von Maschinen, insbesondere Datenverarbeitungsanlagen ver-
wendbare Sprache, oder die Einspeisung in elektronische Systeme
bedarf der vorherigen schriftlichen Zustimmung des Verlages.
Alle übrigen Rechte bleiben vorbehalten.

STIFTUNG WARENTEST
ISBN 978-3-937880-44-0

Verbraucherzentrale Nordrhein-Westfalen
ISBN 978-3-938174-67-8

Zu diesem Buch

Rund 13 Millionen Menschen in Deutschland werden von Pollen gepiesackt, zwischen 6 und 8 Millionen müssen mit allergischem Asthma zurechtkommen, weitere 3 bis 4 Millionen – meist Kinder – leiden an Neurodermitis.

Allergiebeschwerden sind äußerst lästig und sie können sich verschärfen: Wird beispielsweise ein allergischer Schnupfen als solcher nicht rechtzeitig erkannt und behandelt, kann es zu einem „Etagenwechsel" von der Nase in die Luftwege, zu allergischem Asthma kommen. Nahrungsmittel- und Insektengiftallergien bergen wiederum die Tücke, dass sie einen lebensbedrohlichen anaphylaktischen Schock auslösen können.

Bei der Entfaltung allergischer Erkrankungen spielen Erbanlagen und Umweltfaktoren eine große Rolle. Wenn Sie selbst an einer Allergie leiden, sollten Sie daher rechtzeitig Vorsorge treffen, um einem möglichen Ausbruch der Krankheit bei Ihrem Kind entgegenzuwirken.

Dieses Buch der STIFTUNG WARENTEST und der Verbraucherzentralen

- gibt eine Fülle von praktischen Tipps, wie Sie vorbeugen und selbst viel dazu beitragen können, dass die Symptome zurückgehen und keine Folgeerkrankungen entstehen. Je nach Allergieform wirken sich zum Beispiel Ihr Verhalten in Freizeit und Urlaub, der Verzicht auf das Rauchen, eine Ernährungsumstellung, regelmäßiger Sport, das Ausüben von Entspannungsverfahren oder eine Sanierung des Wohnbereichs günstig auf den Verlauf der Erkrankung aus.
- bietet Ihnen ausführliche Informationen zu Medikamenten und den neuesten Behandlungsverfahren. In Übersichtstabellen (→ Seite 240) können Sie nachschlagen, welche Präparate unsere Experten mit „geeignet" bewerten und welche nicht.

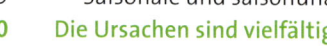

75 Asthma

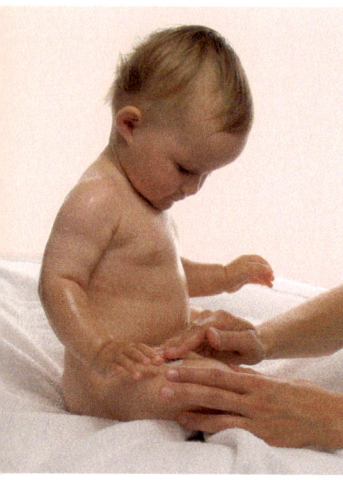

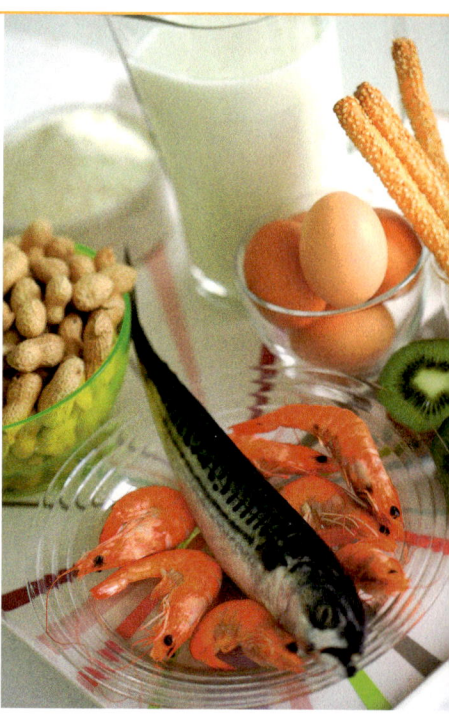

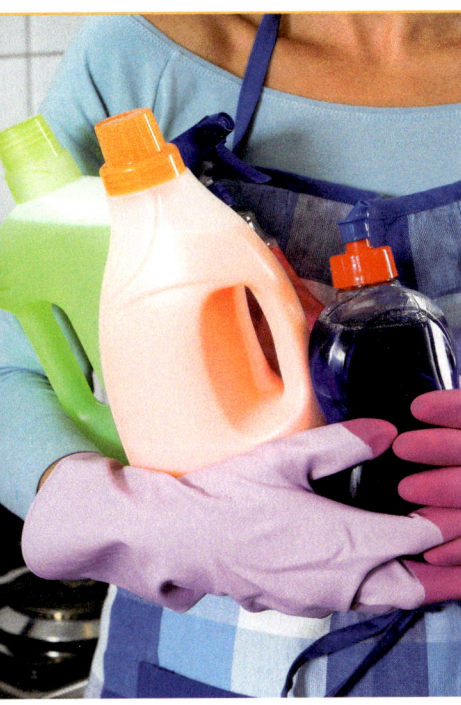

155 Weitere Allergien

187 Vorbeugung

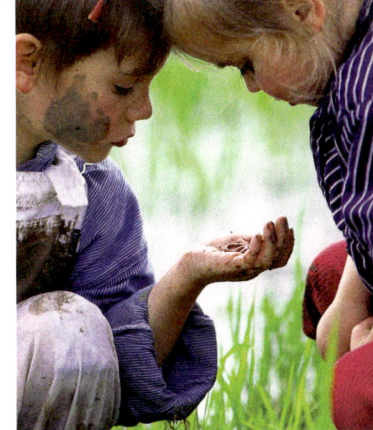

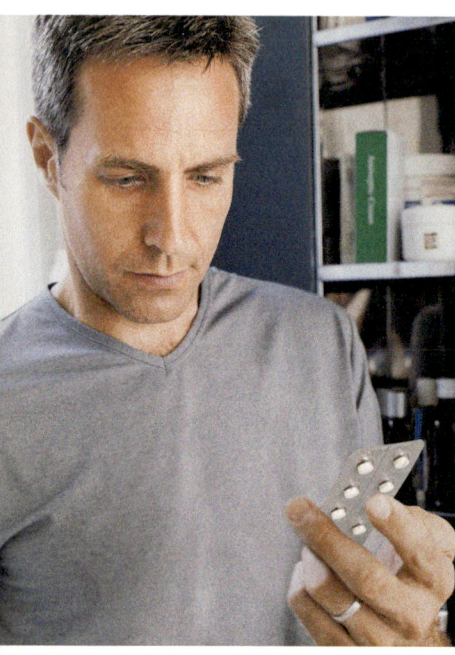

Aufruhr im Immunsystem

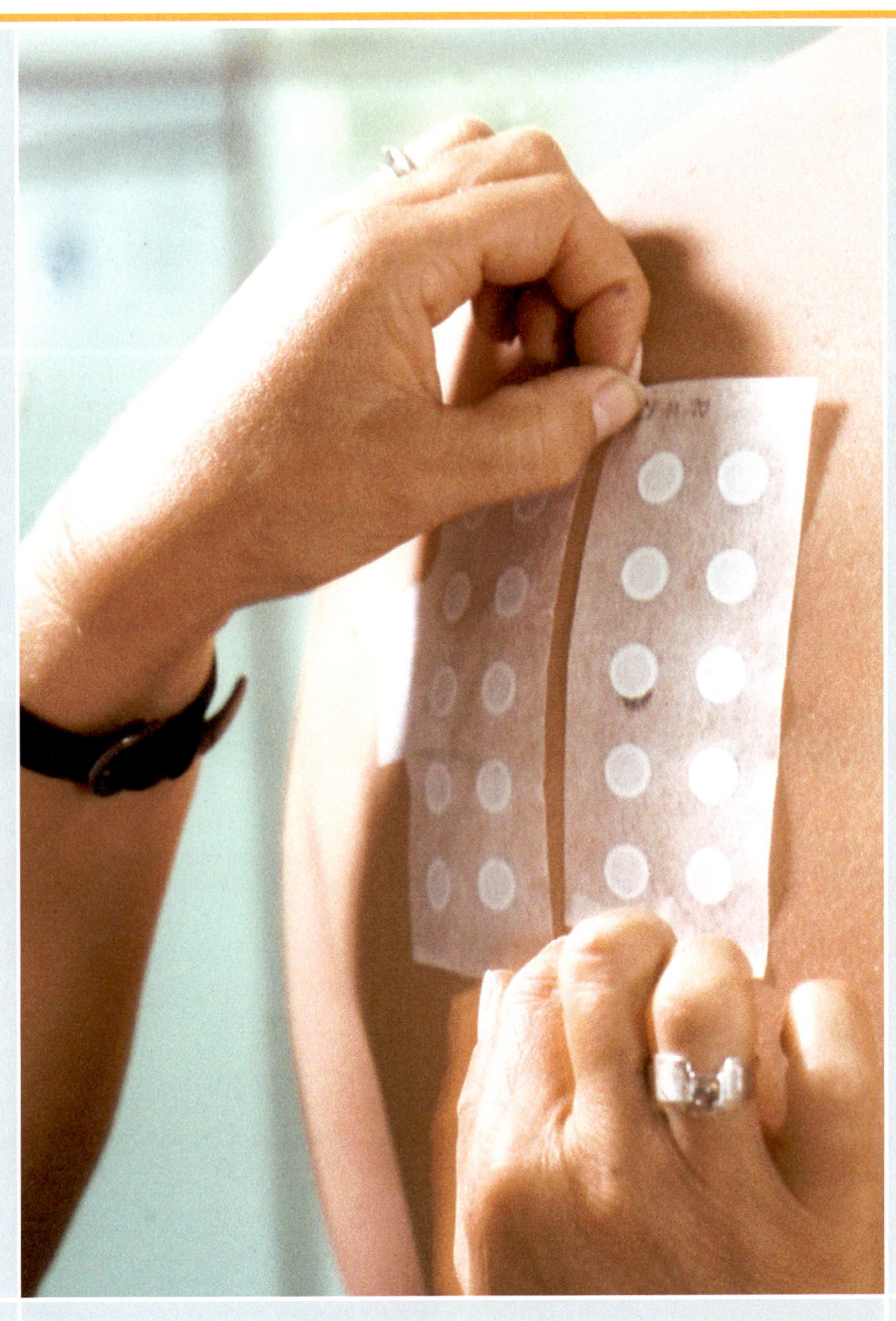

Eine Allergie ist eine überschießende Immunreaktion des Organismus auf bestimmte körperfremde Stoffe. Die Substanzen, die Allergien auslösen (Allergene), stammen entweder aus der Natur (zum Beispiel Blütenpollen, bestimmte Nahrungsmittel, Tierhaare und Schimmelpilze) oder sie befinden sich in künstlich geschaffenen (synthetischen) Produkten (wie Arzneimittel, Kosmetika, Farben, Textilien und viele andere).

Unterschiedliche Krankheitsbilder

Allergische Erkrankungen können eine ganze Reihe von Organen betreffen. Fast immer spielen sie sich an den Grenzflächen des Organismus ab: auf der Haut, in den Schleimhäuten der Augen, der oberen und unteren Atemwege sowie des Verdauungssystems. Die Überreaktionen, die der Körper entwickelt, zeigen sich im Wesentlichen als

- allergischer Schnupfen (→ Seite 39),
- Asthma (→ Seite 75),
- Neurodermitis (→ Seite 111),
- Nahrungsmittelallergie (→ Seite 131),
- Kontaktekzem (→ Seite 156),
- Nesselsucht (→ Seite 165),
- Insektengiftallergie (→ Seite 174),
- Arzneimittelunverträglichkeit (→ Seite 180).

Die verschiedenen Allergien unterscheiden sich in Form und Ausprägung – ebenso wie die Reaktionen der betroffenen Menschen. Während manche Allergiker heftige Beschwerden haben, fühlen sich andere durch die Erkrankung nur leicht beeinträchtigt. Bei wieder anderen wurden in Blutuntersuchungen (→ Seite 31) erhöhte Antikörperspiegel gegen bestimmte Allergene nachgewiesen, sie entwickeln jedoch trotzdem keinerlei Symptome.

Anzeichen und Beschwerden

- Juck- und Niesreiz in der Nase, geschwollene Nasenschleimhaut und eine laufende Nase weisen auf einen allergischen Schnupfen hin.
- Bei juckenden, geröteten und tränenden Augen kann es sich um eine allergische Bindehautentzündung (→ Seite 42) handeln.

- Ein Engegefühl im Brustkorb mit Atemnot, pfeifenden, rasselnden Atemgeräuschen und Husten sind ein Anzeichen von allergischem Asthma.
- Hinter geröteten, juckenden und entzündeten Hautausschlägen können sich unterschiedliche Allergien verbergen. Diese werden in den Kapiteln Neurodermitis, Nesselsucht und Kontaktekzeme erörtert.
- Magen- und Darmbeschwerden können durch eine Nahrungsmittelallergie ausgelöst werden.

Ein altes Leiden

Allergische Erkrankungen haben inzwischen rasant zugenommen, doch es gab sie, wie die folgenden Beispiele zeigen, bereits in früheren Zeiten – auch wenn man sie sich damals noch nicht erklären konnte. Überlieferungen zufolge sollen vor über 1 000 Jahren viele Einwohner Persiens immer im Frühjahr an einem „Rosenschnupfen" gelitten haben, ohne zu ahnen, dass es sich dabei um eine allergische Reaktion auf Rosen handelte.

Eine makabre Geschichte wird über den englischen König Richard III. berichtet, der im 15. Jahrhundert lebte: Eines Tages soll er nach dem Verzehr von Erdbeeren einen Hautausschlag und Schwellungen im Gesicht bekommen haben. Da der König davon ausging, dass der adlige Überbringer der Erdbeeren einen Giftanschlag auf ihn geplant hatte, ließ er ihn hinrichten.

Die Bedeutung des Immunsystems

Normalerweise dient die körpereigene Abwehr dem Schutz des Organismus vor Bakterien, Pilzen, Viren oder anderen Schadstoffen. Bei einer Allergie kommt es jedoch zu einer „Fehlleistung" des Immunsystems.

Die gesunde Abwehrreaktion

Unser Organismus verfügt über verschiedene weiße Blutkörperchen und Eiweiße, die auf Angreifer wie Keime oder andere Schadstoffe spezialisiert sind. Eine besondere Bedeutung kommt den sogenannten Fresszellen zu. Dabei handelt es sich um relativ große weiße Blutkörperchen, die Fremdstoffe in sich aufnehmen und auflösen („fressen") können. Eine wichtige Rolle spielen auch die kleinsten weißen Blutkörperchen, die Lymphozyten. Sie produzieren Immunglobuline. Das sind Eiweißmoleküle, die als Antikörper bei der körpereigenen Abwehrreaktion bedeutsam sind. Immunglobuline sind mit speziellen Fangarmen ausgerüstet, mit denen sie bestimmte Fremdstoffe (Antigene) oder allergieauslösende Substanzen (Allergene) erkennen.

Dringen etwa Viren oder Bakterien über die Haut oder Schleimhaut in den Körper ein, ruft das die körpereigene Abwehr auf den Plan. Das Immunsystem erkennt die Angreifer anhand bestimmter Strukturen ihrer Zelloberfläche als fremd – und setzt sie mit einer gezielten Abwehrreaktion außer Gefecht. Diese ist zeitlich und räumlich begrenzt und endet, sobald die Krankheitsauslöser vernichtet sind. Bei der Abwehrreaktion können gegen die jeweiligen Fremdstoffe Antikörper gebildet werden. Das führt dazu, dass das Immunsystem beim erneuten Angriff in der Lage ist, diese Antigene sofort zu erkennen und sie in der sogenannten Antigen-Antikörper-Reaktion zu vernichten. Dann treten keine Krankheitssymptome auf, denn der Körper ist gegen die Fremdstoffe immun. Bei Schutzimpfungen wird dieser Mechanismus genutzt: Die Patienten bekommen so geringe Mengen eines Krankheitserregers zugeführt, dass sie zwar Antikörper bilden, aber nicht krank werden.

Ein „überempfindliches" Abwehrsystem

Bei einer Allergie reagiert die körpereigene Abwehr auf Fremdstoffe, die gar keine Krankheitskeime sind und die normalerweise keine Gefährdung der Gesundheit darstellen. Vereinfacht ausgedrückt: Das Immunsystem von Allergikern ist in Aufruhr und überschätzt die Gefahren, die von harmlosen Stoffen ausgehen. Diese „übersensible" Reaktion führt jedoch – anders als bei der Abwehr von Krankheitserregern – nicht dazu, dass die auslösenden Substanzen vernichtet werden. Sie bietet auch keinen Schutz vor einer erneuten Erkrankung, sondern hält so lange an, wie die betroffenen Personen den jeweiligen Allergenen ausgesetzt sind, zum Beispiel Pollen, Tierhaaren, Pilzsporen oder diversen Chemikalien. In der Folge können sich unterschiedliche Entzündungen im Körper entwickeln (→ Kasten, Seite 15).

Bei häufigem Allergenkontakt nimmt die Empfindlichkeit in der Regel noch zu. Außerdem kommt es oft vor, dass die Patienten anfangs nur auf eine und im Laufe der Zeit dann auf immer mehr Substanzen allergisch reagieren.

Wie sich Allergien in verschiedenen Organen auswirken können	
Organe	**Symptome**
Augen	• Bindehautentzündung • Lidschwellungen
Atemwege	• Niesreiz • Schnupfen • Atemnot, Asthma • Schwellungen im Hals und am Kehlkopf • Entzündung der Lungenbläschen
Haut	• Rötung • Schwellungen • Ekzeme • Quaddelbildung • Neurodermitis
Magen-Darm-Trakt	• Übelkeit, Durchfall • Entzündung der Magenschleimhaut
Blutgefäßsystem	• Kreislaufzusammenbruch (Schock)

Was passiert bei einer Allergie?

Viele Stoffe, die Allergien auslösen, wie zum Beispiel Pollen oder Pilzsporen, dringen über die Atemwege und die Schleimhäute in den Körper ein. Andere, wie Nahrungsmittelallergene, bahnen sich ihren Weg über den Magen-Darm-Trakt. Wieder andere Substanzen, die zum Beispiel in Textilien, Kosmetika oder Schmuck enthalten sind, verbinden sich vermutlich über die Haut mit körpereigenen Eiweißstoffen, wodurch dann Kontaktallergien (→ Seite 156) entstehen können.

Beim allerersten Kontakt mit einer allergieauslösenden Substanz zeigen sich noch keine Symptome. Sobald das Allergen die Haut oder Schleimhaut durchdrungen hat, bereitet sich der Körper jedoch darauf vor, beim nächsten oder einem späteren Kontakt auf den Fremdstoff zu reagieren. Es kommt zu einer übermäßigen Bildung von Antikörpern im Blut. Diese „sinnlos" produzierten Immunglobuline führen aber nicht zu einer **Un**empfindlichkeit gegenüber dem jeweiligen Allergen, sondern zu einer **Über**empfindlichkeit (**Sensibilisierung**). Bei jedem neuen Kontakt mit dieser harmlosen Substanz rüsten sich die Antikörper zum Kampf, so als müssten sie einen schädlichen Angreifer vernichten.

Ein Hauptakteur: Das Immunglobulin E (IgE)

Von den insgesamt fünf körpereigenen Immunglobulinen spielt das **Immunglobulin E (IgE)** bei fast allen allergischen Reaktionen vom Soforttyp die wichtigste Rolle. Es stammt aus dem Lymphgewebe der Atemwege und des Magen-Darm-Kanals und erreicht über die Blutbahn die **Mastzellen**. Diese werden im Knochenmark gebildet und befinden sich im Bindegewebe von Haut, Schleimhäuten und in verschiedenen Organen. Ihr Name geht auf die kleinen, substanzgefüllten Bläschen zurück, mit denen sie „gemästet" sind.

Mastzellen sind wichtige Schaltstellen für allergische Reaktionen, denn sie sind mit **Botenstoffen** (Mediatoren) gefüllt, die die spezifischen Beschwerden wie Juckreiz, Rötung, Schleimbildung, Schwellungen und Atemnot auslösen.

Die besondere Rolle des Histamins

Der bekannteste und bislang am besten erforschte Botenstoff ist das Histamin. Es wird aus den Mastzellen der Schleimhaut ausgeschüttet, wenn der Körper mit einem Allergen in Kontakt

---

Ein bedeutsamer Selbstversuch

Anfang des 20. Jahrhunderts ging man in der Medizin bereits davon aus, dass es im Blut von Allergikern eine Substanz gibt, die mit ihrem überempfindlichen Immunsystem in Zusammenhang steht. Da für diesen Verdacht jedoch noch keine Beweise vorlagen, unternahmen 1921 zwei deutsche Mediziner einen Selbstversuch: Der Arzt Carl Prausnitz ließ sich Blutserum von seinem Kollegen Heinz Küstner, einem Fischallergiker, in die Haut spritzen.

Einen Tag später injizierte sich Carl Prausnitz an derselben Stelle einen Fischextrakt. Dabei entwickelte er an dieser Stelle sofort – und erstmalig in seinem Leben – eine allergische Reaktion auf Fisch. Mit dem Selbstversuch war der wichtige Nachweis erbracht, dass ein Bestandteil des Blutserums verantwortlich ist für die Bereitschaft eines Menschen, allergisch zu reagieren.

kommt. Als Folge der übermäßigen Histaminbildung beginnen die Schleimhäute anzuschwellen und vermehrt Flüssigkeit oder Schleim abzusondern, was zu Entzündungsreaktionen in verschiedenen Körperbereichen führen kann: Es kommt zu Juckreiz und Schwellungen in Augen, Mund und Nase. In den Bronchien zieht sich die glatte Muskulatur zusammen, was Bronchialkrämpfe und Atemnot hervorruft. Auf der Haut bilden sich juckende Quaddeln und Rötungen. Außerdem kann die Freisetzung von Histamin auch den Magen-Darm-Trakt beeinflussen: Im Magen wird verstärkt Magensäure produziert, und im Darm werden Krämpfe und Durchfall ausgelöst. In hoher Konzentration kann Histamin den gefürchteten anaphylaktischen Schock (→ unten) hervorrufen.

Sofort- und Spätreaktionen

Bei über 90 Prozent aller Allergien treten die Symptome unmittelbar nach dem Kontakt mit dem jeweiligen Allergen auf. Die allergische Reaktion beruht auf einer gesteigerten Produktion des Antikörpers IgE. Zu den typischen Erkrankungen, bei denen es zu einer solchen Sofortreaktion kommt, zählen allergischer Schnupfen, allergisches Asthma, Nahrungsmittelallergien, Nesselausschlag (Urtikaria → Seite 165), Angioödem (→ Seite 166) sowie der anaphylaktische Schock.

Zu den Krankheiten, bei denen die allergische Reaktion nicht sofort, sondern erst mit einer gewissen Zeitverzögerung eintritt, gehören insbesondere Kontaktallergien. Da hier in der Regel zwischen 24 und 72 Stunden bis zur vollen Ausprägung der Allergie vergehen, spricht man von einer allergischen Spätreaktion oder einer Überempfindlichkeitsreaktion vom verzögerten Typ. Diese basiert – anders als bei Allergien vom Soforttyp – nicht auf einer erhöhten Produktion des Antikörpers IgE, sondern auf gesteigerten Reaktionen bestimmter Abwehrzellen des Immunsystems (T-Lymphozyten).

Der allergische (anaphylaktische) Schock

Die gefährlichste allergische Sofortreaktion ist der sogenannte anaphylaktische Schock. Auch wenn er in seiner vollen, lebensbedrohlichen Ausprägung glücklicherweise nur selten vorkommt, ist immer eine sofortige ärztliche Behandlung erforderlich.

Der Begriff Anaphylaxie bedeutet eigentlich „Schutzlosigkeit". In der Medizin wird damit eine „überstarke, fehlgeleitete Schutzfunktion" oder eine „akute allergische Allgemeinreaktion" bezeichnet. Dabei handelt es sich um eine panikartige Reaktion des Immunsystems auf eine allergieauslösende Substanz: Der Organismus setzt alle Hebel in Bewegung, um eine Übermacht vermeintlich schädlicher Fremdstoffe abzuwehren.

In einer Antigen-Antikörper-Reaktion (→ Seite 14) werden zunächst große Mengen von Histamin und anderen Botenstoffen ausgeschüttet. Das massenhaft ausgetretene Histamin setzt dann eine Kettenreaktion in Gang: Es erweitert die Blutgefäße und begünstigt die Einlagerung von Flüssigkeit im Gewebe, sodass es in den Atemwegen zu vermehrter Schleimbildung und zu Ödemen kommen kann. Außerdem verursacht das Histamin Verkrampfungen im Atem- und im Magen-Darm-Trakt, was Atemnot und Durchfall nach sich zieht. Besonders gefährlich ist die Minderver-

Die wichtigsten Auslöser des allergischen Schocks

Arzneimittel und diagnostische Verfahren:

- Medikamente (Antibiotika wie Penizillin und seine Abkömmlinge Streptomycin und Tetrazykline, Rheumamittel, Organextrakte und viele andere). Werden Arzneimittel gespritzt, kommt es häufiger zum Schock als bei der Anwendung von Tabletten, Tropfen oder Zäpfchen.

- Röntgenkontrastmittel und andere Testsubstanzen (insbesondere bei Injektionen in die Vene).

- Allergenextrakte für Hauttests (→ Seite 28) und zur Hyposensibilisierung (→ Allergischer Schnupfen, Seite 70) sowie Provokationstests (→ Seite 32), bei denen zu diagnostischen Zwecken allergieverdächtige Stoffe inhaliert, geschluckt oder gespritzt werden.

- Dextranlösungen und andere sogenannte Blutersatzmittel.

- Blut und Blutprodukte.

Tierische Gifte:

Vor allem Insektengifte von Bienen, Wespen, Hummeln, Hornissen und Ameisen.

Lebensmittel:

Insbesondere Milch, Hühnerei, Nüsse, Fisch und Schalentiere.

sorgung des Organismus mit Blut. Wenn dieses in den weitgestellten Gefäßen des Kreislaufsystems versackt, fällt der Blutdruck rapide ab. In der Folge können Symptome wie Kreislaufkollaps und Atemstillstand auftreten, die ohne sofortige Behandlung zum Tod führen können.

Ein anaphylaktischer Schock kündigt sich in der Regel sofort nach dem Kontakt mit einem Allergen an. Er beginnt meist mit Zungenbrennen sowie Juckreiz im Mund und am Gaumen, an Handtellern und Fußsohlen. Es folgen Hautrötung, Nesselausschlag (→ Seite 165) und/oder Angioödem (→ Seite 166). Weitere Symptome sind fahle Blässe, blaue Lippen, beschleunigter Herzschlag, Schwäche, starke Angst, Blutdruckabfall, Übelkeit und Erbrechen. Danach kommt es zum Kreislaufkollaps, zu Bewusstlosigkeit, häufig auch zu Urin- und Stuhlabgang.

Als Faustregel gilt: Je früher die allergische Reaktion einsetzt, desto heftiger ist ihr Verlauf. Ist der Schock weniger stark ausgeprägt, beschränkt er sich meist auf ein Organsystem (zum Beispiel auf die Atemwege) und weitet sich nicht auf den gesamten Organismus aus. Dennoch müssen Sie auch hier sofort einen Arzt rufen (Informationen zum Notfallset finden Sie im Kapitel „Nahrungsmittelallergien" → Seite 131).

Saisonale und saisonunabhängige Allergien

Ein weiteres Unterscheidungsmerkmal von Allergien ist das zeitliche Auftreten. Viele allergische Reaktionen sind an bestimmte Jahreszeiten gebunden, andere sind saisonunabhängig und machen den Betroffenen das ganze Jahr über zu schaffen.

Die wichtigste saisonale Allergie ist die Pollenallergie (→ Seite 40), die je nach Blütezeit der jeweiligen Pflanzen bereits im Frühjahr (zum Beispiel bei Erle, Hasel und Birke) oder erst im Sommer (etwa bei Gräsern, Getreide oder Kräutern) die typischen Beschwerden wie Juckreiz, laufende Nase, gerötete Augen oder Atemnot verursacht. Ist der Herbst relativ mild, fliegen die Pollen entsprechend länger.

Die saisonunabhängigen Allergien werden insbesondere durch Hausstaubmilben, Schimmelsporen, Tierhaare und durch eine ganze Reihe von Substanzen ausgelöst, die sich in Nahrungs- oder Arzneimitteln, als Chemikalien in Textilien, in Wasch- und Pflegemitteln oder als Schadstoffe in Innenräumen befinden.

Die Ursachen sind vielfältig

Dass Erbanlagen bei der Entstehung allergischer Krankheiten eine wichtige Rolle spielen, gilt als gesichert (→ Erblich bedingte und andere Allergien, Seite 35). Doch nicht nur die Gene sind schuld. Rund 50 Prozent der familiär vorbelasteten Kinder bekommen keine Allergie – und bei etwa 50 Prozent der Kinder, die eine allergische Erkrankung entwickeln, traten in der Familie keine Allergien auf.

Ganz offensichtlich hat die rasante Zunahme von Allergien in den letzten Jahrzehnten noch weitere Gründe. Ergebnisse verschiedener Studien zeigen, dass Umweltfaktoren und Lebensweise das Risiko für die Entstehung allergischer Erkrankungen nachhaltig beeinflussen.

Die „Dreck- oder Urwaldhypothese"

Bislang gibt es in der Wissenschaft noch keine allgemein akzeptierte Erklärung für die starke Zunahme von Allergien. Unter den verschiedenen Ansätzen spielt jedoch die sogenannte Dreckhypothese, die durch einige Studien bestätigt wurde, eine wichtige Rolle. Aus ihnen geht hervor, dass Kinder, die in den ersten Lebensjahren häufig mit Pilzen, Viren, Bakterien und anderen Krankheitserregern in Berührung kamen, später deutlich seltener allergische Reaktionen entwickeln als Kinder, die in einer vergleichsweise sterilen Umgebung aufwachsen. Die Erklärung dafür liegt nach Meinung vieler Forscher darin, dass unser Immunsystem durch Infektionskrankheiten, die wir in jungen Jahren überstanden haben, „trainiert" wird – und dass es „verweichlicht", wenn dieses Training entfällt.

Einige Wissenschaftler sehen den Schlüssel für dieses „Fehlverhalten" in der Funktion der Immunglobulin-E-Antikörper (IgE → Seite 16). Sie gehen davon aus, dass es im Organismus zur Bildung von IgE kommt, wenn das Immunsystem zum Beispiel Wurmparasiten im Darm oder Tuberkuloseerreger bekämpft. Da solche Krankheiten wegen der deutlich verbesserten hygienischen Bedingungen in den Industrieländern kaum noch auftreten, hätten die IgE-Antikörper ihr ursprüngliches Einsatzgebiet verloren und richteten sich nun gegen andere – allerdings harmlose – Fremdstoffe wie zum Beispiel Pollen, Tierhaare oder Nahrungsmittel.

Für diese „Dreck- oder Urwaldhypothese" sprechen wissenschaftliche Daten, die bei Untersuchungen unter den Ureinwohnern aus Kenia, Gabun, Neuguinea und aus dem Dschungel

Südamerikas gewonnen wurden. Diese sind häufiger mit Parasiten wie Würmer konfrontiert – und haben sehr viel seltener Allergien als die Bewohner westlicher Industrienationen. Umgekehrt hat man beobachtet, dass Menschen, die aus vorwiegend ländlichen Gebieten Afrikas, Asiens oder Südamerikas in Industrieländer einwandern, dort schon rasch ebenfalls allergische Reaktionen entwickeln.

Groß angelegte Studie stützt die Dreckhypothese

Das Robert-Koch-Institut untersuchte von 2003 bis 2006 im Auftrag des Bundesgesundheitsministeriums rund 18 000 Kinder in Deutschland. Diese Studie beleuchtet ausführlich den Gesundheitszustand der 0- bis 17-Jährigen. Die Ergebnisse wurden im September 2006 vorgestellt. Danach treten bei „Oberschichtkindern" mit 18,9 Prozent häufiger Allergien auf als bei Kindern aus sozial benachteiligten Familien, in denen nur 13,6 Prozent an einer Allergie leiden. Auch Kinder mit mehreren Geschwistern, aus Migrantenfamilien oder mit frühem engem Kontakt zu ihren Altersgenossen in Kindereinrichtungen sind weniger anfällig.

Die Leiter der Studie sehen darin einen weiteren Hinweis dafür, dass neben der erblichen Veranlagung auch der Lebensstil eine Rolle spielt. Ein geringer Kontakt mit Krankheitserregern und Allergenen ist demnach mit einem erhöhten Risiko für spätere Allergien verbunden: blitzblanke Küchenfliesen, sterilisierte Babynahrung und antibakterielle Reiniger selbst im Kinderzimmer – viele Eltern wollen ihre Kinder möglichst vor jedem Keim schützen und schaden ihnen damit wohl eher. Dagegen scheint die ständige Auseinandersetzung mit Krankheitserregern, zu der es im engen Kontakt mit anderen Kindern kommt, das Immunsystem zu stärken.

Umweltbelastungen

Wissenschaftliche Untersuchungen deuten darauf hin, dass sowohl Schadstoffe in der Außenluft (vor allem durch Auto- und Industrieabgase) als auch in Innenräumen (insbesondere durch Chemikalien in Kleidung, Einrichtungs- und Gebrauchsgegenständen) die Entstehung von Allergien begünstigen. Dass die im Vergleich zu früheren Zeiten deutlich erhöhte Schadstoffbelastung den menschlichen Organismus überfordert, steht außer Frage: Viele der über 100 000 Chemikalien, die sich heute in unserer Umwelt befinden, schädigen Haut und Schleimhäute. Dadurch wird die schützende Barriere zum Körperinneren geschwächt, sodass Allergene und andere Fremdstoffe leichter eindringen können. Ganz offensichtlich kommt es durch die Einwirkung unterschiedlicher Schadstoffe zu einer permanenten Reizung der Schleimhäute, die dadurch auch empfindlicher auf natürliche Substanzen wie zum Beispiel Pollen oder Tierhaare reagieren.

Schadstoffe in der Außenluft

Epidemiologische Studien, in denen die Häufigkeit bestimmter Krankheiten je nach Personengruppen verglichen werden, zeigen, dass Menschen, die an verkehrsreichen Straßen wohnen, öfter an Pollenallergien leiden als die Landbevölkerung. Insgesamt treten bestimmte Allergien in Regionen, die einer starken Schadstoffbelastung ausgesetzt sind, häufiger auf als in weniger belasteten Gebieten.

Pollen haben offenbar eine aggressivere Wirkung auf die Schleimhäute, wenn sie zum Beispiel mit Rußpartikeln aus Auto- und Industrieabgasen behaftet sind und die jeweiligen Pflanzen wegen der Schadstoffbelastungen selbst „unter Stress stehen". Nach einer Studie der Harvard-Universität in den USA werden Patienten mit allergischem Schnupfen und Asthma durch das Treibhausgas Kohlendioxid (CO_2) deutlich belastet. Die Wissenschaftler fanden heraus, dass die erhöhte CO_2-Konzentration in der Luft das Wachstum bestimmter Pflanzen und deren Pollenproduktion anregt. Nach ihren Berechnungen nähme bei einer Verdopplung der CO_2-Konzentration die Produktion von Allergenen um 61 Prozent zu.

Zu weiteren „Übeltätern", die beim Einatmen Allergien auslösen oder verstärken können, zählen unter anderem: Kohlenmonoxid (CO), Schwefeldioxid (SO_2), Stickoxide (wie NO_2) und Ozon (O_3).

Schadstoffe in Innenräumen

Außer übertriebener Hygiene und steigenden Umweltbelastungen werden noch andere Faktoren diskutiert, die möglicherweise die Zunahme allergischer Erkrankungen begünstigen. Dabei geht es um weitere typische Merkmale des „westlichen Lebensstils".

Eines davon sind stärkere Wärmeschutz- und Isoliermaßnahmen an Häusern und Fenstern. Diese können den Luftaustausch in Innenräumen behindern und zu einer erhöhten Luftfeuchtigkeit führen – was Milben und Schimmelpilzen, die häufig Allergien hervorrufen, ideale Existenzbedingungen bietet.

Auch die ständig steigende Zahl von Zusatzstoffen in Nahrungsmitteln, von Schadstoffen in Kleidung, Teppichböden, in Wasch- und Pflegemitteln oder in Elektrogeräten kann die Entstehung von Allergien fördern. Als weitere mögliche Auslöser gelten die häufigere Haustierhaltung, Fernreisen, bei denen immer mehr Menschen mit einer wachsenden Zahl neuer Allergene in Kontakt kommen, und der Verzehr exotischer Früchte, von denen einige (wie zum Beispiel Kiwis) als hochgradig allergen gelten.

Risikoreiche Berufe

Bestimmte Berufe sind mit einem hohen Allergierisiko behaftet, da während der Arbeitszeit ständig Allergene eingeatmet oder berührt werden. Jugendliche, die eine Veranlagung zu Allergien haben (→ Seite 36) oder bereits an allergischem Schnupfen, Asthma, Nahrungsmittelallergien oder Neurodermitis leiden, sind besonders gefährdet. Sie sollten sich vor der Berufswahl unbedingt von einem Arzt (Allergologen) beraten lassen.

Zu den Berufen, bei denen ständig Allergene eingeatmet werden, gehören unter anderen

- Tierarzt und Tierpfleger (Tierhaare),
- Bäcker und Konditor (Mehlstaub),
- Gärtner, Gartenbauer, Förster und Landwirte (Pollen),
- Schreiner und andere Holzberufe (Holzstaub),
- Lackierer, Metallschleifer, Kfz-Mechaniker, Drucker (diverse Stäube und Schadstoffe).

Berufe, bei denen ständig Allergene eingeatmet werden, bergen ein hohes Risiko.

Angehörige der folgenden Berufe leiden häufig an allergisch bedingten Hauterkrankungen:

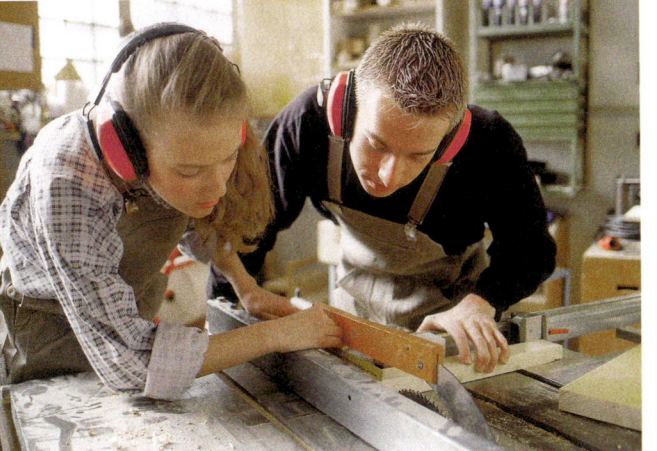

- Friseure
- Floristen
- Maurer, Betonbauer
- Chemie- und Metallarbeiter
- Bauausstatter
- Lackierer
- Tischler, Zimmerer und Parkettleger
- Beschäftigte der Nahrungsmittel- und der Pharmaindustrie
- Physiotherapeuten
- Krankenpfleger und (Zahn-)Ärzte
- Zahntechniker und Zahnarzthelfer

Unter den anerkannten Berufskrankheiten nehmen Allergien seit Jahren einen Spitzenplatz ein. Wenn sich die Beschwerden trotz Schutzvorrichtungen am Arbeitsplatz (zum Beispiel Atemschutzhelme oder -masken, Austausch von Arbeitsstoffen und/oder durch medizinische Maßnahmen wie ambulante und stationäre Heilbehandlung nicht bessern oder sogar noch verschlimmern, lässt sich ein Berufswechsel oft nicht verhindern (Informationen zu Rehabilitationsmaßnahmen → Asthma, Seite 107).

Welche Rolle spielt die Psyche?

Eine gute Nachricht vorab: Es gibt keine „Allergie-Persönlichkeit". Allergiker weisen keine spezifischen Persönlichkeitsmerkmale auf: Sie sind nicht klüger, dümmer, extra- oder introvertierter, ängstlicher oder mutiger als gesunde Menschen. Nach heutigem wissenschaftlichem Stand sind Allergien nicht psychogen, das heißt, sie werden nicht durch die Psyche verursacht. Wenn jedoch zu einer allergischen Veranlagung noch psychische Belastungen hinzukommen, können aus bislang leichten Beschwerden plötzlich massive Symptome entstehen.

Eine ganze Reihe klinischer Studien und Beobachtungen zeigt, dass bei einem Drittel der Patienten bestimmte psychische Faktoren regelmäßig zu einer Verstärkung oder einem erneuten Auftreten allergischer Symptome führen. Wenn es zum Beispiel am Arbeitsplatz, in Partnerschaft und Familie oder in anderen wichtigen sozialen Beziehungen immer wieder zu Konflikten kommt, die nicht gelöst werden, dann entwickeln viele Allergiker in relativ engem zeitlichen Zusammenhang gesteigerte Symptome. Dabei kann es sich um allergischen Schnupfen, allergisches Asthma, Neurodermitis oder um andere Hauterkrankungen handeln. Psychosoziale Belastungen können den (erstmaligen) Ausbruch einer allergischen Erkrankung fördern, sie können aber auch bereits bestehende Krankheitssymptome aufrechterhalten oder verstärken. In solchen Fällen lohnt sich eine Psychotherapie (→ Seite 236). Sie kann helfen, den genauen Zusammenhang zwischen Konflikt und Symptom besser zu erkennen sowie Strategien zur Konfliktlösung – und damit zu einer Linderung der Beschwerden – zu entwickeln.

Ein Nähe-Distanz-Konflikt

Zahlreiche psychotherapeutische Fallstudien weisen darauf hin, dass insbesondere Patienten mit allergischem Asthma gehäuft in bestimmte Beziehungskonflikte verstrickt sind. Es geht also nicht um Persönlichkeitsmerkmale, sondern um die Art und Weise, wie Beziehungen gelebt werden.

Den Forschern fiel auf, dass Asthmatiker in Partnerschaften und anderen sozialen Beziehungen oft viel Nähe suchen, gleichzeitig aber auch Angst vor dieser Nähe haben und deshalb viele Freiräume und viel Distanz brauchen. Solche ambivalenten Wünsche – nach Abgrenzung und Autonomie auf der einen Seite, nach Innigkeit, Schutz und Fürsorge auf der anderen – bergen ein hohes Konfliktpotenzial.

Besonders problematisch wird es, wenn beide Partner diese (unbewussten) Wünsche hegen und sie zeitlich nicht zusammenfallen. Dann sind Zorn und Enttäuschungen programmiert – nach dem Muster: „Jetzt, wo ich dich brauche, bist du nicht für mich da" oder umgekehrt, „du rückst mir viel zu dicht auf die Pelle", was je nach allergischer Veranlagung Symptome wie Ekzeme, Juckreiz, Schnupfen oder gar Atemnot hervorrufen oder verstärken kann.

Bislang lässt sich nicht eindeutig sagen, ob die Nähe-Distanz-Ambivalenz eine Folge der allergischen Erkrankung ist – oder ob ein solches Beziehungsmuster den Ausbruch von Allergien begünstigt. Klinische Beobachtungen sprechen jedoch dafür, dass Beziehungen, in denen unterschiedliche Nähe- und Distanzwünsche wiederholt zu heftigen Konflikten führen, ein Risikofaktor für die Entstehung und Aufrechterhaltung allergischer Krankheiten sind (→ Fallgeschichte „Mehr Luft", Seite 82).

Angst vor bedrohlichen allergischen Symptomen

Wer schon einmal aufgrund einer Nahrungs-, Arzneimittel- oder einer Insektengiftallergie heftige, vielleicht sogar lebensbedrohliche Symptome wie schwere Atemnot oder einen Kollaps erlebt hat, fürchtet verständlicherweise den erneuten Kontakt mit dem jeweiligen Allergen. Einige Insektengiftallergiker, die die Erfahrung gemacht haben, wie gefährlich etwa ein Wespenstich für sie sein kann, entwickeln anschließend eine starke Angstsymptomatik, die sich bis zur Panik steigern kann. Manche reduzieren den Aufenthalt im Freien auf ein striktes Minimum und verbringen die warme Jahreszeit überwiegend in geschlossenen Räumen. Andere bekommen bereits Herzklopfen und Schweißausbrüche, wenn sie nur ein Foto von einer Wespe sehen.

Nicht anders sieht es bei manchen Nahrungsmittelallergikern aus: Aus Furcht vor einem anaphylaktischen Schock betreten sie kein Café, kein Restaurant und keine Kantine mehr, nehmen Einladungen zum Essen nicht an und ziehen sich so immer mehr aus sozialen Beziehungen zurück.

Solche Ängste entstehen also meist aufgrund der allergischen Erkrankung. Diese sogenannte sekundäre Angstsymptomatik, die das Leben der Betroffenen und ihrer Angehörigen enorm beeinträchtigen kann, lässt sich mithilfe einer Psychotherapie (→ Seite 236) gut behandeln und in den meisten Fällen auf ein erträgliches Maß reduzieren.

Die richtige Diagnose

Wenn der Verdacht auf eine Allergie besteht – zum Beispiel wegen Schnupfens, Juckreiz in Augen, Nase oder Gaumen, Rötungen oder juckenden Quaddeln auf der Haut, unklarer Magen-Darm-Beschwerden, Müdigkeit und Abgeschlagenheit –, ist eine gründliche ärztliche Untersuchung erforderlich.

Der erste Ansprechpartner sollte immer der Hausarzt sein, der Sie dann – je nachdem, welche Organe betroffen sind – an einen Spezialisten für Hals-Nasen-Ohren-, Lungen-, Haut- oder Augenheilkunde oder an eine andere Facharztpraxis überweisen wird. Wichtig ist, dass es sich dabei um Ärzte mit der Zusatzbezeichnung „Allergologie" handelt, denn eine Allergiediagnostik muss von erfahrenen Experten durchgeführt werden.

Die Allergiediagnostik umfasst in der Regel vier Stufen: Sie beginnt mit einer sorgfältigen Erhebung der Krankengeschichte (Anamnese), während der sich der Arzt auch danach erkundigt, ob es in der Familie bereits allergische Erkrankungen gibt. Die zweite Stufe besteht aus einem Hauttest, die dritte aus einem Labortest. Daran kann sich als vierte Stufe ein Provokationstest anschließen. Nicht in allen Fällen müssen sämtliche Tests durchgeführt werden. Beim Verdacht auf Asthma sind noch weitere spezielle Untersuchungen erforderlich (→ Asthma, Seite 85).

Ein Allergie-Tagebuch –
die beste Vorbereitung auf den Arztbesuch

Wenn Sie eine Zeitlang genau und kontinuierlich ein Allergie-Tagebuch führen, liefern Sie Ihrem Arzt wichtige Hinweise sowohl auf die jeweilige Allergieart als auch auf die Auslöser, die die lästigen Symptome hervorrufen. Ihre Selbstbeobachtung können Sie ganz einfach trainieren, indem Sie möglichst exakt die folgenden Punkte notieren:

- Wann hatten Sie die Beschwerden zum ersten Mal?
- Treten sie nur zu bestimmten Jahreszeiten auf? Falls ja, in welchen Monaten? Oder haben Sie das ganze Jahr über damit zu tun?
- Wie äußern sich die Symptome (zum Beispiel Juckreiz in Augen, Nase oder Gaumen, Schnupfen, Atemnot, Rötungen oder Quaddeln auf der Haut oder in Magen-Darm-Beschwerden) und wie stark sind sie?
- Kommt es eher in der Natur oder eher in Innenräumen zu Beschwerden?
- Welche Rolle spielt der Verzehr bestimmter Nahrungsmittel (etwa Milch, Nüsse, Fisch, Obst und Gemüse) oder die Einnahme von Medikamenten, die Anwendung von Kosmetikprodukten, das Tragen von Schmuckstücken, der Kontakt mit Kleidungsstücken, mit Reinigungsmitteln oder anderen Chemikalien?
- Wann verschlechtern sich die Symptome, wann bessern sie sich? (Zu Hause, am Arbeitsplatz, in der Freizeit, im Urlaub, zu unterschiedlichen Tageszeiten oder bei bestimmten Wetterlagen, etwa bei feuchtem oder bei trockenem Wetter, oder bei besonderen Aktivitäten – etwa beim Bettenmachen oder Staubsaugen, beim Sport, bei der Zubereitung von Speisen oder beim Kontakt mit Tieren?)
- Gibt es Situationen oder Zeiten, in denen Sie völlig beschwerdefrei sind? (Zum Beispiel während der Wintermonate, am Wochenende oder wenn Sie auf Reisen sind?)
- Was haben Sie bislang unternommen? Welche Arzneimittel nehmen Sie in welcher Dosis ein?
- Wurde eine (vorübergehende) Linderung mit anderen Behandlungsverfahren, zum Beispiel mit Entspannungsmethoden oder durch eine Psychotherapie (→ Seite 236) erzielt?

TIPP

Regelmäßige Eintragungen

Es ist wichtig, dass Sie das Tagebuch sorgfältig und regelmäßig führen. Beobachten Sie die Symptome einige Wochen lang. Das ist zwar mit etwas Aufwand verbunden, doch die Mühe lohnt sich. Denn je besser Sie die Auslöser Ihrer Beschwerden kennen, desto schneller kann eine gezielte Therapie eingeleitet werden.

Ein Allergie-Tagebuch gibt dem Arzt Aufschluss über die Art und Schwere der Erkrankung und erlaubt ihm, das breite Spektrum allergieauslösender Stoffe (→ Allergene, Seiten 63, 144, 160) gezielt einzugrenzen.

Außerdem ermöglichen Aufzeichnungen, die über einen längeren Zeitraum gemacht werden, eine detaillierte Verlaufskontrolle Ihrer Beschwerden.

Die verschiedenen Hauttests

Es gibt unterschiedliche Hauttests, die jedoch alle auf demselben Prinzip basieren: Auf die Haut der Patienten werden – meist am Rücken oder am Unterarm – bestimmte Allergenextrakte aufgetragen, die bei sensibilisierten Menschen an den jeweiligen Stellen eine Rötung oder eine Anschwellung (Quaddel) hervorrufen.

Damit Botenstoffe wie das Histamin freigesetzt werden und so die allergische Entzündungsreaktion auslösen, müssen die Allergene zuvor die Hornschicht durchdringen und sich in tieferen Hautschichten mit den Antikörpern verbinden.

Bei Patienten, die unter Herz-Kreislauf-Beschwerden leiden oder die Betarezeptorenblocker einnehmen, können Hauttests eine sogenannte systemische Reaktion auslösen. Das bedeutet, dass es in weiteren Organen zu allergischen Symptomen kommt. Dies ist jedoch nur sehr selten der Fall. Infektionen, die durch Hauttests hervorgerufen werden, sind ebenfalls die Ausnahme.

Bei Kleinkindern und bei Patienten mit schweren Hauterkrankungen werden in der Regel keine Hauttests, sondern Blutuntersuchungen (→ Seite 31) durchgeführt.

Je nachdem, ob es sich bei der Allergie um eine Sofort- oder um eine Spätreaktion handelt (→ Seite 17), kommen unterschiedliche Testverfahren infrage. Bei Sofortreaktionen haben insbesondere der Pricktest, der Intrakutantest und der Reibtest einen hohen Stellenwert, bei Spätreaktionen dagegen vor allem der Epikutantest.

Pricktest: Allergenextrakte werden auf die Haut aufgetragen.

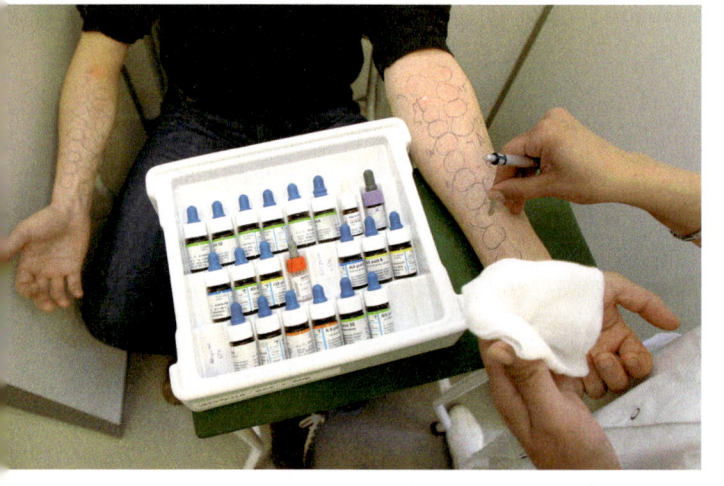

Pricktest

Beim Stich- oder Pricktest werden unterschiedliche Allergenextrakte auf die Haut aufgetragen. Danach wird die Haut durch den Allergentropfen hindurch mit einer Spezialnadel leicht angepiekst, das heißt geprickt. Das Ergebnis lässt sich bereits nach 15 bis 20 Minuten ablesen: Je größer die Rötung oder die Quaddelbildung ist, desto deutlicher ist der Hinweis auf eine Sensibilisierung durch das jeweilige Allergen.

Ein Pricktest kann aufschlussreich sein, wenn der Verdacht auf folgende Erkrankungen besteht:

- allergischer Schnupfen,
- Asthma,
- Neurodermitis (atopisches Ekzem),
- Nesselausschlag (Urtikaria),
- Nahrungsmittelallergie,
- Medikamentenallergie,
- Insektengiftallergie.

Scratchtest

Ganz ähnlich funktioniert der Ritz- oder Scratchtest. Hier wird jedoch nicht in die Haut gestochen, sondern sie wird nur leicht angeritzt. Da die damit verbundene Hautverletzung Überreaktionen begünstigt und das Ritzen außerdem ein wenig schmerzhafter ist als der Stich beim Pricktest, wendet man den Scratchtest meist nur beim Verdacht auf Nahrungsmittelallergien an.

Intrakutantest

Beim Intrakutantest werden die Allergenlösungen mit einer feinen Kanüle in die Haut gespritzt. Die Einsatzbereiche ähneln denen des Pricktests. Allerdings können mit dem Intrakutantest auch schwächere Sensibilisierungen als beim Pricktest erfasst und Allergenlösungen in geringerer Konzentration verwendet werden. Dafür treten bei diesem Test häufiger Komplikationen

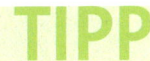

Was Sie bei Hauttests beachten sollten

- Die Haut muss sauber sein, damit es nicht zu Infektionen kommt.

- Tragen Sie am Testtag auf den entsprechenden Hautstellen keinerlei Salben, Cremes, Körperlotionen oder andere Kosmetika auf.

- Achten Sie darauf, dass in der Zeit vor der Testung keine Hautreizungen durch physikalische oder chemische Einwirkungen entstehen.

- Bestimmte Arzneimittelsubstanzen können Hautreaktionen unterdrücken. Das gilt insbesondere – aber nicht ausschließlich – für Antiallergika (→ Seite 201, 203). Informieren Sie deshalb Ihren Arzt vor den jeweiligen Tests über sämtliche Medikamente, die Sie einnehmen.

auf. Weil das Risiko für allergische Reaktionen in anderen Organen beim Intrakutantest höher und der Test außerdem unangenehmer ist, sollte er aus Sicherheitsgründen nur durchgeführt werden, wenn ein vorangegangener Pricktest einen begründeten Verdacht auf bestimmte Allergien nicht bestätigt.

Epikutantest: Die Pflaster enthalten Testsubstanzen.

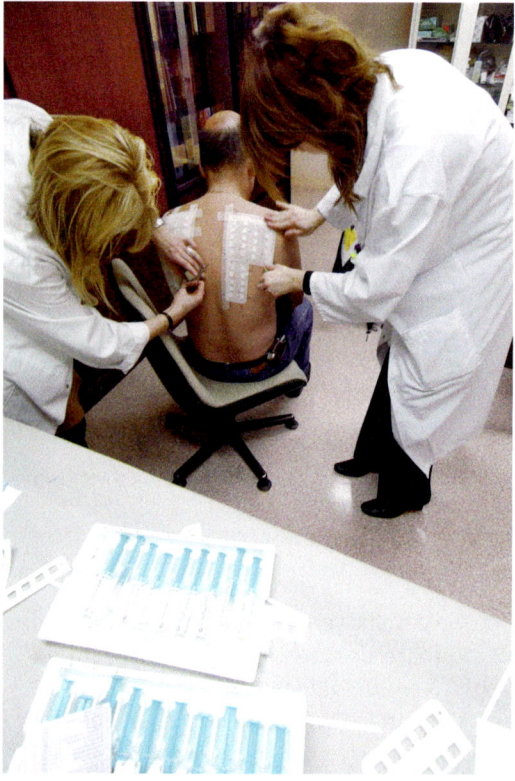

Reibtest

Der Reibtest wird häufig beim Verdacht auf Nahrungsmittelallergien angewendet. Dabei wird die zu testende Substanz auf die vorher mit Alkohol entfettete Haut gerieben. Bei Patienten, die hochgradig sensibilisiert sind, lässt sich dadurch bereits eine Reaktion auslösen.

Der Reibtest ist relativ leicht durchführbar. Da er aber weniger aussagekräftig ist als der Pricktest, sollte letzterer auch bei Hinweisen auf eine Nahrungsmittelallergie bevorzugt werden.

Epikutantest

Ein Epikutantest (er heißt auch Pflaster- oder Läppchentest) ist sinnvoll, wenn der Verdacht auf ein Kontaktekzem besteht. Dazu werden Pflaster mit den jeweiligen Testsubstanzen (zum Beispiel Nickel, Kosmetika, bestimmte Arbeitsstoffe) auf den Rücken der Patienten geklebt. Da es sich bei Kontaktekzemen um eine „Über-

---

! Kein Epikutantest bei Schwangeren und Stillenden

Zahlreiche Stoffe, die bei einem Epikutantest eingesetzt werden, sind toxikologisch nicht unbedenklich. Auch wenn es sich dabei nur um geringe giftige Mengen und um eine kurze Anwendung handelt, lassen sich die Risiken für den Embryo und den Säugling kaum beurteilen.

Deshalb sollten Sie während der Schwangerschaft und der Stillzeit sicherheitshalber keinen Epikutantest durchführen lassen, sondern ihn auf einen späteren Zeitpunkt verschieben.

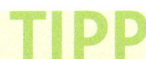

TIPP

Der richtige Umgang mit Testpflastern

- Sie dürfen an dem Tag, an dem das Pflaster aufgeklebt wird, vorher keine Pflegesalben an den entsprechenden Hautstellen (am Rücken oder an den Unterarmen) auftragen, da diese die Haftfähigkeit des Pflasters mindern und außerdem das Testergebnis beeinflussen können.

- Während der Tage, an denen Sie das Pflaster tragen, sollten Sie es unbedingt vor Feuchtigkeit schützen. Deshalb dürfen Sie weder duschen noch baden und sich die jeweiligen Stellen nicht waschen. Vermeiden Sie auch körperliche Anstrengungen und Sport, damit Sie nicht schwitzen.

- Wenn Sie in Ihrem Beruf schweißtreibende Arbeiten verrichten, kann eine Krankschreibung erforderlich sein.

- Verzichten Sie auf besondere Wärme- oder Sonneneinwirkung an den entsprechenden Hautpartien. Gehen Sie an diesen Tagen weder ins Solarium noch in die Sauna.

- Bei hohen Temperaturen können sich die Pflaster durch das Schwitzen leicht ablösen. Deshalb sollte der Epikutantest möglichst nicht im Hochsommer durchgeführt werden.

empfindlichkeitsreaktion vom verzögerten Typ" (→ Seite 17) handelt, kann der Arzt das Ergebnis erst nach zwei bis drei Tagen ablesen.

Atopie-Patch-Test

Bei diesem Verfahren werden die vermuteten Allergene ebenfalls auf die Haut aufgetragen und das Ergebnis ähnlich wie beim Epikutantest erst nach 48 bis 72 Stunden abgelesen.

Es eignet sich besonders für Patienten, bei denen ein Verdacht auf Neurodermitis besteht, der sich jedoch in einem vorangegangenen Pricktest nicht nachweisen ließ.

Die Gegenanzeigen entsprechen denen des Epikutantests.

Laboruntersuchungen

Blutuntersuchungen können zur Ergänzung von Krankengeschichte und Hauttests dienen. Unter bestimmten Voraussetzungen sind sie besser geeignet als Hauttests. Das ist zum Beispiel bei Kleinkindern der Fall, bei Patienten, die an ausgedehnten Hauterkrankungen oder an Tumoren leiden oder die die Einnahme von Medikamenten gegen Allergien nicht unterbrechen dürfen. Außerdem bergen Blutuntersuchungen keine Risiken.

Bei den verschiedenen Verfahren kann der Gehalt des Gesamt-Immunglobulin-E (IgE → Seite 16) oder auch allergenspezifisches

---

Die praktische Bedeutung von Labortests

Liefert die Laboruntersuchung den Nachweis auf ein allergen-spezifisches IgE – zum Beispiel gegen Birkenpollen –, bedeutet das lediglich, dass bei Ihnen eine Empfindlichkeit (Sensibili-sierung) gegen Birkenpollen besteht. Das heißt aber nicht, dass Sie tatsächlich zur Zeit der Birkenpollenblüte Heuschnupfen oder allergisches Asthma bekommen. Ob die Sensibilisierung im alltäglichen Leben von Bedeutung ist (in der Fachsprache spricht man von der „klinischen Relevanz" eines Allergens), lässt sich anhand eigener Beobachtungen sowie durch einen Provokationstest ermitteln.

IgE ermittelt werden. Beide Untersuchungen sind für die Diagnos-tik wichtig. Die Bestimmung des Gesamt-IgE lässt noch keine Rückschlüsse darüber zu, ob bei dem Patienten eine Sensibilisie-rung gegen ein bestimmtes Allergen besteht. Ein hoher Gesamt-spiegel Immunglobulin-E deutet zwar auf eine Überempfindlich-keit gegen mehrere Allergene hin. Allerdings kommen erhöhte IgE-Antikörper nicht nur bei allergischen Erkrankungen vor, son-dern (wenngleich weniger stark ausgeprägt) auch bei anderen entzündlichen Hautkrankheiten, bei Wurmbefall sowie bei eini-gen Erkrankungen von Leber und Nieren.

Laboruntersuchungen, mit denen sich die Konzentration aller-genspezifischer Antikörper bestimmen lässt, liefern einen wich-tigen Hinweis auf eine konkrete Sensibilisierung – zum Beispiel gegen bestimmte Blütenpollen oder Nahrungsmittel. Als Standard-untersuchung gilt der sogenannte RAST (**R**adio-**A**llergo-**S**orbens-**T**est). Allergenspezifische Tests sind jedoch mit einem höheren Kostenaufwand verbunden als die Bestimmung des Gesamt-IgE. Deshalb setzen Ärzte sie in der Regel nur gezielt ein, nachdem sie im Rahmen der Anamnese eine Auswahl derjenigen Allergene getroffen haben, gegen die spezifisches IgE ermittelt werden soll.

Provokationstests

Haben andere Tests unklare oder widersprüchliche Ergebnisse geliefert, können Provokationstests sinnvoll sein.

Mit diesen Verfahren lässt sich die Überempfindlichkeit gegen verdächtige Stoffe gezielt nachweisen. Im Unterschied zu Haut-tests geschieht dies nicht über die Haut, sondern die vermute-

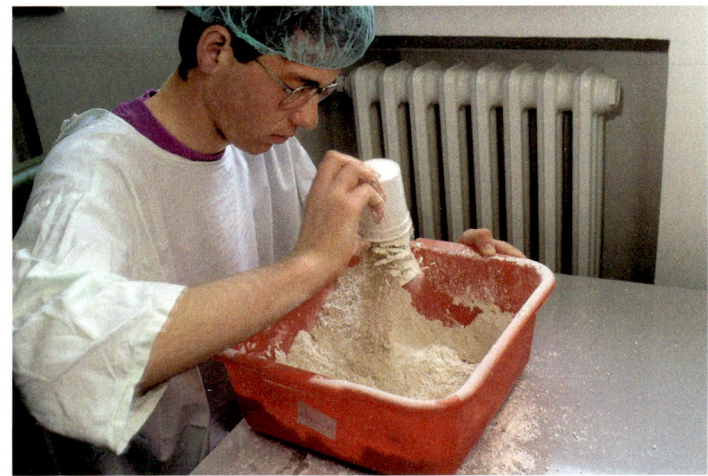

Provokationstest: Sinnvoll, wenn andere Tests keine klaren Ergebnisse liefern.

ten Allergene werden inhaliert, geschluckt, auf die Schleimhäute von Nase, Augen oder Bronchien aufgetragen oder gespritzt. Mit den einzelnen Provokationstests lässt sich gut erkennen, ob und wie sich bestimmte Allergene auf die jeweiligen Organe auswirken. Welche Art von Provokationstest durchgeführt wird, hängt von der vermuteten Allergie ab. So wird zum Beispiel bei Verdacht auf Heuschnupfen die nasale Provokation eingesetzt, bei

! Vorsicht bei Provokationstests

Alle Provokationstests bergen Risiken. Sie dürfen sie nicht durchführen lassen, während Sie akute Beschwerden haben (zum Beispiel entzündliche Erkrankungen der Nase oder Nasennebenhöhlen), da sich die jeweiligen Symptome durch die Tests verstärken können.

Wie intensiv ein Patient auf den geschluckten, inhalierten oder gespritzten Stoff reagiert, ist nicht vorhersehbar. Im schlimmsten Fall kann der lebensbedrohliche anaphylaktische Schock auftreten.

Provokationstests sollten deshalb nur in streng begründeten Fällen – und aus Sicherheitsgründen immer stationär oder in spezialisierten Praxen durchgeführt werden. Es ist sehr wichtig, dass erforderliche Gegenmittel und Apparate bereitstehen und ein erfahrener Arzt anwesend ist, der bei einem Notfall sofort eingreifen kann.

Hinweisen auf Asthma die inhalative Provokation und bei einer vermuteten Lebensmittelallergie die Provokation mit Nahrungsmitteln.

Allergiepass – ein gewisser Schutz

Nach Abschluss der Untersuchungen sollten Sie sich von Ihrem Arzt einen Allergiepass ausstellen lassen. Darin werden alle Substanzen aufgeführt, auf die Sie allergisch reagieren. In Notfällen kann ein Allergiepass lebensrettend sein. Tragen Sie ihn deshalb immer bei sich und legen Sie ihn bei einem Praxiswechsel oder im Krankenhaus vor und wenn Sie sich in der Apotheke Medikamente besorgen – auch dann, wenn diese rezeptfrei sind.

Dieser Pass sollte Sie auch bei Auslandsaufenthalten und Urlaubsreisen begleiten – möglichst in einer englischsprachigen Version oder übersetzt in die jeweilige Landessprache.

Sind Sie gegen bestimmte Lebensmittel oder Nahrungsmittelzusätze allergisch (→ Seiten 131, 145) und im Ausland unterwegs, so empfiehlt es sich ebenfalls, eine englischsprachige Liste der „Auslöser" einzupacken.

(Informationen zur Behandlung von Allergien finden Sie in den folgenden Kapiteln, in denen die einzelnen allergischen Erkrankungen erörtert werden.)

Erblich bedingte und andere Allergien

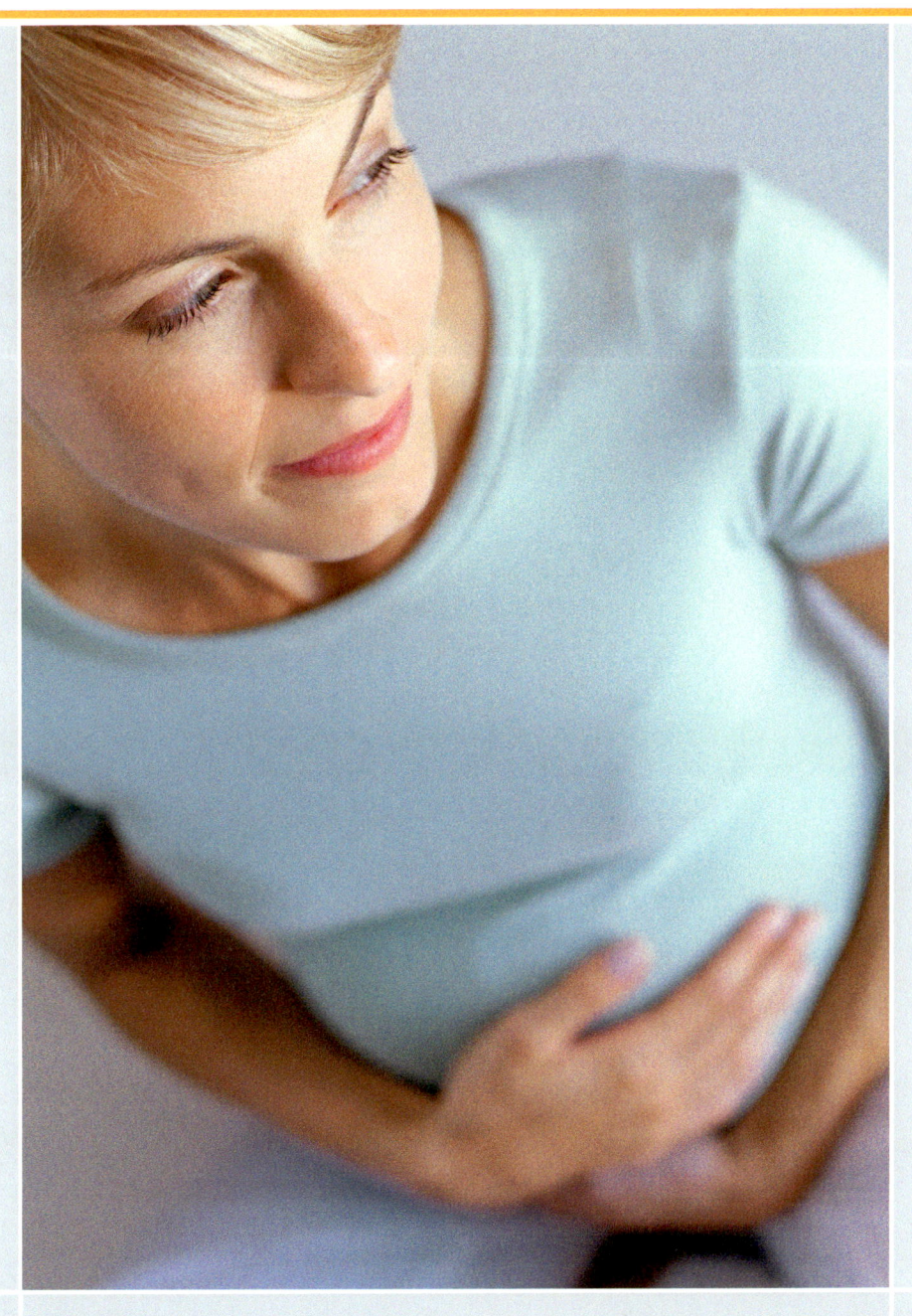

Eine angeborene Neigung

Zwischen den vier großen allergischen Volkskrankheiten allergischer Schnupfen, Asthma, Neurodermitis und Nahrungsmittelallergien, die in den folgenden Kapiteln ausführlich beschrieben werden, besteht ein wichtiger Zusammenhang: Sie beruhen zu einem erheblichen Teil auf Veranlagung. Die erblich bedingte Neigung, „übersensibel" auf bestimmte Fremdstoffe zu reagieren, kann eine einzige, aber auch alle vier genannten Allergien auslösen.

Aus zahlreichen Untersuchungen geht hervor, dass neugeborene Kinder, deren Eltern oder Geschwister an diesen Allergien leiden, selbst ein hohes Krankheitsrisiko tragen (→ unten). Obwohl sich im Einzelfall nicht vorhersagen lässt, ob oder wann aus einer Erbanlage auch tatsächlich eine Allergie entsteht und schon gar nicht, welches Organ betroffen sein wird, sollten (werdende) Eltern bestimmte Vorsorgemaßnahmen beachten, um bei ihren Kindern dem Ausbruch einer Allergie entgegenzuwirken (Hinweise dazu → Vorbeugung, Seite 187).

Atopie nennen Fachleute diese genetisch bedingte Bereitschaft, eine Überempfindlichkeit zu entwickeln. Der Begriff stammt aus

Allergien beginnen oft früh

Der erste Kontakt mit Allergenen kann bereits während der Schwangerschaft erfolgen. In Studien der Universität Jena zeigte sich, dass allergische Reaktionen schwangerer Frauen auch den Embryo beeinflussen. Die Forscher kommen zu dem Schluss, dass Botenstoffe aus dem mütterlichen Immunsystem bereits die Grundlage für eine erhöhte Anfälligkeit des Kindes auf allergische Reize bilden.

Am Beginn einer „Allergie-Karriere" stehen häufig Unverträglichkeitsreaktionen auf Nahrungsmittel wie Kuhmilch, Hühnerei oder Weizen. Solche Sensibilisierungen gegen Lebensmittelallergene entstehen meist in den ersten Lebensmonaten und sind wichtige Vorboten für weitere allergische Erkrankungen: Vielfach entwickelt sich aus der Nahrungsmittelallergie noch im Kleinkindalter eine Neurodermitis, der im (Vor)Schulalter allergischer Schnupfen und/oder Asthma folgen. Wird allergischer Schnupfen nicht rechtzeitig behandelt, steigt (sowohl bei Kindern als auch bei Erwachsenen) das Risiko, an Asthma zu erkranken.

Um Allergien vorzubeugen, sollten Kinder in den ersten sechs Lebensmonaten möglichst wenig mit Nahrungsmittelallergenen (zum Beispiel Kuhmilch) in Berührung kommen und (werdende) Eltern sämtliche Risikofaktoren meiden, die zum Ausbruch allergischer Krankheiten führen können (→ Vorbeugung, Seite 187).

dem Griechischen und bedeutet so viel wie „versetzt" und „ungewöhnlich". Menschen, die eine erbliche Veranlagung haben, im Laufe ihres Lebens eine Allergie zu entwickeln, werden „Atopiker" genannt. In ihrem Blut lassen sich (gegenüber Gesunden) deutlich erhöhte Spiegel des Antikörpers Immunglobulin E (IgE → Seite 16) nachweisen. Die meisten Atopiker litten bereits in der Kindheit unter Nahrungsmittelunverträglichkeiten und Neurodermitis (→ Kasten, Seite 36).

Ist ein Elternteil Atopiker, so wird das Risiko eines Kindes, eine allergische Erkrankung zu bekommen, auf zirka 25 Prozent geschätzt. Sind beide Elternteile Atopiker, erhöht sich das Risiko auf über 50 Prozent.

Viele Atopiker haben von Geburt an erhöhte, manche sogar extrem hohe IgE-Spiegel. Das bedeutet jedoch nicht, dass sie im Laufe ihres Lebens zwangsläufig Allergien bekommen *müssen*. Umgekehrt gibt es auch Menschen mit sehr niedrigen IgE-Werten, die dennoch Allergiker werden.

Weitere Allergien

Neben diesen allergischen Volkskrankheiten, bei denen die erbliche Veranlagung eine Rolle spielt, gibt es noch weitere allergische Erkrankungen. Die wichtigsten unter ihnen – Kontaktekzeme, Nesselsucht, Insektengiftallergie und Arzneimittelunverträglichkeiten – sind ab Seite 155 zusammengefasst. Die Entstehungsmechanismen dieser Krankheitsbilder sind noch nicht alle vollständig geklärt. Nur ein Teil von ihnen (etwa eine bestimmte Form der Nesselsucht → Seite 165) kann in manchen Fällen auf der übermäßigen Bildung des Antikörpers Immunglobulin E beruhen. Andere wie zum Beispiel Kontaktekzeme entstehen durch zellvermittelte Reaktionen. Das bedeutet, dass bestimmte Abwehrzellen des Immunsystems, die T-Lymphozyten, im Kampf gegen Fremdstoffe Prostaglandine, Leukotriene und weitere Substanzen freisetzen, die eine Entzündungsreaktion hervorrufen.

Pseudoallergische Reaktionen

Neben „echten" Allergien gibt es auch „allergieähnliche" Reaktionen, die in der Fachsprache Pseudoallergien genannt werden. Der Begriff weist darauf hin, dass die auslösenden Mechanismen zwar nicht denen einer echten Allergie folgen, die Krankheitssymptome aber identisch sind.

Das heißt, die Symptome entsprechen denen, die bei „echten" Allergien auftreten: Sie äußern sich mit Juckreiz, Schnupfen, Asthma und Hautausschlägen. Beide Erkrankungsformen lassen sich deshalb nur schwer voneinander unterscheiden. Nesselsucht und Angioödeme (→ Seite 165) sowie Arzneimittelunverträglichkeiten (→ Seite 180) sind besonders häufig pseudoallergischer Natur.

Wie pseudoallergische Reaktionen entstehen, ist noch nicht umfassend geklärt. Als erwiesen gilt jedoch, dass bestimmte Substanzen die Beschwerden auslösen. Dazu zählen natürliche Aromastoffe und natürliche Konservierungsstoffe in Lebensmitteln (→ Seite 171/172), vor allem aber Nahrungsmittelzusatzstoffe (→ Seite 145) sowie eine Reihe von Arzneimitteln (→ Seite 180).

Pseudoallergie oder „echte" Allergie?

Während bei allergischen Erkrankungen das Immunsystem beteiligt ist, hängen Pseudoallergien nicht vom Immunsystem ab.

Die wichtigsten Unterschiede bestehen darin, dass bei pseudoallergischen Reaktionen

- der Spiegel des Antikörpers IgE nicht erhöht ist,
- die jeweils verantwortliche Substanz unmittelbar wirkt (das heißt, es ist keine Sensibilisierungsphase vorausgegangen, sodass es bereits beim allerersten Kontakt mit dem jeweiligen Stoff zu Beschwerden kommt),
- Auftreten und Schweregrad der Symptome stark durch Menge oder Konzentration des jeweiligen Auslösers beeinflusst werden.

Daraus ergeben sich wichtige Folgen für Diagnostik und Therapie: Da Pseudoallergien – im Gegensatz zu Allergien – keine Antigen-Antikörper-Reaktion zugrunde liegt, lassen sie sich bislang nicht durch Haut- oder Bluttests (→ Seite 28, 31) nachweisen. Die bei echten Allergien oft erfolgreiche Hyposensibilisierung (→ Seite 70) macht bei Pseudoallergien keinen Sinn. Und: Da bei Letzteren die Beschwerden (stärker als bei Allergien) von der aufgenommenen Menge der Allergene abhängen, lassen die Symptome bei einer Reduzierung der auslösenden Substanzen nach – während bei echten Allergien und hohem Sensibilisierungsgrad schon kleinste Mengen gravierende Folgen haben können.

Allergischer Schnupfen (allergische Rhinitis)

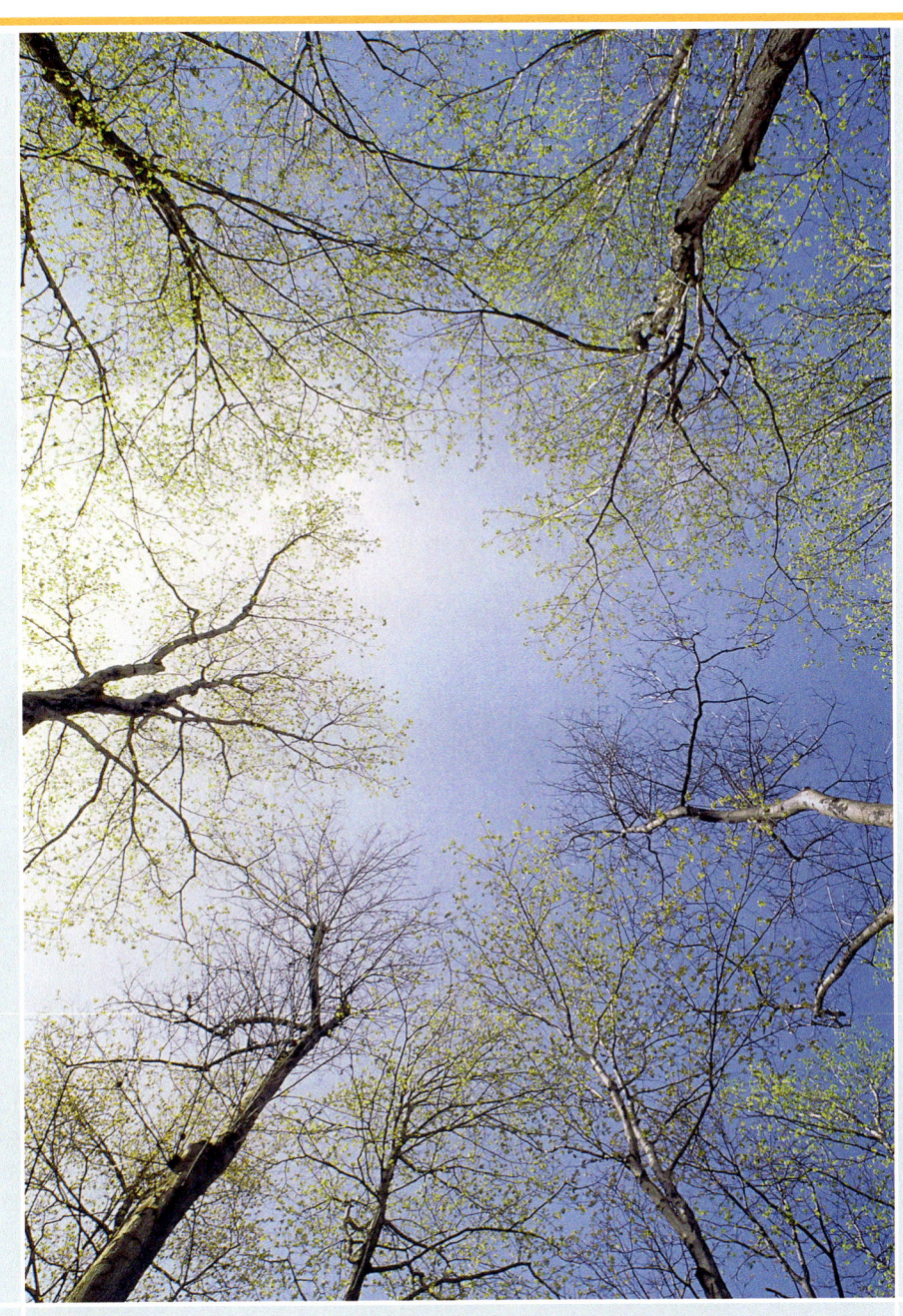

Zwei unterschiedliche Formen

Allergischer Schnupfen gehört zu den häufigsten Krankheiten der Atemwege und des Immunsystems. Rund 80 Prozent der Betroffenen erkranken bereits vor dem 30. Lebensjahr. Von den zirka sechs Millionen Kindern und Jugendlichen in Deutschland leiden mehr als eine Million an allergischem Schnupfen oder an Überempfindlichkeit gegen Hausstaubmilben. Allerdings nimmt seit einiger Zeit auch die Zahl der Patienten zu, die jenseits des 50. Lebensjahres erstmalig Beschwerden bekommen.

Es gibt zwei Krankheitsbilder, deren Symptome einander ähneln, die aber zu unterschiedlichen Zeiten vorkommen: Heuschnupfen, der ausschließlich zur Zeit des Pollenflugs auftritt, und Dauerschnupfen, der oftmals das ganze Jahr über besteht. Bei beiden erfolgt der Kontakt mit dem jeweiligen Allergen in den oberen Luftwegen: über die Schleimhaut im Bereich von Nase und Nasennebenhöhlen, die sich insgesamt über eine Fläche von zirka einem Quadratmeter ausdehnt.

Einen Teil der Allergiker trifft es also nur im Frühling/Sommer, wenn die Blütenpollen von Bäumen, Gräsern, Getreide oder Kräutern durch die Luft schwirren, während andere, die zum Beispiel allergisch auf Hausstaubmilben, Tierhaare oder Schimmelsporen reagieren, von chronischen Beschwerden geplagt sind. Allerdings gibt es auch Mischformen. Die Betroffenen haben dann gleichzeitig Heuschnupfen und Dauerschnupfen. Darüber hinaus entwickeln sie oft noch Asthma oder Neurodermitis. Dies liegt daran, dass allergischer Schnupfen zu den vier atopischen Erkrankungen gehört, bei denen die erbliche Veranlagung eine Rolle spielt (→ Seite 36).

Heuschnupfen (Pollinosis)

Die meisten Menschen freuen sich auf den Frühling: auf die länger werdenden Tage, die steigenden Temperaturen und die erwachende Natur. Doch des einen Freud ist des anderen Leid: Für immer mehr Kinder und Erwachsene wird die schönste Zeit des Jahres zur Qual. Nach Schätzungen des Deutschen Allergie- und Asthmabundes leiden in Deutschland zirka 13 Millionen Menschen an Heuschnupfen. Jüngsten Untersuchungen zufolge ist inzwischen jeder vierte Schulanfänger davon betroffen.

Symptome

Heuschnupfen beginnt in der Regel zunächst mit einem milden Kribbeln oder leichtem Juckreiz in der Nase, auf der Mundschleimhaut, im Rachen, in den Augen, manchmal ist es auch in den Ohren bemerkbar. Gelegentlich tritt auch ein Brennen auf Zunge und Mundschleimhaut auf.

Im weiteren Verlauf werden die Symptome stärker: Juckreiz in Nase, Mund und Augen, verstopfte Nase und Niesreiz nehmen zu. Geruchs- und Geschmackssinn sind eingeschränkt. Manche Allergiker bekommen heftige Niesanfälle und müssen bis zu 20mal hintereinander niesen. Andere klagen über eine nahezu ununterbrochen laufende Nase, tränende Augen und Bindehautentzündung. Viele fühlen sich müde, schlapp und krank wie bei einer Erkältung (→ Kasten, Seite 43). Diese Symptome sind darauf zurückzuführen, dass der Körper bei allergischem Schnupfen auf Hochtouren arbeitet (ganz ähnlich wie zum Beispiel bei einer Grippe oder einer anderen Infektionskrankheit), um die für das Immunsystem (scheinbar) schädlichen Stoffe zu bekämpfen.

Stress im Beruf oder Konflikte in Partnerschaft und Familie können die Symptome erheblich verstärken. Allerdings sind psychische Beschwerden häufig auch eine Folge der Erkrankung (→ „Welche Rolle spielt die Psyche?", Seite 24).

! Symptome bei Kindern

Bei Kindern können verschiedene Verhaltensweisen auf allergischen Schnupfen hindeuten. Manche Kinder fallen durch ständiges Schniefen und Schnauben auf, andere verziehen häufig die Nase oder reiben immer wieder daran, um den lästigen Juckreiz zu lindern. Wieder andere laufen mit offenem Mund herum, weil sie wegen der blockierten Nasenatmung durch den Mund ein- und ausatmen.

Viele allergiekranke Kinder husten, schnarchen während des Schlafs und sind nach dem Aufwachen sehr durstig. Wenn sie angeben, nicht richtig zu sehen und verklebte Augen haben, kann dies ein Hinweis auf eine allergische Bindehautentzündung sein.

Allergien werden bei Kindern häufig nicht rechtzeitig erkannt, zu spät diagnostiziert und nicht adäquat behandelt. Beginnt die Therapie nicht rechtzeitig, drohen schwerwiegende Folgen: Bei jedem dritten Kind, das an Heuschnupfen leidet, entwickelt sich innerhalb weniger Jahre Asthma. Deshalb sollten Sie, wenn Sie die erwähnten Symptome bei Ihrem Kind beobachten, diese möglichst rasch ärztlich klären lassen – am besten von einem Kinderarzt, der eine Zusatzqualifikation für Allergologie hat.

*Allergische Bindehautentzündung
(Konjunktivitis)*

Neben Niesreiz und Niesattacken sind juckende Augen eines der lästigsten Symptome des allergischen Schnupfens. Der starke Juckreiz wird durch Pollen oder andere Allergene (→ Seite 63) in der Luft hervorgerufen – und durch das nahezu unvermeidliche Augenreiben noch weiter verstärkt. Die Augen röten sich und fangen an zu brennen. Häufig entwickelt sich eine Bindehautentzündung. Dabei schwellen die Augenlider an, und es kommt zu einem wässrig-schleimigen Tränenfluss.

Je nachdem, ob die Patienten an Heuschnupfen oder an Dauerschnupfen leiden, treten die Beschwerden nur während der Pollensaison oder aber das ganze Jahr über auf.

Mögliche Folgen

Die Folgen einer Pollenallergie können beträchtlich sein – je nachdem, wie stark die Beschwerden ausgeprägt sind. Wenn bei saisonbedingtem Heuschnupfen permanent die Augen tränen, die Nase läuft und Taschentücher zu ständigen Begleitern werden, gehen viele Leidgeplagte nur ungern aus dem Haus. Denn bei geschlossenen Fenstern und Türen lassen die Symptome nach – wenn auch um einen hohen Preis: Der erzwungene Rückzug hinter die eigenen vier Wände, während andere im Freien den Frühling und Sommer genießen, kann auf die Stimmung drücken und in Extremfällen sogar Depressionen auslösen.

Darüber hinaus behindern Niesreiz und verstopfte Nase auch den Schlaf. Die dadurch bedingte Müdigkeit am Tag, die noch zum allgemeinen Krankheitsgefühl hinzukommt, kann ebenfalls die Entstehung depressiver Verstimmungen begünstigen.

In vielen Fällen ist eine Pollenallergie mit einer sogenannten Kreuzallergie (→ Seite 44) verbunden. Dabei geht es um eine „Verwandtschaft" zwischen Allergenen, die gleichzeitig in verschiedenen Blütenpollen (wie etwa Birke und Hasel) oder in Pflanzenpollen und bestimmten Lebensmitteln enthalten sind. Eines der bekanntesten Beispiele ist die Birkenpollenallergie, die häufig mit einer Allergie auf Äpfel sowie auf anderes Kern- und Steinobst einhergeht.

Besonders gefürchtet ist der sogenannte Etagenwechsel, bei dem sich aus einem anfänglichen Heuschnupfen im Laufe der Zeit ein allergisches Asthma entwickelt. Schätzungen zufolge ist dies bei 20 bis 50 Prozent aller Patienten der Fall, deren Symptome

Heuschnupfen oder Erkältung?

Heuschnupfen lässt sich manchmal nur schwer von einer Erkältung unterscheiden. Einige Merkmale weisen jedoch eher auf eine Allergie als auf einen Erkältungsschnupfen hin:

- Juckreiz in Nase, Gaumen und Augen ist bei einem Heuschnupfen stärker ausgeprägt.
- Heuschnupfen tritt bei entsprechender Sensibilisierung (→ „Aufruhr im Immunsystem", Seite 15) meist schon innerhalb weniger Minuten nach dem Kontakt mit dem jeweiligen Allergen auf.
- Halsschmerzen und Schluckbeschwerden sind bei Heuschnupfen schwächer als bei einer Erkältung.

- Heuschnupfen ist in der Regel nicht von Fieber begleitet.
- Heuschnupfen tritt immer zur gleichen Jahreszeit auf – je nachdem, ob es sich um eine Allergie auf Früh- oder Spätblüher handelt, also bereits im (Vor-)Frühling bis hinein in den (Früh-)Herbst. In den Wintermonaten kommt es dagegen nicht zu Beschwerden, während das Risiko für Erkältungen und Grippe in der kalten Jahreszeit besonders hoch ist.

Da die Symptome in vielen Fällen einander ähneln, sollten Sie sicherheitshalber einen Arzt aufsuchen, wenn Sie während der Pollenflugzeit anhaltenden Schnupfen oder Atembeschwerden haben.

nicht oder nicht fachgerecht behandelt werden. Deshalb ist eine frühe, konsequente Therapie (→ Seite 64) absolut erforderlich.

In seltenen Fällen weiten sich die Beschwerden auch auf die Haut aus: Es kann zu Juckreiz und zu Ekzemen kommen.

Den Auslösern auf der Spur

Erste Hinweise auf die auslösenden Allergene bekommen Sie, wenn Sie genau beobachten, wann die Symptome auftreten. Wenn Sie jedes Jahr stets zur gleichen Zeit (im Frühling oder Sommer) einige Wochen oder Monate lang Schnupfen haben und in der übrigen Jahreszeit frei von Beschwerden sind, handelt es sich mit hoher Wahrscheinlichkeit um eine saisonbedingte Pollenallergie.

Wer sind die Übeltäter?

Zirka die Hälfte aller Allergiker reagiert überempfindlich auf die feinen Pollenstäube von Bäumen, Gräsern und Kräutern, die der Wind in alle Richtungen weht. Die winzigen Teilchen dringen tief in die Atemwege ein und lösen Heuschnupfen aus.

In unseren Breitengraden verursachen die Blütenpollen von Laubbäumen wesentlich häufiger Beschwerden als die von Nadelbäumen. Die Pollen von Kiefern, Tannen und Fichten haben trotz ihrer teilweise hohen Konzentration in der Luft nur ein sehr geringes allergenes Potenzial. Als besonders „aggressiv" gelten dagegen die Pollen von Birke, Erle, Esche und Hasel. Auch Roggenpollen verursachen heftige Symptome. Ein ebenfalls hohes allergenes Potenzial haben die Pollen von Honig-, Hundszahn-, Rispen- und Knäuelgras, von Ruch-, Strauß- und Wiesenlieschgras sowie von Hohem Schwingel, Wiesenfuchsschwanz und Lolch. Von den Kräutern führen Beifuß, Gänsefuß, Sauerampfer und Wegerich am häufigsten zu Beschwerden.

Kreuzallergien

- **Bäume:** Innerhalb der einzelnen Baumarten bestehen zum Teil botanische Verwandtschaften, die gleiche Krankheitssymptome (Kreuzreaktionen) hervorrufen können. Wer zum Beispiel allergisch gegen Birke oder Erle ist, reagiert oft auch überempfindlich auf Eiche oder Hasel und umgekehrt. Es werden also jeweils identische Symptome ausgelöst – auch wenn nur eine

1 *Honiggras*
2 *Hundszahngras*
3 *Rispengras*
4 *Knäuelgras*
5 *Ruchgras*
6 *Straußgras*
7 *Wiesenlieschgras*
8 *Hoher Schwingel*
9 *Wiesenfuchsschwanz*
10 *Lolch*
11 *Beifuß*
12 *Gänsefuß*
13 *Wegerich*
14 *Sauerampfer*

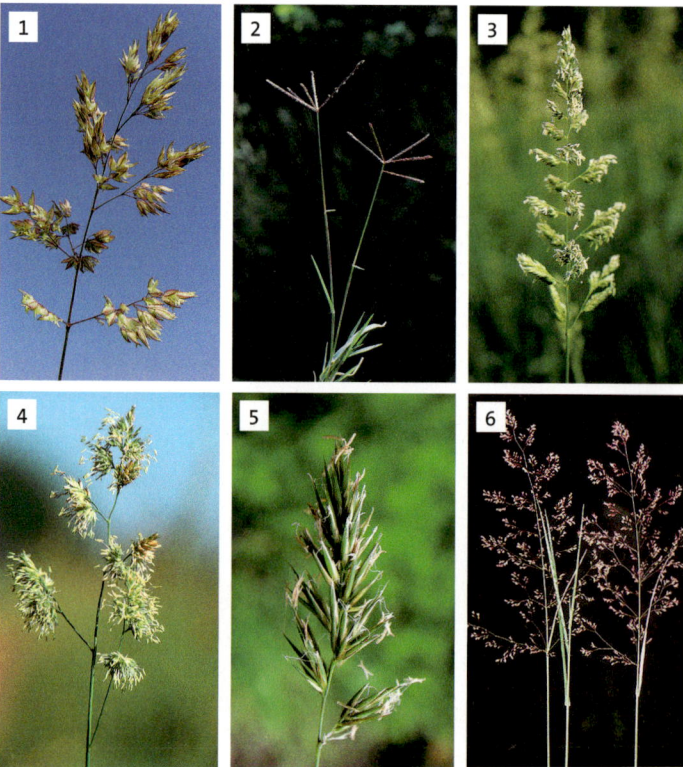

Allergie auf eine bestimmte Baumart (etwa auf Birke) nachgewiesen wurde. Außerdem bestehen Kreuzreaktionen mit bestimmten Nahrungsmitteln wie Nüssen, Stein- und Kernobst.
- **Gräser:** Auch unter nahezu allen Gräsern bestehen Kreuzreaktionen. Außerdem können Gräserpollenallergiker überempfindlich auf den Verzehr von Hülsenfrüchten wie Erbsen, Boh-
nen, Linsen, Soja und Erdnüsse reagieren.
- **Kräuter:** Wer beim Einatmen von Kräuterpollen wie zum Beispiel Beifuß oder Gänsefuß Heuschnupfen bekommt, verträgt
unter Umständen bestimmte Lebensmittel nicht. Dazu zählen
insbesondere Sellerie (roh und gekocht), Tomate sowie Gewürze wie Pfeffer, Paprika, Muskat und andere.

Welche Pollen sind wann unterwegs?

Je nachdem, zu welcher Jahreszeit sie durch die Luft schwirren,
werden die Pollen in Frühblüher (Januar bis April), Mittelblüher
(Mai bis August) und in Spätblüher (September bis Oktober)
eingeteilt. Jede Pflanzenart hat ihre Hochsaison für Pollen: Zu-

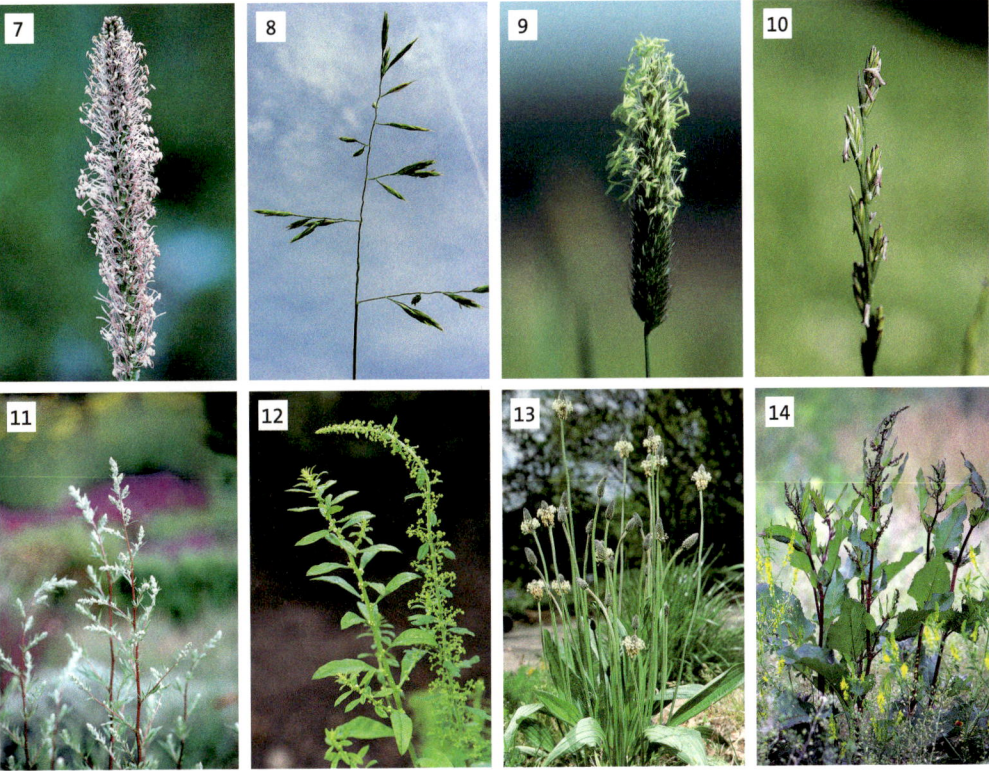

! Vorsicht vor Ambrosia

Gemeint ist nicht die gleichnamige Speise der griechischen Götter, die Unsterblichkeit verliehen haben soll, sondern eine Pflanze aus der Familie der Korbblütler, die sich in Europa derzeit rasch ausbreitet. Das Beifußblättrige Traubenkraut (Ambrosia artemisiifolia) kann aufgrund der besonderen Oberflächenstruktur der Pollen schwere allergische Reaktionen auslösen. Da die Pflanze erst vom Spätsommer an bis in den Oktober hinein blüht, verlängert sich die Leidenszeit der Pollenallergiker um zwei Monate. Der einjährige Korbblütler wird 30 bis 150 Zentimeter hoch, hat behaarte Stengel, gedrungene Blütenstände und eine kugelige Form. Jede einzelne Pflanze kann bis zu einer Milliarde Pollen produzieren. Die Samen im Boden bleiben 40 Jahre lang keimfähig. Wenn Sie die Pflanze im Garten finden, sollten Sie dafür sorgen, dass sie noch vor der Blüte ausgerissen wird. Wer das blühende Kraut entfernt, muss sich mit Brille und Staubmaske schützen. Die ausgerissenen Pflanzen dürfen Sie nicht auf den Kompost oder in die Grünabfuhr werfen, sie gehören in die Restmülltonne. Handschuhe sind bei diesen Arbeiten, die nicht von Allergikern verrichtet werden dürfen, ein absolutes Muss.

Weitere Informationen erhalten Sie im Internet von der Biologischen Bundesanstalt für Land- und Fortwirtschaft (BBA): www.bba.bund.de

Eine Fotogalerie finden Sie unter: www.ambrosia.de/doc/ ambrosia_erkennen.pdf

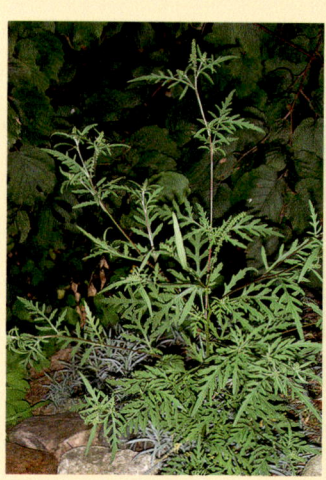 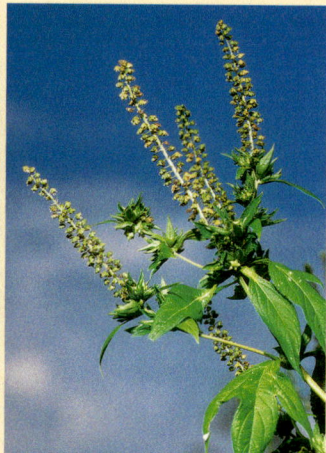

Ambrosia vor der Blüte (links)
Ambrosia bei der Blüte (rechts)

erst blühen die Bäume, danach die Gräser sowie Getreide und zum Schluss die Kräuter.

Auf welche Pollen Sie vermutlich reagieren, können Sie anhand des Pollenflugkalenders (→ Seite 49) erkennen. Der Kalender bietet einen Überblick über die Pollenbelastung im Jahresverlauf. Allerdings kann die Pollenflugsaison – je nach Wetterlage – von Jahr zu Jahr unterschiedlich sein. Außerdem sind die Pollen früh blühender Bäume wie Hasel und Erle heute im Durchschnitt 20 Tage eher unterwegs als noch vor 20 Jahren.

Bei ungünstigen Windverhältnissen können auch Pollen aus wärmeren Ländern schon früh im Jahr zu uns wehen. So wurden bereits im Februar Birkenpollen registriert, die in Deutschland normalerweise erst ab Mitte März durch die Luft schwirren. Das bedeutet, dass Pollenallergiker in manchen Jahren deutlich früher als gewöhnlich Beschwerden entwickeln können.

Was Sie selbst tun können

Sobald Sie wissen, auf welche Blütenpollen Sie allergisch reagieren, sollten Sie versuchen, diese so weit wie möglich zu meiden. Leider ist das bei Pollen wesentlich schwieriger als etwa bei einer Nahrungsmittelallergie, bei der sich die jeweiligen Auslöser oft problemlos vom Speiseplan streichen lassen. Bei Blütenpollen ist ein völliges Entrinnen unmöglich, da die winzigen Partikel über-

TIPP

Überlegungen für einen erholsamen Urlaub

Durch eine clevere Urlaubsplanung lässt sich manchmal ein Teil der Pollenzeit überbrücken. Versuchen Sie beispielsweise, Ihren Urlaub so zu legen, dass Sie zur Hauptpollenzeit in pollenarme Gegenden reisen. Beachten Sie dabei die speziellen Pollenfluginformationsdienste für Europa. Im Internet finden Sie dazu Hinweise unter www.polleninfo.org.

• **Mittelmeerraum und Kanaren:** Im Gegensatz zu Skandinavien sind der Mittelmeerraum und die Kanaren ideale Reiseziele für Menschen mit Birkenpollenallergie, weil es dort kaum Birken gibt. Jedoch führen dort die Blütenpollen von Platanen (und Olivenbäumen) viel häufiger zu Heuschnupfen als in Deutschland.

• **Südeuropa:** Die Hauptblütezeit der meisten Bäume und Gräser ist – im Vergleich zu Deutschland – bereits früher.

• **Hochgebirge (ab 1 500 m):** Da hier die Gräserblüte nur zirka 14 Tage dauert, ist die Pollenbelastung generell sehr gering. Ab 2 000 m Höhe können Sie ab Anfang Juli mit völliger Pollenfreiheit rechnen.

• **Nordsee und die gesamte Atlantikküste:** Diese Gebiete sind ebenfalls ein ideales Urlaubsziel, besonders wenn der Wind vom Meer her ins Landesinnere weht. Bei Landwind können jedoch große Pollenmengen vom Festland herangetragen werden. Inseln eignen sich als Urlaubsziel gut – je weiter weg die Inseln vom Festland entfernt liegen, desto besser (bestes Beispiel ist Helgoland).

• **Südlicher Erdball:** Wer dem kalten europäischen Winter entfliehen möchte, sollte bedenken, dass dann in den Gefilden südlich des Äquators Frühling oder Sommer herrscht – und folglich auch die Pollen fliegen.

Trotzdem gilt die Devise: probieren geht über studieren. Welcher Urlaubsort sich für Sie am besten eignet, lässt sich vermutlich erst nach mehreren Anläufen herausfinden.

all durch die Luft wehen und beim Aufenthalt im Freien tief in die Atemwege eindringen. Dennoch gibt es bestimmte Maßnahmen, mit denen sich die Belastung zumindest etwas reduzieren lässt.

Die Pollenflugvorhersage beachten

Die Stiftung Deutscher Polleninformationsdienst organisiert und regelt zusammen mit dem Deutschen Wetterdienst (DWD) das Sammeln von Pollendaten. Über das gesamte Bundesgebiet verteilt stehen Messstellen, die die Pollenkonzentration vor Ort erfassen. Die Daten werden anschließend an den Deutschen Wetterdienst in Freiburg weitergeleitet. Der DWD erstellt aus den Pollendaten und der Wettervorhersage dann die Pollenflugvorhersage. Dabei spielen die zu erwartenden Niederschläge oder die Windgeschwindigkeit eine große Rolle. Denn an regenreichen, windstillen und kühleren Tagen befinden sich weniger Pollen in der Luft, als wenn es warm und windig ist.

Die Pollenflugvorhersage ist eine wichtige Hilfestellung für Allergiker. Sie informiert über die zu erwartenden Belastungen in verschiedenen Landesteilen und ermöglicht ihnen, den „Übeltätern" so weit wie möglich aus dem Weg zu gehen. Allerdings handelt es sich auch hier – wie beim Pollenflugkalender – nur um Orientierungswerte, da in einer bestimmten Region schon innerhalb weniger Kilometer deutliche Schwankungen möglich sind.

Die Vorhersagen des Deutschen Polleninformationsdienstes erfahren Sie aus Presse und Radio sowie über die spezielle Servicenummer 0 9001/11 54 80 00 (0,62 Euro/Minute). Dort erhalten Sie Informationen zum Pollenflug in den einzelnen Bundesländern. Im Internet finden Sie Hinweise unter

> www.dwd.de,
> www.pollenflug.de,
> www.polleninfo.org,
> www.pollenstiftung.de,
> www.wetteronline.de.

Regionale und tageszeitliche Schwankungen

Die Pollenkonzentration ist in städtischen und ländlichen Regionen sowie im Tagesverlauf unterschiedlich hoch. Pollen werden nur tagsüber freigesetzt. Auf dem Land sind die Konzentrationen morgens am höchsten und abends am niedrigsten, da durch die Abkühlung am Nachmittag viele Pollen herabsinken. Anders sieht es in Städten aus: Da es hier abends länger warm bleibt, kann in der Stadt selbst nach 22 Uhr die Belastung noch recht hoch sein.

Gesamtdeutscher Pollenflugkalender
(nach Pollenflugdaten von 1992 bis 1994)

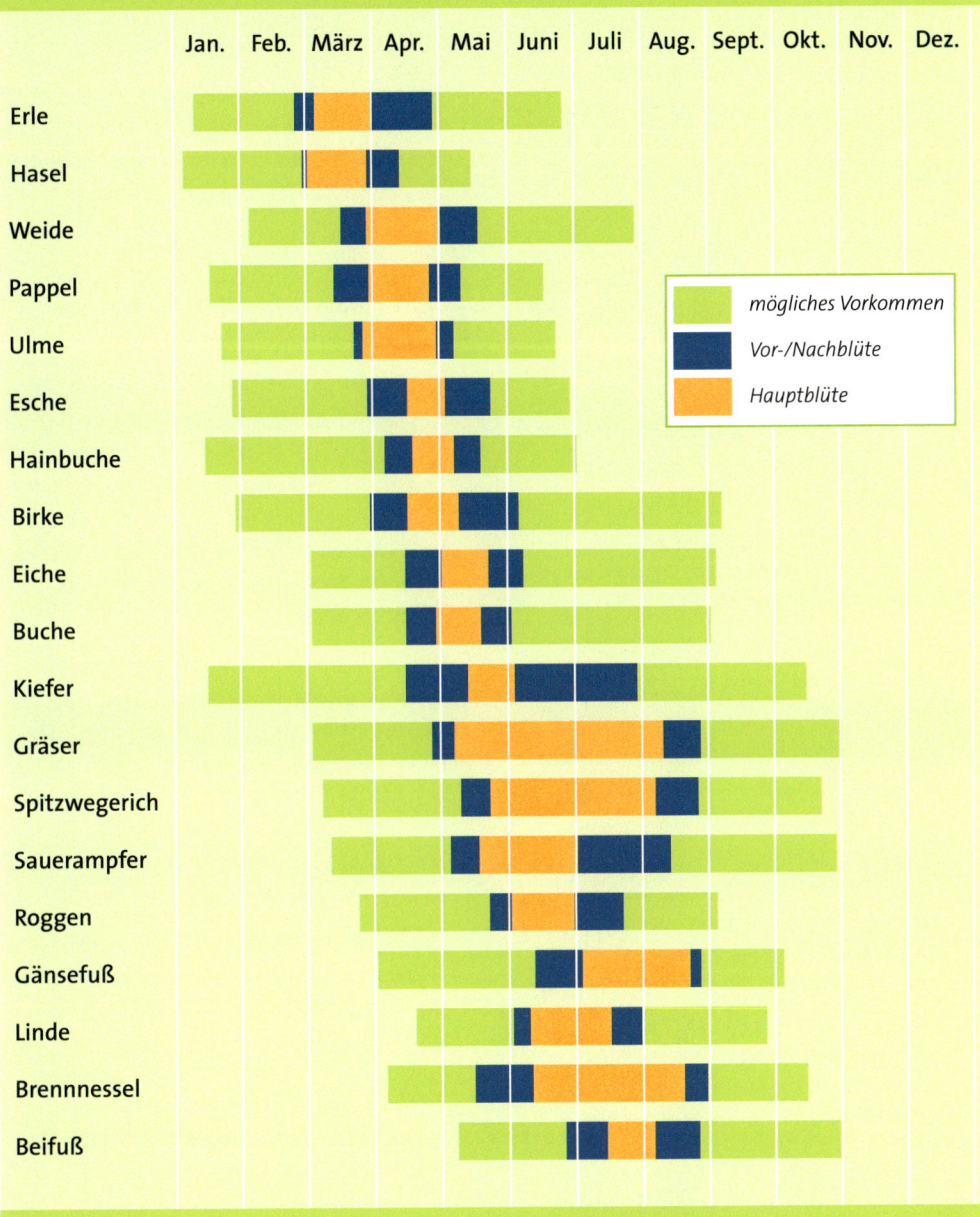

	Jan.	Feb.	März	Apr.	Mai	Juni	Juli	Aug.	Sept.	Okt.	Nov.	Dez.

Erle

Hasel

Weide

Pappel

Ulme

Esche

Hainbuche

Birke

Eiche

Buche

Kiefer

Gräser

Spitzwegerich

Sauerampfer

Roggen

Gänsefuß

Linde

Brennnessel

Beifuß

mögliches Vorkommen
Vor-/Nachblüte
Hauptblüte

© Stiftung Deutscher Polleninformationsdienst
Burgstraße 12, 33175 Bad Lippspringe

Tipps für Heuschnupfen-Geplagte

- Beachten Sie den Pollenflugkalender (→ Seite 49), besonders aber die regionalen Informationen des Deutschen Polleninformationsdienstes (→ Seite 48) aus Presse, Rundfunk und Telefonansagediensten. Diese Hinweise helfen Ihnen, Vermeidungsstrategien zu entwickeln.

- Lassen Sie bei Spaziergängen blühende Wiesen und Felder „links liegen" und gehen Sie (nach Möglichkeit) lieber in einen Nadel- als in einen Laubwald.

- Körperliche Aktivitäten im Freien wie Rasenmähen oder Sport sind besonders bei warmem, windigem Wetter tabu.

- Gartenliebhaber sollten vor allem Frühblüher wie Hasel, Erle und Birke, aber auch Kräuter wie Beifuß und Wegerich aus ihrem Garten verbannen, um die Belastung zu verringern.

- Da Regen die Pollenkonzentration in der Luft deutlich verringert, sollten Sie möglichst während des Regens oder nach einem Schauer nach draußen gehen.

- In Haus und Wohnung beträgt der Pollengehalt nur etwa ein Drittel der außerhäuslichen Menge. Lüften Sie deshalb während der Pollensaison stets nur kurz und am besten dann, wenn es draußen windstill und die Pollenkonzentration schwächer ist: In der Stadt morgens und vormittags (die Belastung kann bis Mitternacht hoch sein), dagegen auf dem Land, wo die Pollenzahl ab dem späten Nachmittag stark abnimmt, erst am Abend.

- Das Schlafzimmer sollte möglichst zur windabgewandten Seite liegen.

- Schlafen Sie nachts, besonders aber in den frühen Morgenstunden, besser bei geschlossenen Fenstern.

- Pollen lagern sich sowohl in den Haaren als auch in der Kleidung ab. Deshalb sollten Sie während der Saison jeden Abend die Haare waschen. Legen Sie Kleider, die Sie tagsüber getragen haben, nicht im Schlafzimmer ab.

- Trocknen Sie während der Pollensaison die Wäsche nicht im Freien.

- Achten Sie darauf, dass während der Pollenflugsaison im Auto Fenster, Lüftung und auch das Schiebedach geschlossen bleiben, da die Beschwerden Sie während des Autofahrens stark beeinträchtigen können: Während einer Niesattacke bei Tempo 80 legen Autofahrer rund 25 Meter im Blindflug zurück.

- Falls Ihr Auto nicht mit einem Innenraumfilter ausgestattet ist, der allergieauslösende Partikel zurückhält, sollten Sie sich einen solchen Filter einbauen lassen. Neben Partikelfiltern gegen Pollen, Staub, Ruß oder Abrieb gibt es auch Kombifilter, die zusätzlich vor Abgasen schützen. Der Filter sollte einmal im Jahr gewechselt werden.

- Häufiges Staubsaugen hilft, um Pollen von Teppichen zu entfernen. Die Geräte sollten mit einem Filter für Schwebstoffe (HEPA-Filter) ausgestattet sein und ein möglichst großes Staubrückhaltevermögen aufweisen, da sonst ein beträchtlicher Teil der Pollen hinten wieder ausgeblasen wird. Einen Staubsaugertest finden Sie in test 4/2007 oder unter www.test.de.

Fortsetzung auf Seite 51

- Vermeiden Sie zusätzliche Reizungen der Schleimhäute zum Beispiel durch Abgase, Rauchen oder verqualmte Luft.

- Wenn Sie die Nasenschleimhaut mit einer Salzlösung befeuchten oder „duschen", können Sie Pollen (und andere Allergene) für kurze Zeit aus der Nase spülen. Verwenden Sie dazu ein spezielles Nasenspülkännchen oder Nasenduschen (zum Beispiel die *EMSER Nasendusche*), die Sie in der Apotheke kaufen können.

- Verwenden Sie möglichst keine Geräte, die die Luft in der Wohnung aufwirbeln: Luftbefeuchter, Ventilatoren, Heizlüfter oder Klimaanlagen.

- Achten Sie auf mögliche Kreuzallergien (→ Seite 44) und verzichten Sie auf Nahrungsmittel, die Ihnen Probleme bereiten. Weitere Empfehlungen zum Thema Lebensmittel finden Sie im Kapitel Nahrungsmittelallergien (→ Seite 131).

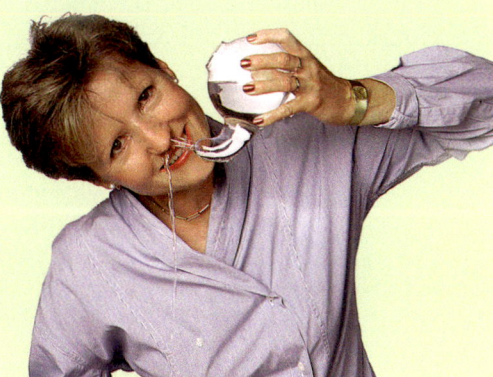

Dauerschnupfen

Ein Heuschnupfen, der jedes Jahr um die gleiche Zeit auftritt, ist lästig genug. Noch größer ist die Beeinträchtigung, wenn der Schnupfen das ganze Jahr über besteht. Meist werden die Beschwerden dann schon durch kleine Mengen der jeweiligen Allergene hervorgerufen. Ohne gezielte Therapie greifen sie leicht auf die tieferen Atemwege – also von der Nase auf die Bronchien – über und entwickeln sich zum allergischen Asthma. Außerdem können sich bereits bestehende Hauterkrankungen wie zum Beispiel Neurodermitis verschlimmern, wenn allergischer Dauerschnupfen nicht behandelt wird. Oft verstärken sich die Symptome während der Pollensaison.

Symptome

Das Hauptsymptom ist eine chronisch behinderte Nasenatmung. Häufig sind auch die Nasennebenhöhlen in Mitleidenschaft gezogen. Viele Patienten klagen über ein Druckgefühl im Kopf- oder Stirnbereich und über Kopfschmerzen. Da sich hinter diesen Beschwerden auch andere Nasenerkrankungen verbergen können, ist eine gründliche Untersuchung bei einem allergologisch geschulten Hals-Nasen-Ohren-Arzt erforderlich.

Zusätzlich zu den oben genannten Symptomen kann es wie beim Heuschnupfen zu Juckreiz in der Nase, manchmal auch zu Tränenfluss und häufigen Niesattacken kommen. Die Stimme wird heiser, Geruchs- und Geschmacksempfinden sind ebenfalls beeinträchtigt. Die Symptome können im Jahres- und sogar Tagesverlauf unterschiedlich stark sein. Auch völlig beschwerdefreie Zeiten sind möglich.

Auslöser

Allergischer Dauerschnupfen ist meist auf den Kontakt mit Tierhaut und -haaren, Hausstaubmilben oder Schimmelsporen zurückzuführen. Darüber hinaus können auch bestimmte Nahrungsmittel den Schnupfen hervorrufen.

Tierhaut und Tierhaare

Schätzungsweise jeder fünfte Allergiker entwickelt eine Überempfindlichkeit gegen Tiere. Die Renner unter den allergieauslösenden Haustieren sind Meerschweinchen, Katze, Goldhamster und Kaninchen. Hunde verursachen seltener allergische Reaktionen. Hier hängt die Sensibilisierung sehr stark von der Rasse ab: Während Boxer und Schnauzer die höchsten Raten aufweisen, bereiten zum Beispiel Schäferhund und Beagle kaum Probleme.

Die Allergenquellen stecken überwiegend im Fell der Tiere, aber auch in deren Speichel und Kot, die sich häufig unter den Hausstaub mischen. Damit ernähren Haustiere ungebetene Gäste wie Milben.

Als wichtigster Grund für die Zunahme dieser Allergien gilt die stark verbreitete Haustierhaltung. Während früher Hunde in der Hütte und Katzen auf Dachböden oder in Scheunen schliefen, leben heute immer mehr Menschen mit unterschiedlichsten Tieren eng beieinander. Nicht wenige teilen gar mit ihrem Lieblingstier das Bett. Kommen dann noch schlechte Belüftung und Schadstoffe in Innenräumen (→ Seite 22) dazu, entwickelt sich oft ein allergischer Dauer-

---

TIPP

Vorrang für den Hund

Wenn Sie unbedingt ein Haustier halten möchten, sollten Sie sich lieber für einen Hund als für eine Katze oder ein Nagetier entscheiden.

Das gilt nicht nur für erwachsene Allergiker, sondern auch für Kinder, die durch eine familiäre Vorbelastung anfällig für Allergien sind. Wenn Vater oder Mutter selbst zu Allergien neigen, tragen die Kinder ein erhöhtes Risiko, ebenfalls eine allergische Krankheit zu entwickeln (→ Seite 36). Möchten sie dennoch nicht auf ein Haustier verzichten, ist ein Hund der unproblematischste Hausgenosse. Dagegen sind Hamster, Meerschweinchen, Kaninchen oder Katzen keine geeigneten Spielgefährten für allergiegefährdete Kinder.

schnupfen. Es können auch Hautreaktionen wie Nesselausschlag und Kontaktekzeme auftreten.

Weitere potente Allergieauslöser sind Pferde. Manche Pferdeallergiker können zwar das Reiten im Freien vertragen, bekommen aber Schnupfen oder Atemnot in der Stallluft, bei der Fellpflege oder wenn sie auf einer Rosshaarmatratze liegen. Andere reagieren überempfindlich auf Teppiche oder Kleidung aus unterschiedlichen Tierhaaren, die nach und nach Allergene in die Luft abgeben.

In Vogelfedern und Vogelkot befinden sich ebenfalls Allergene, die eingeatmet werden und Dauerschnupfen sowie Asthma hervorrufen können. Hauptauslöser sind Wellensittiche, Kanarienvögel und Papageien. Von Taubenallergien sind insbesondere Menschen betroffen, die einen engen Kontakt mit den Vögeln haben, allen voran Taubenzüchter.

Die Psyche spielt mit: „Der Hamster oder ich!"

Dass die Psyche auch bei Dauerschnupfen eine erhebliche Rolle spielen kann, wird am folgenden Beispiel deutlich.

Ein 28-jähriger Mann, der in der Vergangenheit keinerlei allergische Symptome hatte, verliebt sich in eine Frau, die in ihrer Wohnung einen Hamster hält. Der Mann findet Gefallen an dem Tier und spielt häufig mit ihm. Drei Jahre lang wohnen die beiden Partner in getrennten Wohnungen, besuchen sich mehrmals in der Woche und übernachten mal hier, mal dort. Dann suchen sie sich eine gemeinsame Wohnung und ziehen zusammen. Einige Monate danach entwickelt der Mann einen allergischen Dauerschnupfen mit ständigem Niesreiz und heftigen täglichen Niesattacken. Dazu kommen Entzündungen der Nasennebenhöhlen und schon bald schweres allergisches Asthma (→ Seite 75).

Untersuchungen in einer allergologischen Praxis ergeben, dass der Mann erstmalig eine starke Allergie auf Hamsterhaare entwickelt hat. Im Verlauf einer psychotherapeutischen Behandlung stellt sich zudem heraus, dass der 31-Jährige das Nagetier inzwischen regelrecht hasst. Der Grund: Jeden Abend, wenn seine Freundin von der Arbeit nach Hause kommt, ruft sie zunächst den Hamster, um ausgiebig mit ihm zu schmusen. Erst danach begrüßt sie ihren Lebenspartner, der sich seine „höllische Wut" auf das Tier nicht eingestehen mag – und stattdessen Niesanfälle und Atemnot bekommt. Als der Mann endlich mit seiner Freundin über seine Eifersucht spricht, trennt sie sich von dem Tier. Seitdem ist der Patient beschwerdefrei.

! **Wenn die Trennung unvermeidlich wird**

Wenn Sie oder Ihr Kind allergisch auf Katzen, Hamster, Meerschweinchen oder andere Tiere reagieren und die Diagnose medizinisch gesichert ist, hilft nur eins: Sie sollten sich von dem Tier trennen, so schwer es Ihnen auch fallen mag. Ansonsten besteht die Gefahr, dass sich die Beschwerden verschlimmern und ein lebensbedrohliches Asthma entsteht.

Sollten Freunde oder Familienangehörige ein Tier halten, auf das Sie oder Ihr Kind allergisch reagieren, ist es besser, sich nicht in deren Wohnung zu treffen. Wählen Sie lieber einen anderen Ort für die Begegnungen, damit Sie sie ohne Niesattacken entspannt verbringen können.

Achten Sie auch auf versteckte Tierhaare – zum Beispiel in Rosshaarmatratzen, Echtpelzen, Mantelfutter, Tierfellen, Tierhaarteppichen oder Polsterfüllungen. Auch hier ist es besser, sich von den jeweiligen Auslösern zu trennen als eine Verschlimmerung der Beschwerden zu riskieren.

Allem Anschein nach bestehen Kreuzreaktionen zwischen Allergenen aus Vogelfedern und Hühnerei: Wer auf Vogelfedern überempfindlich reagiert, kann beim Verzehr von Hühnerei Probleme bekommen (→ Nahrungsmittelallergien, Seite 131).

Hausstaubmilben

Rund zehn Millionen Menschen in Deutschland reagieren allergisch auf Hausstaubmilben. Genauer gesagt auf die winzigen Kotballen der Milben. Denn im Kot dieser mikroskopisch kleinen Spinnentiere befinden sich viele Eiweiße. Werden diese eingeatmet, bildet der sensibilisierte Organismus Antikörper, die die Ausschüttung von Botenstoffen, insbesondere von Histamin, begünstigen.

Hausstaubmilben kommen weltweit vor. Sie halten sich besonders in Bettwäsche und Matratzen auf – dort, wo der Mensch zahlreiche Hautschuppen hinterlässt, die den Milben als Hauptnahrungsquelle dienen. Durchschnittlich leben etwa 10 000 Milben in einem Bett.

Die winzigen und an sich völlig harmlosen Tiere tummeln sich aber auch auf Teppichen sowie Polstermöbeln, auf diversen Textilien sowie auf Haustieren. Darüber hinaus gibt es noch weitere Milbenarten, deren Ausscheidungen Allergikern Probleme bereiten – allen voran die weitverbreiteten Vorratsmilben, die sich zum Beispiel in Mehl, Getreideprodukten und anderen Lebensmittelvorräten befinden können und in Speisekammern, Bäckereien, Lagerhäusern, Tierfutter, Heu und Ställen ideale

Tipps für Hausstaubmilbenallergiker

- Hausstaubmilben lieben ein mäßig warmes und feuchtes Klima. Versuchen Sie deshalb, die Luftfeuchtigkeit in der gesamten Wohnung – vor allem aber im Schlafzimmer – unter 50 Prozent zu halten. Die Raumtemperatur im Schlafbereich sollte 18 °Celsius möglichst nicht überschreiten.

- Gestalten Sie Schlafzimmer und Bett so, dass es für Milben ungemütlich wird: Ziehen Sie sich im Badezimmer an und aus, damit Sie im Schlafzimmer weniger Hautschuppen hinterlassen. Schlafen Sie nicht nackt, sondern mit Schlafanzug oder Nachthemd, sodass die Milben weniger „Futter" bekommen.

- Eine der wichtigsten Maßnahmen für Milbenallergiker ist eine gute Schutzhülle für die Matratze (Encasing), die die winzigen Tiere nicht durchlässt. Solche allergendichten Matratzenbezüge sind auch für Kinder sinnvoll, die im Hauttest sensibel reagieren, aber noch nicht erkrankt sind – und für Kinder, deren Eltern Allergiker sind. Aus Sicherheitsgründen sollten Kinder diese Bezüge nicht unbeaufsichtigt auf- oder abziehen, da die Materialien sehr dicht sind und deshalb Erstickungsgefahr besteht. Schutzlaschen für Reißverschlüsse dürfen nicht zerstört werden, sonst verlieren die Bezüge ihre Wirkung. Bei einer ärztlich diagnostizierten Hausstaubmilbenallergie übernehmen die gesetzlichen Krankenkassen auf Antrag meist einen Teil der Kosten für milbendichte Bezüge. Sie sollten die Matratze mindestens viermal im Jahr wenden und sich nach acht Jahren eine neue anschaffen.

- Die Oberbetten sollten entweder bei mindestens 60 °Celsius waschbar sein oder ebenfalls mit allergendichten Bezügen versehen werden.

- Schütteln Sie die Bettwäsche jeden Tag auf – am besten draußen oder bei offenem Fenster. Wechseln Sie die Bettwäsche jede Woche und waschen Sie Laken und Bettbezüge bei mindestens 60 °Celsius. Dadurch werden die Milben abgetötet. Zusätzlich können spezielle Kissen- und Bettbezüge, oft aus den gleichen Materialien wie Matratzenbezüge, hilfreich sein – vor allem wenn Oberbetten nicht waschbar sind. Erkundigen Sie sich auch hier nach einer Kostenübernahme durch Ihre Krankenkasse.

- Leidet Ihr Kind an einer Milbenallergie, sollten Sie nicht waschbare Kuscheltiere öfter für 24 Stunden ins Gefrierfach Ihres Kühlschranks oder in die Gefriertruhe legen.

- Teppiche, Teppichböden, Polstermöbel und Gardinen sind problematisch, da sie eine hohe Milbenkonzentration aufweisen. Zugluft und Bewegung im Raum wirbeln den Staub immer wieder auf, wodurch die Allergenbelastung steigt. Kurzhaarige Teppichböden sind für Allergiker günstiger als langhaarige. Ebenfalls geeignet sind glatte Fußbodenbeläge und Jalousien. Allerdings zeigt eine neue Studie bei Glattböden im Vergleich zu Teppichböden eine höhere Feinstaubbelastung in Innenräumen. Da die Auswirkungen auf die Allergenbelastung dabei nicht untersucht wurden,

Fortsetzung auf Seite 56

lässt sich für Allergiker noch keine allgemeine Empfehlung aus dieser Studie ableiten.

- Bei starken Beschwerden ist ein Wechsel von Polstermöbeln zu Ledergarnituren zu erwägen, denn in Leder findet sich in der Regel kein Milbenbefall.

- Polstermöbel, Teppichböden und Matratzen müssen häufig gründlich abgesaugt werden. Überlassen Sie jedoch das Staubsaugen und Staubwischen am besten Mitbewohnern, die keine Hausstaubmilbenallergie haben. Ist das nicht möglich, sollten Sie zum Wischen ein feuchtes oder antistatisches Tuch und zum Saugen einen Staubsauger mit Mikrofilter benutzen, der für Allergiker geeignet ist (→ Tipps für Heuschnupfen-Geplagte, Seite 50).

- Verwenden Sie besser keine chemischen Milbensprays. Zum einen ist die Wirkung meist nicht ausreichend belegt. Die Milben können sich in die tieferen Regionen von Polster oder Matratzen zurückziehen. Zum anderen beeinträchtigen einige Substanzen möglicherweise die Gesundheit.

- Entfernen Sie überflüssige „Staubfänger" aus dem Wohn- und Schlafbereich: insbesondere schwere Vorhänge, dicke Teppiche, Polstermöbel mit Plüschbezug, offene (Bücher)Regale (Regale mit Glastüren sind besser), Strohblumen und -gestecke, Modellbauschiffe und Ähnliches.

- Verwenden Sie keine Luftbefeuchter und keine Geräte, die die Luft aufwirbeln: keine Ventilatoren, Heizlüfter oder Klimaanlagen.

- Milben mögen keine kalte, trockene Luft. Sorgen Sie deshalb dafür, dass immer wieder Feuchtigkeit aus den Wohn- und Schlafräumen entweichen kann. Das erzielen Sie am besten mit dem sogenannten Stoßlüften, bei dem die Fenster mehrmals täglich zirka fünf Minuten lang weit geöffnet werden.

- Verzichten Sie möglichst auf Haustiere. Falls Sie schon eines haben, müssen Sie es so oft wie möglich ins Freie lassen und seine Lagerstätte regelmäßig gründlich reinigen. Auf keinen Fall darf das Tier im Schlafzimmer – und schon gar nicht im Bett – schlafen. Sein Fell sollte im Freien gepflegt werden, am besten von Mitbewohnern, die keine Allergie haben. Wer außer gegen Milben noch gegen Haut oder Haare eines Haustiers allergisch ist, sollte sich unbedingt von ihm trennen.

- Im Urlaub entkommen Sie den Milben am besten, wenn Sie ins Hochgebirge fahren, denn ab 1 500 Metern Höhe ist die Luftfeuchtigkeit deutlich geringer, sodass Sie vor den Plagegeistern weitgehend Ihre Ruhe haben.

Lebens- und Vermehrungsbedingungen vorfinden. Wer allergisch auf Milbenkot reagiert, hat meist eine verstopfte Nase, Atemnot und gerötete Augen. Laufende Nase oder Niesreiz kommen seltener vor. Wenn die Allergie nicht erkannt und fachgerecht behandelt wird, kann sich durch den permanenten allergischen Reiz Asthma entwickeln. Am ausgeprägtesten sind die

Beschwerden nachts, morgens beim Aufstehen und beim Bettenmachen.

Im Jahresverlauf kommt es zu deutlichen Schwankungen der Symptome. Am höchsten sind die Belastungen im Sommer und Herbst, denn die ideale Temperatur für Vermehrung und Wachstum der Tiere liegt bei 25 °Celsius. Außerdem bevorzugen sie eine relative Luftfeuchtigkeit von zirka 75 Prozent. Wenn mit Beginn der Heizperiode die Luftfeuchtigkeit abnimmt, sterben viele Milben. Doch das bedeutet für Allergiker noch keine Entlastung, da danach die Konzentration von Milbenkot, der leicht im Staub aufgewirbelt wird, noch hoch ist. Erst etwa von Oktober an lassen die Beschwerden nach – bis sie sich im folgenden Frühjahr wieder melden.

Durch eine Reihe von Maßnahmen können Sie die Anzahl der Hausstaubmilben spürbar begrenzen und sich dadurch Erleichterung verschaffen. Allerdings sind die Grenzen zwischen sinnvoller und übertriebener Sanierung oft fließend. Versuchen Sie also nicht, allen Staub aus der Wohnung zu verbannen, damit sich kein zwanghafter Reinlichkeitsdrang entwickelt, der die Entstehung von Allergien möglicherweise sogar begünstigt (→ Dreckhypothese, Seite 20). Machen Sie es am besten vom Ausmaß Ihrer Beschwerden abhängig, wie radikal Sie gegen die ungebetenen Hausgenossen vorgehen. Anregungen finden Sie im Tipp-Kasten (→ Seite 55).

Teststreifen zur Ermittlung der Milbenkonzentration im Haushalt bekommen Sie in der Apotheke. Allerdings ist auch beim Verdacht auf eine Hausstaubmilbenallergie eine eindeutige Diagnose durch einen allergologisch geschulten Facharzt (→ Seite 26) erforderlich. Denn nur eine korrekte Diagnose ermöglicht eine optimale Therapie.

Schimmelsporen

Es gibt eine schier unüberschaubare Vielfalt von schätzungsweise rund 250 000 verschiedenen Pilzarten. Die Mehrzahl dieser Pilze ist weltweit verbreitet. Sie leben von abgestorbenem organischem Material oder als Parasiten auf und in Pflanzen, Tieren und Menschen. Zu ihnen zählen Wandschimmel, Lebensmittelschimmel, Schimmel auf verwesenden Pflanzenresten und viele andere mehr. Die meisten Schimmelpilze wachsen und vermehren sich am besten bei einer hohen Luftfeuchtigkeit von 90 Prozent und Temperaturen von 20 bis 25 °Celsius. Sie können mit der Atmung (inhalativ) oder mit der Nahrung (nutritiv) in den Körper gelangen.

Die wichtigsten Quellen von Schimmelpilzen sind:

Im Haus:

- feuchte Keller,
- schlecht belüftete Badezimmer und andere Nassräume,
- kalte und schlecht gelüftete Schlafzimmer,
- Fensterrahmen, auf denen sich Kondenswasser bildet,
- Luftbefeuchter und Klimaanlagen, die schlecht gewartet werden,
- feuchte Textilien,
- alte Polstermöbel in feuchten Räumen,
- Topfpflanzen,
- in alten Fußböden und hinter Holzpaneelen an der Decke oder an der Wand hinter Tapeten,
- kalte Außenwände, besonders wenn Schränke zu dicht an der Wand stehen,
- Ferienhäuser zu Zeiten, in denen sie nicht bewohnt sind.

In der Nahrung:

- auf gelagertem Obst und Gemüse, auf Backwaren und Nüssen sowie auf tierischen Produkten (Schimmel kann sich auch auf Lebensmitteln bilden, die im Kühlschrank aufbewahrt werden),
- auch Sprudelwasserbereiter sind oft mit Schimmelpilzen verseucht.

Nur eine Minderheit der Allergiker reagiert ausschließlich auf Schimmelpilze, jenen filzigen Belag auf Lebensmitteln und anderen Stoffen, der umgangssprachlich als Schimmel bezeichnet wird. Die meisten Betroffenen sind parallel dazu auch gegen andere Allergene empfindlich.

Eine Allergie gegen Schimmelpilze – genauer gesagt gegen deren Sporen – kann sich nicht nur in allergischem Dauerschnupfen mit verstopfter Nase und Atemnot äußern, sondern auch zu Entzündungen der Atemwege und zu Asthma führen. In seltenen Fällen treten auch Hauterkrankungen auf. Die Verursacher sind dann meistens Vertreter der sogenannten Schwärzepilze (Alternaria alternata), die als Wand- oder (mit schwarz-grünlichen Flecken) als Lebensmittelschimmel zum Beispiel auf Gemüse, Getreidesaat sowie als Luftkeime vorkommen.

Mit den folgenden Maßnahmen können Sie die Ausbreitung von Schimmelpilzen in der Raumluft und in der Nahrung verhindern:

In der Raumluft:

- Sorgen Sie stets für einen guten Luftaustausch in Haus und Wohnung. Am besten mit Stoßlüften, bei dem Sie mehrmals täglich die Fenster auf beiden Seiten der Wohnung (in einem Haus gleichzeitig im Ober- und Untergeschoss) für zirka fünf Minuten weit öffnen und für Durchzug sorgen. Das gilt für alle Zimmer, insbesondere aber für Nassräume wie Küche, Bad und WC, denn je mehr Feuchtigkeitsquellen sich in einem Raum befinden, desto wichtiger ist häufiges Lüften. Bei kalter Außenluft ist es am wirkungsvollsten, denn die hereinströmende trockene Kaltluft nimmt besonders viel Wasser auf.
- Lassen Sie die Räume Ihrer Wohnung nicht zu sehr auskühlen. Je kühler die Zimmer sind, desto größer ist die Schimmelgefahr.
- Die Luftfeuchtigkeit setzt sich oft hinter Schränken ab, die zu dicht an einer kalten Außenwand stehen. Achten Sie deshalb auf ausreichend Luftzufuhr hinter den Möbeln. Stellen Sie Schränke mit einigen Zentimetern Abstand zur Außenwand auf.
- Gefährdet sind neben Abstellkammern, Jalousiekästen und Wandschränken vor allem kühle Schlaf- und Badezimmer. Das Bad sollte deshalb auch in der Übergangszeit gut geheizt sein. Schimmelpilze siedeln sich hier vor allem an den Fliesenfugen, an Duschvorhängen sowie unter rutschfesten Badematten an. Um zu verhindern, dass Wasser nach dem Duschen verdunstet

Faktoren für die Luftfeuchtigkeit im Haus (4-Personen-Haushalt, ohne Haustier, Produktion pro Tag)	
Feuchtigkeitsquellen	**Feuchtigkeit in Litern**
Abgabe des Körpers 4 Personen bei 8 Stunden Schlaf 4 Personen (in 16 Stunden am Tag)	 0,5 bis 1,0 1,4 bis 3,0
Haushalt Kochen (für 4 Personen) Geschirrspülen Duschen oder Baden (4 Personen) Waschmaschine (ein Waschgang) Zimmerpflanzen	 0,5 bis 2,0 0,1 bis 1,0 0,3 bis 2,0 1,0 bis 3,0 0,2 bis 2,0
Summe	**3,3 bis 12,5**

und die Luft anfeuchtet, können Sie Wassertropfen von den Wänden mit einer Gummilippe (wie sie Fensterputzer benutzen) entfernen. Lüften Sie danach kurz. Verfugen Sie Ecken in wassergefährdeten Bereichen mit Silikon, das fungizide (pilztötende) Wirkstoffe enthält.

* Kältezonen, die durch eine schlecht gedämmte Gebäudehülle entstehen, können Sie mit einem Thermometer aufspüren. Führen Sie an verschiedenen Stellen Vergleichsmessungen durch, zum Beispiel an Innen- und Außenwänden, und decken Sie dabei die Raumseite mit einem Tuch ab.

* Luftbefeuchter und Verdunster an Heizkörpern sind nicht nur umständlich zu reinigen, sondern meist auch überflüssig. Denn in unseren zum Teil hochisolierten Wohnungen ist die Luft in der Regel nicht zu trocken, sondern zu feucht (→ Kasten auf Seite 59). Das Wasser, das sich früher an kalten Fensterscheiben niederschlug, bleibt heute oft in der Raumluft und schlägt sich an Wänden und Ecken nieder, die schlecht isoliert oder durch Möbel verstellt und kaum hinterlüftet sind.

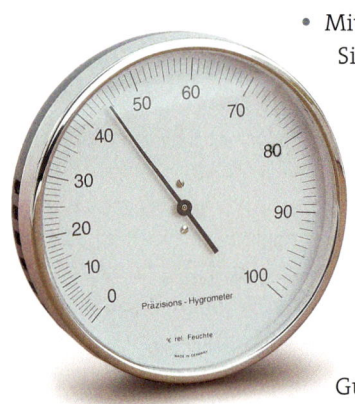

Hygrometer:
Es misst die Luftfeuchtigkeit.

* Mit einem Luftfeuchtigkeitsmessgerät (Hygrometer) können Sie die Luftfeuchtigkeit kontrollieren. Hängen Sie es aber nicht direkt am Fenster, hinter einem Vorhang, im Sonnenlicht oder über der Heizung auf. Messen Sie den Feuchtigkeitsgehalt an den Stellen der Wohnung, die besonders feucht und schimmelgefährdet sind: zum Beispiel an kalten Außenwänden, in Zimmerecken, im Badezimmer und hinter Schränken, die vor einer kalten Wand stehen. Der relative Feuchtigkeitsgehalt sollte im Wohnbereich zwischen 40 und 55 Prozent liegen. Befindet sich mehr Wasser in der Luft, steigt die Schimmelgefahr. Gute Hygrometer gibt es bereits ab zirka 20 Euro. Mechanische Messgeräte müssen von Zeit zu Zeit neu justiert werden.

* Verzichten Sie auf Zimmerpflanzen, wenn ein Mitglied der Familie allergisch auf Schimmelpilze reagiert. Denn diese liefern viel Feuchtigkeit und geben Schimmelpilzen Nahrung. Wenn Sie sich nicht von den Pflanzen trennen möchten, müssen Sie die Blumenerde oder die bei Hydrokultur verwendeten Tonsteinchen häufig austauschen, spätestens, sobald sie befallen sind. Da Sie möglichst wenig gießen sollten, können Kakteen ein Kompromiss sein. Im Schlafzimmer sollten jedoch generell keine Pflanzen stehen.

* Gartenarbeit ist für Schimmelallergiker nicht geeignet. Sie sollte besser von anderen Mitbewohnern verrichtet werden.

- Sobald Sie verdächtige Flecken an der Wand oder muffigen Schimmelgeruch wahrnehmen, müssen Sie handeln – sonst gefährden Sie Ihre Gesundheit. Besprühen oder betupfen Sie die Flecken mit Schimmelentfernern. Auch Hausmittel sind sehr wirksam, besonders das Besprühen mit Alkohol (Ethanol oder Isopropanol, 70 Prozent) oder Brennspiritus. Bei Hausmitteln sollte die Einwirkungszeit möglichst 30 Minuten betragen (bei anderen die vom Hersteller empfohlenen Zeiten beachten), danach können Sie die jeweiligen Stellen abwischen. Stecken Sie die Tücher anschließend in einer Plastiktüte in die Mülltonne.
- Schimmel setzt sich häufig in Silikonabdichtungen ab. Wer handwerklich geschickt ist, kann die Abdichtungen selbst erneuern. (Beim Entfernen darf man allerdings nicht zu tief hineinstechen, damit die darunter liegende Abdichtung nicht zerstört wird.)
- Bei komplizierten baulichen Mängeln (zum Beispiel bei feuchten Wänden im Keller) sind Profis gefragt. Unternehmen Sie nichts, ohne vorher den Rat eines Bausachverständigen einzuholen.
- Kommt es in der Wohnung trotz regelmäßigen Lüftens immer wieder zum Befall mit Schimmelpilzen, sollten Sie dem Vermieter gegenüber auf einer gründlichen Sanierung bestehen. Lassen Sie sich nicht abwimmeln: Legen Sie eigene Messprotokolle mit Datum, Feuchtigkeitsgehalt, Temperatur und Lüftungsintervallen vor. Zur Not sollten Sie den Mieterverein einschalten (Info-Kasten und Gerichtsurteile → Seite 62).

TIPP

Viele nützliche Hinweise

Die STIFTUNG WARENTEST bietet weitere detaillierte Infos zur Diagnose, zur effizienten Schimmelbekämpfung und zur richtigen Sanierung unter www.test.de/downloads und per Faxabruf. Die Kosten betragen pro Abruf 2,50 Euro zuzüglich 0,80 Euro Verbindungspauschale.

Dabei geht es insbesondere um folgende Themen:

- Schimmelbefall in Wohn- und Badezimmern (Abrufnummer: 0 900 1/51 00 10 85 54),
- Schimmelprobleme im Keller (0 900 1/51 00 10 85 55) sowie
- Feuchteschutz und richtige Dämmung (0 900 1/51 00 10 85 56).

(Weitere Infos → Serviceteil, Seite 272.)

In der Nahrung:

- Verzichten Sie auf größere Vorratshaltung, weil manche Nahrungsmittel von Schimmel befallen sein können, ohne dass Sie es merken. Kaufen Sie Lebensmittel stets frisch ein.
- Seien Sie besonders vorsichtig bei Backwaren und Nüssen, auf denen sich schnell Schimmel bilden kann.
- Lagern Sie Obst und Gemüse möglichst im Kühlschrank. Vor dem Verzehr sollten Sie es gründlich waschen oder schälen. Letzteres empfiehlt sich insbesondere bei Möhren.

- Lassen Sie Küchenabfälle nicht lange liegen. Sammeln Sie Ihren Haus- und Biomüll möglichst in kleinen Behältern, die Sie täglich leeren.
- Reinigen Sie Kühl- und Gefrierschrank sowie Abfallbehälter regelmäßig mit Alkohol.

Gerichtsurteile zu Schimmelbefall in der Wohnung

Sowohl Vermieter als auch Mieter müssen geeignete Maßnahmen ergreifen, um Schimmelbefall in Wohnungen zu verhindern. Hat sich dennoch Schimmel gebildet, muss der Vermieter beweisen, dass der Schaden nicht durch mangelnde Bauqualität entstanden ist: Es darf keine Lecks, Risse oder Löcher geben, und die Wärmedämmung muss den während der Bauzeit bestehenden Vorschriften entsprechen. Andererseits ist der Vermieter aber nicht gezwungen, die Wohnung laufend den jeweils gültigen Normen anzupassen (BGH, Az. IV ZR 281/03).

Der Mieter muss nachweisen, dass er genug geheizt und gelüftet und seine Möblierung den Schaden nicht begünstigt hat – etwa durch Schränke, die zu dicht an Außenwänden stehen. Soll der Abstand jedoch ungewöhnlich groß sein (zum Beispiel mehr als neun Zentimeter), muss das im Mietvertrag stehen (LG Hamburg, Az. 307 S 48/02). Stellt sich heraus, dass der Mieter für den Schaden verantwortlich ist, muss er die Kosten für die Sanierung tragen. Umgekehrt darf er die Miete kürzen, wenn ihn keine Schuld trifft.

Zu Mietkürzungen bei Schimmelbefall gibt es unterschiedliche Gerichtsurteile. Eine Orientierung liefern die folgenden Beispiele. Die Mietminderung wird jeweils in Prozent der Bruttokaltmiete berechnet (BGH, Az. VIII ZR 347/04):

- 10 Prozent: Schimmel im Schlafzimmer (LG Hamburg, Az. 16 S 211/83).
- 10 Prozent: Befall in Wohn- und Kinderzimmer (AG Bremen, Az. 7 C 150/2003).
- 15 Prozent: Pilzbefall in WC, Küche und zwei Zimmern (LG München I, Az. 155 7066/85).
- Mindestens 15 Prozent: Schimmel in der Küche, an Außenwänden aller Zimmer, Wände und Decke im Bad durchfeuchtet (LG Berlin, Az. 64 S 356/98).
- 20 Prozent: Nasse Wand im Kinderzimmer (AG Köln, Az. 222 C 371/99).
- 20 Prozent: Schwerer Schimmelbefall in Wohn-, Schlaf- und Badezimmer (LG Osnabrück, Az. 11 S 277/88).
- 20 Prozent: Schimmel wegen undichter Fenster in Wohn- und Schlafzimmer (AG Schöneberg, Az. 7 C 284/97).
- 20 Prozent: Befall an allen Außenwänden, dazu in Küche und Bad, kein Aufstellen der Möbel an Außenwänden möglich (AG Köpenick, Az. 17 C 475/00).
- 25 Prozent: Schimmel an der Außenwand in Schlaf- und Kinderzimmer (AG Bremen, Az. 7 C 107/2002 und 7 C 107/02).
- 80 Prozent: Küche, Wohn- und Schlafzimmer durchfeuchtet, Schimmel und Modergeruch, zum Aufenthalt bleibt nur ein kleines Zimmer (LG Berlin, Az. 65 S 205/89).

Die wichtigsten Inhalationsallergene – eine Übersicht

Blütenpollen

Bäume	*Getreide/Gräser*	*Kräuter*
• Birke	• Flughafer	• Beifuß
• Buche	• Gerste	• Gänsefuß
• Eiche	• Glatthafer	• Sauerampfer
• Erle	• Honiggras	• Wegerich
• Esche	• Hundszahngras	
• Espe	• Knäuelgras	
• Hasel	• Lolch	
• Kastanie	• Mais	
• Kiefer	• Rispengras	
• Linde	• Roggen	
• Platane	• Ruchgras	
• Pappel	• Schwingel, hoher	
• Ulme	• Straußgras	
• Weide	• Weizen	
	• Wiesenfuchsschwanz	
	• Wiesenlieschgras	

Milben

	Pilze	
• Bettmilbe	• Aspergillus-Spezies	
• Hausstaubmilbe	• Grauschimmel	
• Mehlmilbe	• Schlauchpilz	
• Speisemilbe	• Schwärzepilz	
• Vorratsmilbe	• Penicillum und viele andere Pilzarten	

Tier (-haare, -federn, -felle, -kot, -speichel, -urin)

• (Gold)Hamster	• Katzen	• Pferde
• Hunde	• Meerschweinchen	• Vögel

Schadstoffe in Innenräumen

- Formaldehyd (zum Beispiel in Klebstoffen, Konservierungs- und Düngemitteln, Kaminen und anderen offenen Feuerstellen, Schaumstoffen wie Polster, Spanplatten, Zigarettenrauch)
- zahlreiche Farbstoffe
- Isocyanate (u. a. in Lacken und Parkettversiegelungen, Klebstoffen und Klebeschäumen, Kunststoffdichtungsmassen, Schaumstoffen in der Rückenbeschichtung von Teppichböden, Polstermöbeln oder Autopolstern)
- Tabakrauch
- Terpene (zum Beispiel in Holzprodukten, natürlichen Harzen und ätherischen Ölen)

Diagnose

Endgültige Klarheit über die spezifischen Auslöser Ihrer Beschwerden liefert nur eine genaue fachärztliche Diagnose (→ Seite 26). Oftmals ist ein geradezu detektivischer Spürsinn erforderlich, um die jeweiligen Allergene ausfindig zu machen. Erste Anhaltspunkte kann ein Allergie-Tagebuch (→ Seite 26) liefern, das Sie eine Zeitlang regelmäßig führen und anschließend mit in die Sprechstunde bringen.

Fast immer sind spezielle Untersuchungen erforderlich. Sie reichen von Haut- und Bluttests bis hin zu Provokationstests (→ Seite 32), bei denen die vermuteten Allergene unter ärztlicher Aufsicht inhaliert oder gegessen werden. Damit lässt sich nachweisen, ob der allergische Schnupfen zum Beispiel durch die Pollen bestimmter Bäume und Getreide oder durch Hausstaubmilben, Tierhaare, Schimmelsporen, Nahrungsmittel oder andere Allergene verursacht wird.

Behandlung

An erster Stelle steht die Vermeidung (Karenz) jener Substanzen, die den Schnupfen hervorrufen. Manche Menschen sind ihre Beschwerden schon los, wenn die von Schimmel befallene Wohnung saniert wird oder wenn sie sich von einem Haustier trennen, auf das sie allergisch reagieren. Bei anderen verschwinden die Symptome, wenn sie auf Nahrungsmittel verzichten, die den Schnupfen auslösen (→ Seite 131).

Schwieriger ist es für Milbenallergiker: Bestimmte Maßnahmen (→ Seite 55) helfen zwar, die Anzahl der winzigen Spinnentiere zu reduzieren, aber völlig ausrotten lassen sie sich in der Regel nicht. Und Pollenallergiker stoßen mit Vermeidungsstrategien besonders schnell an ihre Grenzen: Denn nur wenige von ihnen können oder wollen sich im Frühjahr und Sommer überwiegend hinter geschlossenen Fenstern und Türen aufhalten.

Zum derzeitigen Zeitpunkt ist eine effektive Behandlung des allergischen Schnupfens nur mit Medikamenten möglich. Einige weitere Verfahren können jedoch eine sinnvolle Ergänzung zur Behandlung mit Arzneimitteln sein und möglicherweise dazu beitragen, dass Sie weniger Medikamente benötigen. Infrage kommen zum Beispiel Entspannungsmethoden oder eine Psychotherapie. Erläuterungen dazu finden Sie im Kapitel „Weitere Behandlungsmethoden" (→ Seite 231).

Bei der medikamentösen Behandlung von allergischem Schnupfen werden Wirkstoffe aus der Gruppe der Mastzellstabilisatoren, der Antihistaminika oder kortisonhaltige Medikamente eingesetzt. Sie können die Allergie zwar nicht beseitigen, aber die Symptome lindern und verhindern, dass sie sich von den oberen auf die unteren Atemwege ausdehnen und sich Asthma entwickelt.

Daneben gibt es eine weitere Therapiemöglichkeit: Die spezifische Immuntherapie oder Hyposensibilisierung (→ Seite 70). Dieses Verfahren verspricht mehr als nur eine Linderung der Symptome, denn es kann den Langzeitverlauf einer Atemwegsallergie grundlegend ändern und seine Wirkung über Jahre zeigen. Wegen der Risiken, die damit verbunden sind, sollte es aber nur unter bestimmten Voraussetzungen in Betracht gezogen und eingesetzt werden.

Die Linderung der Symptome mit Medikamenten

Von einer Behandlung mit symptomlindernden Medikamenten profitieren besonders Pollenallergiker, die begrenzt auf einige Wochen im Jahr unter ihrer Allergie zu leiden haben. Es gibt für den Einsatz dieser Präparate kein starres Schema, aber einen Stufenplan, an dem Sie sich orientieren können. Er lautet:

- Erst kommen Mastzellstabilisatoren zum Einsatz.
- Wenn diese nicht ausreichen, helfen Antihistaminika
- und – wenn auch diese nicht die erwünschte Linderung verschaffen – Glukokortikoide (kortisonhaltige Mittel). Entscheidend ist, ob die jeweiligen Medikamente zu einem Rückgang der Beschwerden führen und ob Sie sie gut vertragen.

In den folgenden Abschnitten stellen wir den Therapieplan mit diesen Wirkstoffen vor. Ausführliche Hinweise zur Anwendung bei Erwachsenen und Kindern, zu Gegenanzeigen, unerwünschten Wirkungen und Wechselwirkungen der einzelnen Wirkstoffe mit anderen Medikamenten können Sie bei Bedarf im Kapitel „Medikamente", Seite 195 nachschlagen.

Eine Bewertung der gängigsten rezeptfreien und verschreibungspflichtigen Mittel gegen Allergien finden Sie im Serviceteil (→ Seite 240).

! Vorsicht bei Nasen- und Augentropfen

Schleimhautabschwellende **Nasentropfen** – zum Beispiel mit den Wirkstoffen Naphazolin (*Rhinex* mit Naphazolin), Oxymetazolin (*Nasivin*), Tramazolin (*Ellatun/N*) oder Xylometazolin (*Nasengel/Spray/Tropfen-ratiopharm, Olynth, Otriven*) –, die üblicherweise gegen Schnupfen und Nebenhöhlenentzündungen eingesetzt werden, sind gegen allergischen Schnupfen nur mit Einschränkung geeignet. Sie verengen zwar die Blutgefäße in der Nasenschleimhaut und verhindern, dass sie anschwillt und vermehrt Sekret produziert. Doch diese Mittel dürfen Sie höchstens fünf bis sieben Tage anwenden, weil sonst dauerhafte Schäden an der Nasenschleimhaut entstehen können. Da bei allergischem Schnupfen eine länger andauernde Therapie erforderlich ist, sind Cromoglizinsäure, Antihistaminika oder auch Kortikoide vorzuziehen.

Augentropfen mit Alpha-Sympathomimetika (Wirkstoff Naphazolin: *Proculin Augentropfen* oder Tetryzolin: *Yxin, Berberil N*) sind gegen allergische Bindehautentzündung nur mit Einschränkung geeignet. Diese Mittel sollten Sie höchstens fünf bis sieben Tage lang anwenden. Da die Beschwerden bei einer Allergie meist länger anhalten, ist die Wahrscheinlichkeit groß, dass die Tropfen über einen längeren Zeitraum genommen werden. Dann besteht die Gefahr, dass die Augenschleimhaut austrocknet und die Bindehaut sich erst recht entzündet. Außerdem können sich die Blutgefäße der Bindehaut bei längerem Gebrauch an die Mittel „gewöhnen" und sich stark erweitern. Das bewirkt, dass die Bindehaut sich noch stärker rötet – was wiederum dazu verleitet, die Tropfen erneut und zu lange einzusetzen.

Mastzellstabilisatoren

Wenn Sie zum Beispiel Heuschnupfen haben und wissen, welche Blütenpollen ihn auslösen, können Sie ein bis zwei Wochen vor Beginn der Blütezeit Mastzellstabilisatoren als Nasentropfen, Nasensprays und Augentropfen verwenden, die Cromoglizinsäure, Nedocromil oder Lodoxamid (→ Seite 198) enthalten. Einige dieser Mittel lassen sich auch über Verneblungsgeräte (zum Beispiel *Pari Boy*) inhalieren und bilden so einen „Schutzteppich" gegen eine übermäßige Histaminausschüttung und gegen allergische Reaktionen. Diese Substanzen reichern sich in den Mastzellen im Gewebe an und behindern die Freisetzung von Histamin und weiteren Entzündungsstoffen, die maßgeblich an allergischen Prozessen beteiligt sind.

Die Arzneistoffe sind geeignet, allergischem Schnupfen vorzubeugen, wenn sich der Kontakt mit dem auslösenden Allergen nicht vermeiden lässt. Sie gelangen jedoch nur relativ langsam ins Gewebe und helfen daher nicht gegen akute Symptome. Ihre

> **! Vorsicht bei Kombinationspräparaten**
>
> Verwenden Sie keine Nasentropfen, die neben dem lokal wirkenden Antiallergikum Cromoglizinsäure noch einen schleimhautabschwellenden Wirkstoff (→ Kasten, Seite 66) enthalten. Die Wirkstoffkomponenten passen nicht zusammen: Das Antiallergikum müssen Sie bereits vor Beginn der Beschwerden nehmen und danach so lange, wie die Belastung mit Allergenen besteht. Dagegen ist der schleimhautabschwellende Wirkstoff nur bei verstopfter Nase sinnvoll. Da er auf Dauer die Nasenschleimhaut schädigen kann, dürfen Sie ihn nur gelegentlich, aber nicht längerfristig anwenden. Ist eine Behandlung mit beiden Substanzen erforderlich, empfiehlt es sich, antiallergische und abschwellende Tropfen aus separaten Fläschchen zu nehmen und dabei die jeweiligen Dosierungsempfehlungen einzuhalten.

Wirkung tritt frühestens nach ein bis zwei Wochen ein. Deshalb müssen Sie rechtzeitig mit der Behandlung beginnen und sie so lange fortsetzen, wie Sie den Stoffen ausgesetzt sind, die Ihre Beschwerden hervorrufen.

Antihistaminika

Antihistaminika schwächen die Wirkung des Histamins im Organismus ab oder heben sie ganz auf.

Augentropfen und Nasensprays
Haben Sie bereits starke Symptome wie angeschwollene Nasenschleimhaut und heftigen Nies- und Juckreiz, können Sie Antihistaminika als Tropfen oder Sprays für Augen und Nase verwenden. Damit lässt sich auch die Zeit bis zum Wirkungseintritt von Cromoglizinsäure oder Nedocromil (siehe oben) überbrücken. Antihistaminika als Augentropfen und Nasensprays wirken direkt dort, wo sich die Beschwerden äußern: auf der Bindehaut und in der Nasenschleimhaut. Die Mittel gelangen nur in geringem Umfang in den Blutkreislauf.

Die Wirkstoffe Azelastin und Levocabastin (→ Seite 201) gelten als geeignet zur Anwendung als Nasenspray oder Augentropfen. Sie zählen beide zu den nicht oder nur wenig müdemachenden Antihistaminika.

Sowohl Augentropfen als auch Nasensprays gibt es mit und ohne Konservierungsmittel. Da bei Allergien die Schleimhäute ohnehin schon gereizt sind und Konservierungsmittel die Schleimhäute schädigen können, sollten Sie möglichst nicht konservierte Produkte verwenden. Das ist auch deshalb wichtig, weil Sie die Tropfen oft über einen längeren Zeitraum nehmen müssen und viele Konservierungsstoffe selbst Allergien auslösen können.

Antihistaminika zum Einnehmen

Bei Mehrfachallergien (zum Beispiel gegen Baum-, Gräser- und Getreidepollen), die eine monatelange Behandlung erforderlich machen, hat sich die Einnahme von Antihistaminika bewährt. Die Mittel wirken dann über den Blutkreislauf und lindern außerdem den Schnupfen auch andere Symptome wie juckende, tränende Augen und allergische Reaktionen der Haut (→ Seite 203).

Empfehlenswerte Antihistaminika zum Einnehmen

Manche Mittel enthalten Antihistaminika, die Müdigkeit hervorrufen, während andere nicht oder nur wenig müde machen.

Verwenden Sie möglichst solche Präparate, die gar keine oder kaum Müdigkeit auslösen. Dazu zählen die Wirkstoffe Cetirizin, Loratadin, Desloratadin und Levocetirizin (→ Seite 204). Die beiden letzteren sind neuere Arzneimittel und (noch) verschreibungspflichtig. Sie bieten jedoch keine therapeutischen Vorteile gegenüber den bewährten Substanzen Cetirizin und Loratadin, die beide als Mittel der ersten Wahl gelten und die Sie ohne Rezept in der Apotheke kaufen können, sind aber deutlich teurer.

Medikamente, die Fexofenadin (→ Seite 204) enthalten, sind ebenfalls geeignet. Sie sind allerdings bislang weniger gut erprobt als die vorher genannten Substanzen. Mizolastin hat erst eine relativ kurze Erprobungszeit. Da sich derzeit noch nicht ausreichend beurteilen lässt, wie gut es vertragen wird und wie ausgeprägt mögliche Störwirkungen am Herzen sein können, ist es nur Mittel der zweiten Wahl. Beide Wirkstoffe sind verschreibungspflichtig.

Zu den müdemachenden Antihistaminika gehören Clemastin, Dimetinden, Hydroxyzin (→ Seite 204). Sie sind ebenfalls nur Mittel der zweiten Wahl, da es tagsüber zu Benommenheit und einer Beeinträchtigung der Konzentrationsfähigkeit kommen kann. Abends kann die schlafanstoßende Wirkung dieser Mittel jedoch nützlich sein. Die Präparate mit Hydroxyzin sind verschreibungspflichtig.

Falls Sie aufgrund der allergischen Beschwerden Schlafprobleme haben, können Sie tagsüber ein nicht müdemachendes Antihistaminikum und abends eine Zeitlang ein müdemachendes Präparat nehmen.

Antihistaminika, die den Wirkstoff Terfenadin enthalten, sind nur wenig geeignet, da diese Arzneimittelsubstanz ein deutlich höheres Risiko für Herzrhythmusstörungen birgt.

Wann zahlen die Kassen?

Seit 2004 müssen gesetzlich Versicherte rezeptfreie Medikamente meist selbst bezahlen. Darunter fallen auch die Präparate gegen Allergien, deren Nutzen am besten belegt ist. Die Krankenkassen übernehmen die Kosten nur noch in folgenden Fällen:

- Bei Kindern bis zum 12. Lebensjahr oder bei Entwicklungsstörungen bis zum 18. Lebensjahr.
- Als Bestandteil von Notfallsets (→ Seite 140) zur Behandlung von Insektengift- und schweren Nahrungsmittelallergien sowie bei schwerer, stets wiederkehrender Nesselsucht (→ Seite 165).
- Bei schwerwiegendem allergischen Schnupfen, der mit kortisonhaltigen Nasensprays (→ Seite 212) nicht ausreichend zurückgeht, kann der Arzt weiterhin ein Kassenrezept für Antihistaminika zum Einnehmen ausstellen.

Die meisten Mittel gegen Allergien sind ohne Rezept erhältlich. Entgegen einer weitverbreiteten Annahme sind verschreibungspflichtige Antiallergika (mit Ausnahme von kortisonhaltigen Mitteln, → Seite 212) nicht effektiver als solche, die Sie ohne Rezept in der Apotheke kaufen können.

So können Sie sparen:

Fragen Sie sowohl bei vorbeugenden Mitteln (Mastzellstabilisatoren) als auch bei Mitteln zur akuten Behandlung (Antihistaminika) in der Apotheke gezielt nach Nachahmerpräparaten. Diese sogenannten **Generika** enthalten die gleichen arzneilich wirksamen Bestandteile wie das Originalpräparat. Lediglich in Zusatzstoffen wie Farb- oder Konservierungsstoffen können Unterschiede bestehen. Nachahmerprodukte sind erheblich preisgünstiger, weil ihre Hersteller die Kosten für die Entwicklung und die klinischen Prüfungen für das Arzneimittel sparen konnten. Generika müssen (genau wie die Originalpräparate) beim Bundesinstitut für Arzneimittel zugelassen werden.

Antihistaminika müssen Sie so lange anwenden, wie die Blütezeit der Bäume-, Gräser- oder Getreidepollen oder der Kontakt mit anderen allergieauslösenden Stoffen anhält. Bei akuten (zum Beispiel durch Heuschnupfen bedingten) Symptomen helfen sie meist besser als bei allergischem Dauerschnupfen.

Glukokortikoide (kortisonhaltige Mittel)

Sind Ihre Beschwerden so stark, dass Mastzellstabilisatoren und Antihistaminika nicht den gewünschten Erfolg bringen, kann eine Therapie mit Glukokortikoiden, die in der Umgangssprache als „Kortison" bezeichnet werden, sinnvoll sein.

Die Mittel der ersten Wahl sind kortisonhaltige Nasensprays (→ Seite 212), die die Entzündung in der Nasenschleimhaut hemmen oder unterdrücken. Ein erster Effekt setzt schon innerhalb von zwei Stunden ein, die maximale Wirkung wird nach zwei bis

> **! Keine Kortison-Depotspritzen**
>
> Manchmal werden Patienten mit allergischem Schnupfen noch kortisonhaltige Depotspritzen in den Gesäßmuskel gespritzt. Die Mittel können allergische Beschwerden zwar für mindestens vier Wochen lindern, doch die dabei erzielten Kortisonkonzentrationen im Blut sind viel höher als es für die Therapie erforderlich ist. Da dies mit erheblichen gesundheitlichen Risiken verbunden ist, warnt die Deutsche Gesellschaft für Endokrinologie (Lehre von der Funktion innerer Drüsen und Hormone) ausdrücklich vor solchen Depotspritzen.

vier Tagen erreicht. Haben Sie in vergangenen Jahren bereits die Erfahrung gemacht, dass Mastzellstabilisatoren und Antihistaminika keine ausreichende Linderung bringen, können Sie ein Kortison-Nasenspray schon einige Tage, bevor Sie den entsprechenden Allergenen (zum Beispiel Blütenpollen) ausgesetzt sind, anwenden.

Als Nasenspray treten Glukokortikoide nur in geringen Mengen in den Blutkreislauf über. Dennoch sollten Sie die Sprays nur anwenden, solange Sie besonders heftige Beschwerden haben (möglichst nicht länger als zwei bis drei Monate), da die Wirkstoffe bei Dauergebrauch die Nasenschleimhaut schädigen können. Bei einer Therapie mit Kortison-Nasensprays ist eine regelmäßige ärztliche Kontrolle erforderlich, um sicherzustellen, dass keine Schäden an Nasenschleimhaut und Nasenscheidewand entstehen.

Bringt auch ein Kortison-Nasenspray keine Erleichterung, bleibt die Möglichkeit, Glukokortikoide in Tablettenform einzunehmen. Die Tabletten sollten jedoch nicht länger als zwei Wochen genommen werden. Damit lässt sich meist ein besonders belastender Zeitraum überbrücken, und das Risiko unerwünschter Wirkungen bleibt gering.

Spezifische Immuntherapie (SIT, Hyposensibilisierung)

Die spezifische Immuntherapie (SIT) wird häufig auch als Hyposensibilisierung (früher: Desensibilisierung) oder als Allergie-Impfung bezeichnet. Nach Auffassung der Weltgesundheitsorganisation (WHO) ist sie die einzige Therapie gegen die Ursachen allergischer Symptome. Die SIT kann den Langzeitverlauf einer

❗ Was Sie bei einer spezifischen Immuntherapie beachten müssen

- **Die Behandlung ist besonders wirksam bei Allergien gegen:**
  - Bienen- und Wespengift,
  - Baumpollen, vor allem Birke, Erle und Hasel,
  - Hausstaubmilben,
  - Beifuß,
  - Katzen und andere Tiere (mit Einschränkungen),
  - Schimmelpilzsporen (mit Einschränkungen).

- **Sie ist geeignet, wenn**
  - aus der ärztlichen Diagnose hervorgeht, dass ein oder mehrere bestimmte Allergene die Beschwerden auslösen,
  - es nicht möglich ist, diese(s) Allergen(e) dauerhaft zu meiden,
  - die Symptome stark sind, über einen längeren Zeitraum bestehen und mit Mastzellstabilisatoren (→ Seite 60) oder Antihistaminika (→ Seite 67) nicht wirksam behandelt werden können.

- **Sie darf nicht angewendet werden bei**
  - Kindern unter fünf Jahren,
  - Schwangeren,
  - Erkrankungen der Herzkranzgefäße und Leistungsschwäche des Herzens,
  - chronischen Infektionskrankheiten wie zum Beispiel Tuberkulose und chronisch-entzündlichen Prozessen wie Rheuma,
  - Funktionsstörungen der Nieren und der Leber,
  - Schilddrüsenüberfunktion,
  - Asthma, das bereits zu einer dauerhaften Einschränkung der Lungenfunktion geführt hat,
  - Einnahme bestimmter Arzneimittel, die eine eventuell erforderliche Notfallbehandlung behindern – zum Beispiel Betablocker (auch als Augentropfen) oder ACE-Hemmer. Betablocker können bei einer möglichen Notfallbehandlung die Wirkung von Adrenalin beeinträchtigen. Bei ACE-Hemmern besteht die Gefahr, dass sie allergische Reaktionen verstärken.

- Wenn Sie an einem Infekt leiden oder kürzlich eine Impfung (zum Beispiel gegen Grippe) erhalten haben, sollten Sie die Hyposensibilisierung verschieben.

- Vor Beginn der Behandlung müssen Sie den Arzt über mögliche Verschlechterungen Ihres Gesundheitszustandes (zum Beispiel bei Asthma) informieren und ihm mitteilen, ob und welche (neuen) Medikamente Sie einnehmen, da sonst unerwünschte Wechselwirkungen auftreten können.

- **Es kann zu folgenden Komplikationen kommen:**
  - allergische Reaktionen an der Einstichstelle,
  - Übelkeit und Juckreiz am ganzen Körper,
  - lebensbedrohliche Reaktionen (mit Atemnot, Blutdruckabfall, Kreislaufzusammenbruch und Bewusstlosigkeit). Ein solcher anaphylaktischer Schock ist ein Notfall, der sofort fachgerecht behandelt werden muss. Deshalb müssen Sie, nachdem Sie die Spritze bekommen haben, noch mindestens 30 Minuten in der Praxis bleiben.

Wegen der genannten Risiken darf die Behandlung nur von einem Arzt mit der Zusatzbezeichnung „Allergologie" und niemals vom Hilfspersonal durchgeführt werden.

Atemwegsallergie und einer Insektengiftallergie grundlegend ändern, denn sie wirkt noch Jahre nach dem Absetzen der Behandlung. Ihr Ziel besteht darin, die Überempfindlichkeitsreaktionen auf ganz bestimmte Stoffe zu reduzieren. Unabdingbare Voraussetzung für eine Hyposensibilisierung ist folglich eine klare Diagnose. Der Arzt muss zunächst nichtallergische Ursachen der Beschwerden ausschließen und anschließend Haut-, Labor- und eventuell zusätzlich Provokationstests (→ Seite 32) durchführen, damit er genau weiß, auf welche Substanzen der Patient allergisch reagiert.

Die SIT beginnt in der Regel im Herbst, damit die Patienten während der Behandlung keiner zusätzlichen Pollenbelastung ausgesetzt sind. Sie dauert einige Wochen pro Jahr und erstreckt sich normalerweise über einen Zeitraum von zwei bis fünf Jahren. Zu Beginn der Behandlung werden zunächst (einmal pro Woche, später in größeren Abständen) sehr geringe Mengen des jeweiligen Allergens unter die Haut gespritzt. Die Dosierung wird allmählich gesteigert, damit der Körper nach und nach unempfindlicher gegen die jeweiligen Allergieauslöser wird.

In vielen Fällen kommt es bereits nach einem Jahr zu einer deutlichen Besserung: Die allergischen Symptome wie Juck- und Niesreiz, laufende Nase, tränende Augen und asthmatische Beschwerden gehen zurück, und die Patienten benötigen weniger Medikamente. All das führt zu einer deutlichen Verbesserung

„Tropfen-Impfung"

Alternativ zur klassischen Hyposensibilisierung mit Spritzen unter die Haut (subkutan) können die Allergenpräparate auch als Tropfen (sublingual) verabreicht werden. Neuere Studien weisen darauf hin, dass auch hier der Therapieeffekt über das Ende der Behandlung hinaus anhält.

Dennoch wird diese Form der Hyposensibilisierung in der Fachwelt nicht gleichwertig neben die herkömmliche Therapie mit Spritzen gestellt: Zum einen erfolgt die Einnahme nicht in Gegenwart des Arztes, sodass Fehldosierungen nicht auszuschließen sind, zum anderen kann die Aufnahme der Allergene in den Verdauungstrakt durch Nahrungs- und Arzneimittel oder durch Erkrankungen im Magen-Darm-Bereich beeinflusst werden. Insgesamt ist diese neue Therapieform noch nicht so gut untersucht wie die Behandlung mit Spritzen.

der Lebensqualität. Darüber hinaus kann eine Hyposensibilisierung das Auftreten zusätzlicher Allergien und die Entwicklung von Asthma verhindern. Letzteres gilt insbesondere für allergiekranke Kinder. Die SIT wirkt also gleichzeitig gegen bereits bestehende und vorbeugend gegen potenzielle allergische Erkrankungen.

Die Effektivität der Behandlung wurde durch zahlreiche klinische Studien belegt. Allerdings sind die Erfolgsaussichten am größten, wenn die Allergie auf wenige Stoffe begrenzt ist, die Therapie möglichst bald nach dem Ausbruch der Allergie durchgeführt wird und die Patienten bei Behandlungsbeginn nicht älter als 40 Jahre sind.

Die besten Ergebnisse werden zwar bei einer Bienen- und Wespengiftallergie erzielt. Doch auch beim allergischen Schnupfen, der durch Pollen, Hausstaubmilben, Tierhaare oder bestimmte Schimmelpilzsporen ausgelöst wird, und bei beginnendem Asthma liegt die Erfolgsquote zwischen 70 und 90 Prozent. Oftmals gehen die Beschwerden dauerhaft zurück. Bei erneutem Auftreten kann die Behandlung wiederholt werden. Die Therapie ist für Kinder ab fünf Jahren geeignet.

Die SIT wirkt zwar sehr gut, sie birgt jedoch gewisse Risiken (→ Kasten auf Seite 71). Deshalb sollte sie nur bei stärkeren, länger andauernden allergischen Symptomen eingesetzt werden, und dann, wenn es Hinweise für beginnendes Asthma gibt. Leichte, vorübergehende Beschwerden, die sich gut mit den oben genannten Mastzellstabilisatoren oder Antihistaminika behandeln lassen, rechtfertigen die Hyposensibilisierung im Allgemeinen hingegen nicht.

Die Behandlung von Kindern

Kinder im Vorschulalter lassen sich in der Regel nur ungern etwas in die Nase sprühen oder in die Augen träufeln. Da deshalb eine korrekte Dosierung der Mittel oft nicht möglich ist, sollten sie von Anfang an mit Antihistaminika zum Einnehmen (→ Seite 68) behandelt werden.

Hinweise zur Anwendung bei älteren Kindern finden Sie unter den einzelnen Wirkstoffen, die im Kapitel „Medikamente" auf Seite 195 aufgeführt sind.

Eine Hyposensibilisierung (→ Spezifische Immuntherapie, Seite 70) kann bei Kindern ab fünf Jahren durchgeführt werden. Bei ihnen ist der Behandlungserfolg oft noch größer als bei Erwachsenen. Die gute Wirkung der Hyposensibilisierung bei Kindern mit Pollenallergien ist wahrscheinlich darauf zurückzuführen, dass ihr eigenes Immunsystem noch nicht ausgereizt ist. Kinder, die eine Pollenallergie haben und eine SIT bekommen, haben darüber hinaus ein deutlich niedrigeres Risiko, an Asthma zu erkranken (→ Seite 75) als unbehandelte Kinder.

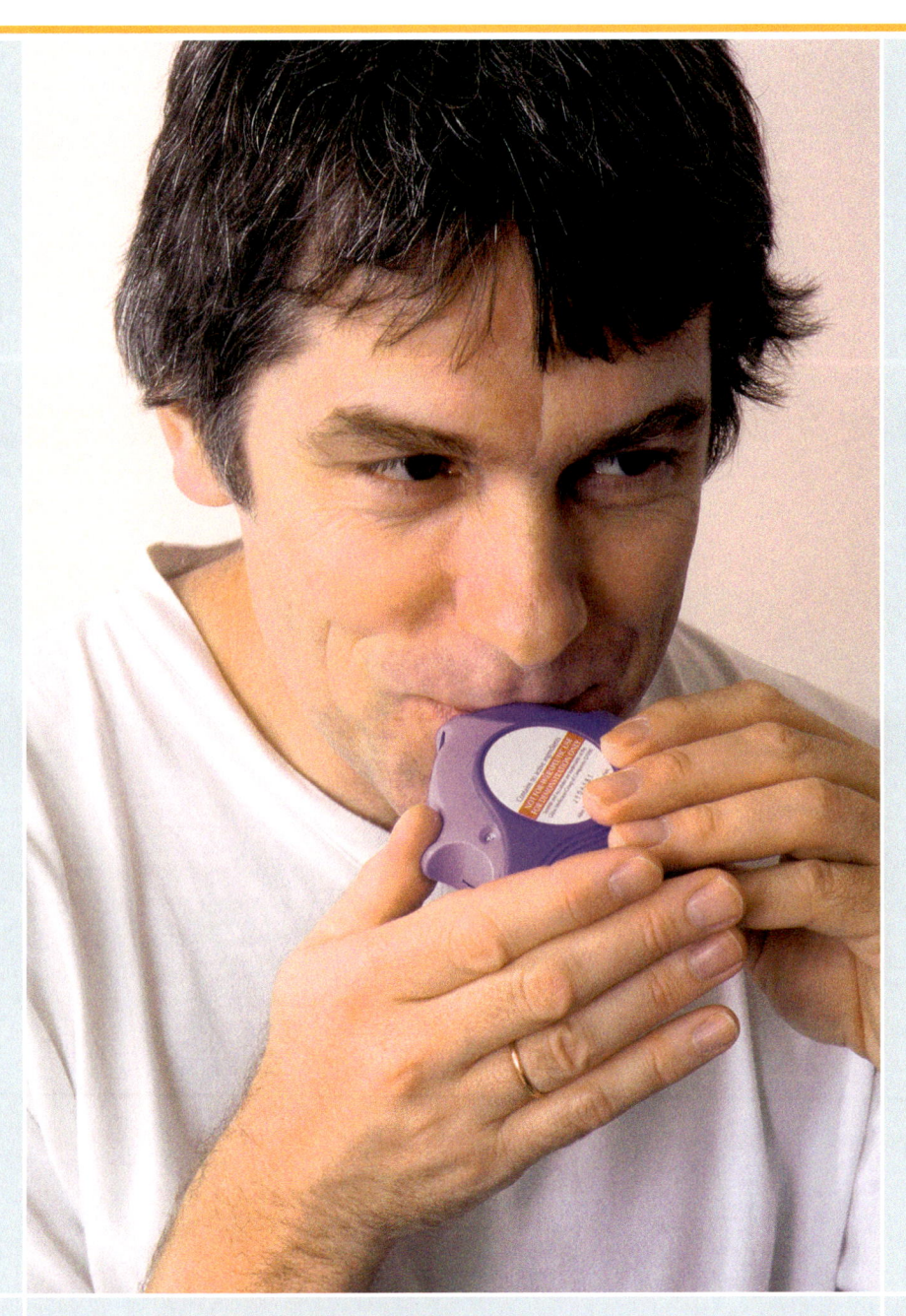

Das Wort Asthma stammt aus dem Griechischen und bedeutet so viel wie „schweres Atmen", „Keuchen", „Beklemmung". Geprägt wurde der Begriff von Hippokrates von Kos, der von 460 bis 375 vor unserer Zeitrechnung lebte. Der griechische Arzt bezeichnete Asthma als eine Krankheit, die sich mit erschwerter, schneller Atmung äußert und die durch Schleimbildung verursacht wird. Diese Beschreibung der Symptome ist noch immer aktuell, auch wenn man inzwischen mehr über das Entstehen der Erkrankung weiß und vor allem darüber, wie sie optimal behandelt werden kann (→ Seite 88).

Asthma beginnt meist in der Kindheit und ist eine der häufigsten chronischen Krankheiten im Kindes- und im Erwachsenenalter: Schätzungsweise 10 Prozent der in Deutschland lebenden Kinder sind davon betroffen, bei den Erwachsenen sind es zirka 5 Prozent der Bevölkerung. Dass es zunehmend mehr Asthmatiker gibt, wird im Wesentlichen mit der steigenden Rate bestimmter Allergien wie allergischer Schnupfen, Nahrungsmittelallergien und Neurodermitis erklärt, die einen beträchtlichen Risikofaktor für die Entwicklung von Asthma darstellen. Die Neigung, im Laufe des Lebens an Asthma zu erkranken, wird weitervererbt. Leiden ein oder beide Elternteile selbst an Asthma, steigt die Wahrscheinlichkeit, dass eines Tages auch die Kinder betroffen sein werden. Umso wichtiger ist es, frühzeitig vorbeugende Maßnahmen zu ergreifen, damit allergiegefährdete Kinder diese Krankheit nicht bekommen (→ Seite 187).

Was ist Asthma?

Bei Asthma sind die Atemwege dauerhaft entzündet, in Schüben treten Asthmaanfälle auf. Als Folge der Entzündung bildet sich eine Überempfindlichkeit der Bronchien (Hyperreagibilität) auf bestimmte Reize heraus. Beim Kontakt mit diesen Auslösern wird im Organismus ein Prozess in Gang gesetzt (→ unten), der zu mehr oder weniger stark ausgeprägter Luftnot führt. Im Laufe der Zeit verselbstständigt sich die Entzündung, sie wird chronisch und begleitet den Betroffenen – in unterschiedlicher Ausprägung – ein Leben lang.

Die Überempfindlichkeit der Atemwege auf verschiedene Reize bleibt bestehen, vor allem auf bestimmte Allergene wie Pollen (→ Seite 40), Tierhaare (→ Seite 52), Hausstaubmilben (→ Seite 54), Schimmelsporen (→ Seite 57) oder andere Auslöser. Beim Einatmen solcher Reizstoffe verbindet sich das jeweilige Allergen mit

Antikörpern, die der Organismus als Gegenstoffe entwickelt hat. Es lagert sich an den Mastzellen ab, aus denen daraufhin bestimmte Botenstoffe freigesetzt werden, insbesondere das Histamin, dessen Ausschüttung eine Art Kettenreaktion bewirkt: Die mit winzigen Härchen besetzte Lungenschleimhaut, die für den Schutz und die Reinigung der Lunge unentbehrlich ist, schwillt an. Außerdem bildet sich vermehrt ein zähflüssiger Schleim, der die Atemwege verstopft. Das erschwert das Ausatmen, sodass die Lunge nicht mehr ausreichend entleert werden kann. Da beim Einatmen nun weniger Luft in die bereits überblähte Lunge passt, nimmt die Gesamtmenge an Frischluft ab, die die Lunge durchströmt. Die Bronchialmuskulatur, die normalerweise die Weiten der Bronchien regelt, verkrampft und verengt sich, und der gefürchtete, möglicherweise lebensbedrohliche, Asthmaanfall bahnt sich seinen Weg (→ Symptome, Seite 78).

Zwei Krankheitsformen

Es gibt im Wesentlichen zwei Formen von Asthma: die allergische Form und die nicht allergische. Beide können auch nebeneinander bestehen. Manche Patienten haben zunächst allergisches Asthma, und im weiteren Verlauf der Erkrankung tritt dann die nicht allergische Komponente in den Vordergrund.

Beim allergischen Asthma spielt – genau wie beim allergischen Schnupfen, bei Nahrungsmittelallergien und Neurodermitis – die Bildung von Antikörpern des Immunglobulin E (→ Seite 16) die entscheidende Rolle. Es kommt zu Reaktionen auf bestimmte Allergene wie Pollen, Tierhaare, Hausstaubmilben, Schimmelsporen, Nahrungsmittel und andere Fremdstoffe. Die allermeisten Asthmaerkrankungen sind allergischen Ursprungs. Neben der familiären Belastung sind auch Umwelteinflüsse, Atemwegserkrankungen und psychische Faktoren beim Ausbruch und Verlauf der Krankheit ausschlaggebende Faktoren (→ Seite 81).

Die nicht allergische Form entsteht vor allem durch Infektionen der Atemwege. Darüber hinaus werden die Asthmaanfälle durch bestimmte chemische und weitere Reize ausgelöst, zum Beispiel durch Autoabgase, Tabakrauch, ätherische Öle, Haushaltsreinigungs- und Körperpflegemittel (insbesondere Deo- und Haarsprays), Farben und Lacke, aber auch durch Wettereinflüsse wie Kälte, Wärme und Nebel sowie durch seelische Belastungen und körperliche Anstrengung – oft schon durch Lachen, Weinen oder Husten.

Symptome

Das Hauptmerkmal von Asthma ist eine anfallartig auftretende, mehr oder weniger stark ausgeprägte Atemnot, die auf eine vorübergehende Verengung der unteren Luftwege zurückzuführen ist.

Meist beginnt ein Asthmaanfall mit einem unklaren Schmerz im Bereich des mittleren Brustbeins und einem Engegefühl im Brustkorb. Anschließend kommt es zu Atemnot: Das Ausatmen ist stärker behindert als das Einatmen und wird von pfeifenden, brummenden oder rasselnden Geräuschen (dem sogenannten Giemen) begleitet. Häufig gesellt sich starker Husten hinzu, der die Luftnot oft noch verschlimmert und nach einiger Zeit einen glasig-zähen Schleim (Auswurf) herausbefördert. Durch die Angst zu ersticken, die viele Kranke beim akuten Anfall verspüren, kann sich die Atemnot noch weiter steigern.

Asthma kann unterschiedlich stark ausgeprägt sein: Manche Menschen haben nur leichte Beschwerden, andere leiden häufig an schwerer Atemnot, die bis hin zu lebensbedrohlichen Erstickungsanfällen reichen kann und eine Versorgung durch den Notarzt erforderlich macht. Die Betroffenen sitzen dann aufrecht und stützen die Arme ab, sie sind blass, schweißbedeckt, haben einen beschleunigten Puls und starke Angst, oft regelrechte Todesangst. Ein Anfall kann nur wenige Minuten oder auch mehrere

---

! Vorboten eines Asthmaanfalls

- Sie haben mehr Atemnot als üblich, insbesondere nachts.
- Der Hustenreiz nimmt zu, nachts kommt es zu Hustenanfällen.
- Sie haben mehr und zäheren Auswurf als sonst.
- Ihre körperliche Belastbarkeit nimmt ab.
- Sie benötigen zunehmend mehr Notfallspray (→ Seite 98).
- Es treten Symptome auf, die denen eines Infekts ähneln: zum Beispiel Fieber und gelblich-grüner Auswurf.
- Ihre Peak-Flow-Werte (→ Seite 90) verändern sich: Die Morgenwerte fallen ab, die Schwankungen im Verlauf eines Tages werden stärker, die Ampel des Messgeräts schaltet von grün auf gelb.

Nach „Mit Asthma komm' ich klar" von York Dhein und Heinrich Worth, Trias Verlag, Stuttgart 2002

Tage dauern. Wenn die gewohnte Therapie nicht mehr wirkt, müssen die Patienten sicherheitshalber im Krankenhaus behandelt werden.

Mögliche Folgen

Asthma ist eine chronische Krankheit, die bislang zwar nicht heilbar ist, die sich aber mit wirksamen Medikamenten und weiteren Maßnahmen gut behandeln lässt. Wird die Erkrankung dagegen nicht ernst genommen, kann es zu lebensbedrohlicher Atemnot kommen.

Darüber hinaus besteht das Risiko, dass sich ernste Folgeerkrankungen entwickeln. So kann sich zum Beispiel die Lungenstruktur dahingehend verändern, dass die eingeengten Atemwege (auch nach dem Abklingen des akuten Anfalls) sich nicht mehr erweitern und die früher flexiblen Bronchien zu einem engen, starren Rohr werden. Diese dauerhafte Verengung der Atemwege durch den Umbau der Lungenstruktur wird in der Fachsprache „Remodeling" genannt.

Der Zerstörungsprozess kann sich auch auf die Blutgefäße in der Lunge ausdehnen – mit der Folge, dass im Laufe der Zeit eine sogenannte Rechtsherzschwäche entsteht, bei der sich das Blut vor dem Herzen „staut". Erste Anzeichen für die Überlastung der rechten Herzkammer machen sich meist in geschwollenen Knöcheln (Ödemen) bemerkbar.

Gefährdung im Straßenverkehr

Eine deutsche Studie in einem Fahrsimulator zeigt, dass Menschen mit chronischen Atemwegserkrankungen im Straßenverkehr viermal häufiger Fehler verursachen als Gesunde. Die Forscher führen das auf die verengten Atemwege zurück, die den Luftstrom vor allem beim Ausatmen behindern. Dadurch werde das Gehirn schlechter mit Sauerstoff versorgt, was sich auf Aufmerksamkeit und Reaktionsgeschwindigkeit auswirken kann.

Auslöser

Viele Substanzen, die an der Entstehung anderer allergischer Erkrankungen beteiligt sind, können auch die Entwicklung von Asthma begünstigen. Die wichtigsten Auslöser sind jedoch

- Hausstaubmilben,
- Federn, Tierhaut und Tierhaare,
- Pollen sowie
- Schimmelpilzsporen.

Eine Übersicht über die häufigsten Inhalationsallergene finden Sie im Abschnitt „Allergischer Schnupfen", Seite 63.

Nahrungsmittel, Nahrungsmittelzusätze ($\rightarrow$ Seiten 131, 145) und Medikamente ($\rightarrow$ Seite 180) können ebenfalls Asthmaanfälle hervorrufen.

Für die deutliche Zunahme der Erkrankung werden noch weitere Faktoren verantwortlich gemacht. Dazu zählen Umweltschadstoffe wie Stickoxid, Kohlendioxid oder Ozon, vor allem aber hohe Schadstoffkonzentrationen in Innenräumen. Da Wohnungen, Häuser und Büros heutzutage sehr stark isoliert und die Fenster nicht mehr so durchlässig sind wie früher, ist der Luftaustausch geringer. Dadurch steigt nicht nur die Belastung mit Allergenen (etwa aus Tierhaaren, Milben oder Schimmelsporen), sondern auch der Gehalt von Schadstoffen in der Luft. Giftige Substanzen können zum Beispiel aus organischen Lösemitteln in Türen, Fensterrahmen und Fußböden stammen, sie können aus Tapeten, Teppichböden und anderen Textilien und nicht zuletzt aus Fernsehern, Computern, Fotokopierern, Klimaanlagen und anderen technischen Geräten entweichen.

Saisonales Asthma

Bei vielen Pollenallergikern tritt die Atemnot nur während der Pollenflugsaison auf, wenn sie ihren individuellen Auslösern wie zum Beispiel Baum-, Gräser- oder Getreidepollen ausgesetzt sind. Außerhalb der Saison sind sie beschwerdefrei und haben eine normale Lungenfunktion. Ein ganzjähriges Asthma, das zum Beispiel durch Hausstaubmilben oder Tierhaare hervorgerufen wird und daher nicht an Jahreszeiten gebunden ist, kann sich während der Pollensaison verstärken.

Wie stark die Beschwerden sind, ist von Patient zu Patient und von Saison zu Saison unterschiedlich, denn die Symptome hängen von vielen lokalen Einflüssen ab, vor allem von der jeweiligen Pollenkonzentration in der Luft.

Berufsasthma

In verschiedenen Studien sind bislang über 250 Substanzen identifiziert worden, die ein berufsbedingtes Asthma hervorrufen können. Dabei handelt es sich um unterschiedliche Chemikalien, um Gase, Metalle, Stäube, wie sie zum Beispiel bei der Verarbeitung von Wolle oder Holz entstehen, und um eine Vielzahl weiterer Allergene.

Ein Berufsasthma beginnt meist schleichend und ist deshalb nicht leicht zu diagnostizieren. Wenn der Arzt Ihre Krankengeschichte erhebt, können die folgenden Punkte zur Klärung beitragen:

- Hatten Sie bereits Asthma, bevor Sie berufstätig waren oder Ihre aktuelle Tätigkeit ausgeübt haben?
- Haben Sie zu Hause, in Ihrer Freizeit und im Urlaub weniger Beschwerden als an Ihrem Arbeitsplatz?
- Sind Ihre Peak-Flow-Messwerte (→ Seite 90) am Arbeitsplatz schlechter als zu Hause?

Anstrengungsasthma

Dauert die Atemnot nur kurz an, ist sie häufig auf eine vorangegangene körperliche Belastung zurückzuführen. Bei Anstrengung atmen wir mehr Luft ein. Das kann bei Asthmatikern bewirken, dass die Bronchialschleimhaut (je nach Wetterlage) durch einen Kälte- oder Wärmestrom gereizt – und damit ein Anfall ausgelöst wird.

Schwangerschaft

Etwa bei einem Drittel der Asthmapatientinnen verstärken sich während einer Schwangerschaft die Atemprobleme. (Bei den anderen zwei Dritteln bleiben die Beschwerden gleich oder sie bessern sich.)

Hinweise zur Behandlung während Schwangerschaft und Stillzeit → Seiten 216, 221.

Der Einfluss der Psyche

Genau wie alle anderen Allergien ist auch Asthma eine körperliche und keine seelische Erkrankung. Es gibt also keine „Asthmapersönlichkeit", keine Menschen, die aufgrund bestimmter Persönlichkeitsmerkmale oder Charaktereigenschaften stärker zu Asthma neigen als andere.

Allerdings können sich Asthma und Psyche durchaus wechselseitig beeinflussen. Ärger, Zeitnot oder Stress im Beruf und Privatleben lösen oftmals einen allergischen Schub aus, sodass in solchen Phasen das Risiko für Asthmaanfälle steigt. Bei seelischem Druck und großer Anspannung nehmen die Anfälle häufig einen schwereren Verlauf: Engegefühle, Atemnot und Husten sind dann stärker ausgeprägt als üblich. Dennoch: Die Symptome entwickeln sich nur auf dem Boden eines bereits bestehenden Asthmas. Psychische oder soziale Probleme sind nach heutigem Erkenntnisstand Auslöser oder Verstärker, nicht jedoch die Ursache der Krankheit. Umgekehrt können die mit Asthma verbundenen Beschwerden aber die Entstehung einer Angsterkrankung oder einer Depression begünstigen.

„Mehr Luft"

Wie nachhaltig sich Partnerschafts- und insbesondere „Nähe-Distanz-Probleme" (→ Seite 24) auf den Krankheitsverlauf auswirken können, zeigt die folgende Fallgeschichte.

Ein Paar ist seit über 30 Jahren verheiratet. Beide sind Pollenallergiker und haben seit etlichen Jahren während der Pollenflugsaison Asthma. In der Vergangenheit trat die Atemnot ausschließlich während der Baumblüte auf.

Als beide Partner vor einigen Jahren in den Ruhestand gingen, verstärkte sich die Atemnot der Frau und machte ihr nun auch außerhalb der Pollensaison zu schaffen. Auslöser für die zunehmend schwereren Asthmaanfälle waren fast immer Ehestreitigkeiten, die schließlich dazu führten, dass das Paar zum ersten Mal seit Jahrzehnten getrennt Urlaub machte. Während der gesamten Ferien, die die Frau mit einer Freundin verbrachte, litt sie kein einziges Mal unter Atemnot. Nach der Rückkehr aus dem Urlaub nahmen Häufigkeit und Intensität ihrer Beschwerden wieder zu.

Im Verlauf einer Paartherapie stellte sich heraus, dass die innere Verbundenheit beider Ehepartner zwar noch sehr stark war, die Frau sich aber dennoch schon seit Längerem eine eigene Wohnung und mehr Freiraum für sich wünschte. Nach anfänglichem Widerstand gab der Mann ihrem Drängen nach „mehr Luft" nach. Er behielt die größere Wohnung, und seine Frau fand im gleichen Stadtviertel eine kleine Zweizimmerwohnung. Die räumliche Trennung hatte bei beiden eine durchschlagende Wirkung: Während die Asthmaanfälle der Frau völlig zurückgingen, wurden sie bei ihrem Mann nun immer heftiger und nahmen innerhalb weniger Wochen bedrohliche Formen an. Aus Liebe zu ihrem Mann zog die Frau wieder zu ihm und gab ihre eigene Wohnung schweren Herzens auf – was schon bald zu einem Rückgang seiner und zum erneuten Aufflammen ihrer Beschwerden führte.

Nach mehreren Experimenten mit diversen Wohnformen (unter anderem mit zwei getrennten Wohnungen im gleichen Haus) hat das Paar nun eine Lösung gefunden, die bewirkte, dass die

Asthmaanfälle beider Partner deutlich zurückgingen: Sie wohnen jetzt in zwei nebeneinander liegenden Häusern mit separaten Eingängen, aber direkt Wand an Wand. Die Tatsache, dass der andere zwar ganz in der Nähe, aber doch durch eine Wand getrennt ist, hat offenbar die Luftnot beider auf ein erträgliches Maß zurückgeschraubt.

Diagnose

Atemnot, Husten und Auswurf dürfen Sie niemals auf die leichte Schulter nehmen. Solche Symptome können bei einer ganzen Reihe von Krankheiten auftreten. Ob es sich um (allergisches) Asthma handelt, lässt sich nur durch spezielle fachärztliche Untersuchungen ermitteln. Eine exakte Diagnose ist immer die Voraussetzung für eine effektive Therapie.

Erster Ansprechpartner sollte auch hier der Hausarzt sein. Dieser wird Sie bei Verdacht auf Asthma an einen Lungenfacharzt überweisen – und bei einer eventuell notwendigen Behandlung Hand in Hand mit ihm zusammenarbeiten.

Bei der Erhebung der Krankengeschichte (Anamnese) wird der Arzt Sie ausführlich nach dem genauen Beschwerdebild und nach auslösenden Faktoren fragen. Deshalb empfiehlt es sich auch hier, gut vorbereitet in die Sprechstunde zu kommen. Notieren Sie vor dem Arztbesuch am besten die folgenden Punkte:

- Gibt es Familienangehörige (Vater, Mutter, Geschwister), die Asthma oder Allergien haben/hatten?
- Wann tritt die Atemnot gehäuft auf: nur zu bestimmten Jahreszeiten (zum Beispiel während der Pollenflugsaison), oder haben Sie das ganze Jahr über Beschwerden?
- Gibt es Tageszeiten, zu denen sich die Symptome verstärken, zum Beispiel nachts oder frühmorgens?
- Bessern oder verschlechtern sie sich zu Hause, am Arbeitsplatz, in der Stadt, auf dem Land oder während des Urlaubs?
- Sind Sie an Ihrem Arbeitsplatz Feuchtigkeit, Strahlung oder bestimmten Substanzen wie zum Beispiel Rauch, Stäuben, Fasern, Gasen, Metallen, Lösemitteln oder anderen Chemikalien ausgesetzt? Sind noch weitere Kollegen von Atemproblemen betroffen?
- Haben Sie häufig Infektionen der Atemwege?
- Halten Sie Haustiere? Falls ja, welche?

Wichtige Unterschiede zwischen Asthma und chronischer Bronchitis

Asthma

- Die Erkrankung beginnt oft schon in der Kindheit oder in der Jugend.

- Sehr häufig bestehen neben Asthma noch andere allergische Erkrankungen wie Heuschnupfen, Dauerschnupfen, Nahrungsmittelallergien oder Neurodermitis.

- Rauchen spielt bei der Entstehung von Asthma keine Rolle. Dennoch sollten Asthmatiker auf keinen Fall zu Zigaretten oder Zigarren greifen, weil sich die Krankheit dadurch erheblich verschlechtern kann.

- Es kommt zu einer Verkrampfung und Verengung der Bronchialmuskulatur.

- Die Symptome können sehr wechselhaft und unterschiedlich stark sein. Sie reichen von einem leichten Druck im Bereich des mittleren Brustbeins und gelegentlich auftretenden leisen Pfeiftönen beim Ausatmen bis hin zu schweren Anfällen mit starker Luftnot, rasselnden Atemgeräuschen, Husten und zähem Auswurf, die zu lebensbedrohlichen Erstickungsanfällen führen können.

- Es kann lange Phasen geben, in denen keine oder nur sehr geringe Beschwerden auftreten. Zwischen den einzelnen Anfällen kann die Lungenfunktion bei Asthmatikern völlig im Normbereich liegen.

- Langjähriges Rauchen kann bei Asthmatikern zunehmend zu Beschwerden führen, die der chronischen Bronchitis ähneln.

Chronische Bronchitis

- Im Gegensatz zu Asthma tritt die chronische Bronchitis in der Regel erst nach dem 40. Lebensjahr auf.

- Hauptursache der Erkrankung ist das Rauchen.

- Weitere Ursachen sind häufige Atemwegsinfekte und hohe Luftverschmutzung.

- Die Bronchitis beginnt meist mit Husten und Auswurf.

- Die Atemwege sind – anders als bei Asthma – nicht immer eingeengt.

- Bei körperlicher Belastung nimmt die Atemnot deutlich zu.

- Im Laufe der Zeit wird die Erkrankung chronisch, die Patienten haben dann – im Unterschied zu Asthmatikern – keine beschwerdefreien Phasen mehr. Viele haben sich dann allerdings bereits an den krankhaften Husten gewöhnt, ohne ihn ärztlich abklären zu lassen. Unbehandelt besteht die Gefahr, dass die Bronchitis zu Herzschwäche, Lungenentzündung und zu der gefährlichen Lungenüberblähung (Lungenemphysem) führt, die durch Lungen- und Herzversagen tödlich enden kann.

- Beide Krankheiten werden unterschiedlich therapiert: Die bei Asthma zur Basismedikation zählende Inhalation eines kortisonhaltigen Mittels (→ Seite 101) wirkt nur bei einem geringen Teil der Patienten, die an chronischer Bronchitis leiden.

- Bestehen Ihre Atembeschwerden bevorzugt bei oder nach bestimmten Tätigkeiten: zum Beispiel beim Bettenmachen, bei körperlicher Anstrengung, in Stresssituationen, wenn Sie mit Farben und Lacken arbeiten, wenn Sie bestimmte Haushaltsreinigungs- oder Körperpflegemittel wie etwa Deo- oder Haarsprays benutzen oder Freunde und Familienangehörige besuchen, die eine Katze, ein Meerschweinchen, einen Hamster oder andere Haustiere halten?
- Nehmen Sie Medikamente ein? Falls ja, welche?

All diese Informationen sind wichtig für den Arzt und liefern ihm erste Hinweise darauf, ob Sie Asthma haben, ob dieses auf allergische oder nicht allergische Reize zurückzuführen ist oder ob Ihre Beschwerden durch eine ganz andere Krankheit, zum Beispiel durch eine chronische Bronchitis (→ Kasten, Seite 84) verursacht werden.

Neben der Erhebung der Krankengeschichte und dem Abhorchen der Lunge kann der Arzt mit verschiedenen Lungenfunktionstests einem möglichen Asthma auf die Spur kommen.

Atemtests

Sind die Atemwege verengt, kann weniger Luft hindurchströmen als bei gesunden Menschen. Deshalb geben Atemtests einen wichtigen Einblick in den Funktionszustand der Lunge. Dabei wird gemessen, wie viel der eingeatmeten Luftmenge Sie innerhalb einer Sekunde maximal wieder ausatmen können (Einsekundenkapazität). Anschließend erfolgt ein Vergleich mit der Luftmenge, die Sie ohne zeitliche Beschränkung ausatmen können (Vitalkapazität). Dabei gibt es deutliche Unterschiede zwischen gesunden Menschen und Asthmatikern: Während Gesunde in einer Sekunde etwa drei Viertel ihrer Vitalkapazität ausatmen, ist es bei Asthmakranken wesentlich weniger.

Die beiden wichtigsten Geräte für Atemtests sind Spirometer und Peak-Flow-Meter.

Spirometer

Mit dem Spirometer (sein Name stammt vom lateinischen spirare = atmen) wird der Luftstrom beim Ausatmen gemessen. Es zeigt an, wie viel Luft Sie nach dem Einatmen nach und nach wieder ausblasen. Ein wichtiger Anhaltspunkt für den Arzt ist die Ausatmungsphase, denn diese dauert bei Gesunden länger als bei Asthmapatienten. Eine zusätzliche Fluss-Volumen-Messung gibt Aufschluss darüber, mit welcher Geschwindigkeit die eingeatmete Luft wieder ausströmt.

Peak-Flow-Meter

Mit dem Peak-Flow-Meter (Spitzenfluss-Bestimmer) lässt sich die maximale Atemstromstärke bei der Ausatmung messen. Besteht ein Verdacht auf Asthma, kann der Arzt Ihnen zunächst leihweise ein Gerät überlassen, mit dem Sie Ihre Peak-Flow-Werte im Tagesverlauf messen müssen. Eine große Schwankungsbreite, bei der niedrige Werte auftauchen, deutet darauf hin, dass eine Asthmaerkrankung vorliegt. Peak-Flow-Meter zählen heute zur Standardausrüstung für Asthmapatienten. Sie sind ein wichtiges Instrument zur Selbstkontrolle, das es ihnen erlaubt, ihre Beschwerden ohne aufwendigen Arztbesuch regelmäßig zu kontrollieren und rechtzeitig auf einen sich anbahnenden Anfall zu reagieren (→ Seite 78).

Peak-Flow-Messung:
Ein wichtiges Instrument
zur Selbstkontrolle.

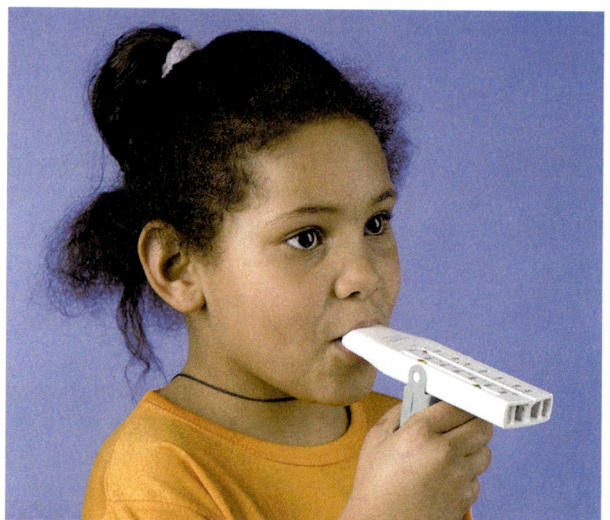

Ganzkörperplethysmografie

Dieses apparativ aufwendige Verfahren, das in Spezialeinrichtungen und Kliniken eingesetzt wird, liefert genaue Werte zum Strömungswiderstand und zur Weite der Atemwege. Während der Untersuchung müssen sich die Patienten in eine raumkapselähnliche Testkammer begeben und dort einige Minuten lang ganz normal in ein Mundstück atmen. Dabei wird der Widerstand gemessen, den die Atemwege dem Luftstrom entgegensetzen.

Untersuchung des Auswurfs

Ein durch Abhusten entstandener Auswurf oder der während einer Bronchoskopie abgesaugte Schleim liefert Anhaltspunkte, ob eine Infektion der Atemwege vorliegt und um welche Form es sich dabei handelt.

Einblick in die Bronchien (Bronchoskopie)

Besteht der Verdacht, dass sich hinter den asthmatischen Beschwerden eine andere Erkrankung verbirgt, kann eine Bronchoskopie erforderlich sein. Dabei wird unter Vollnarkose ein biegsames, bleistiftdickes Gerät in die Atemwege eingeführt. Während der Untersuchung kann der Arzt Gewebeproben entnehmen und erkennen, ob sich in der Lunge ein eingeatmeter Fremdkörper oder ein Tumor befindet.

Röntgenaufnahme der Lunge

Mit bildgebenden Verfahren allein lässt sich Asthma nicht diagnostizieren, denn der Röntgenbefund von Asthmatikern kann durchaus normal sein. Allerdings lässt sich im Röntgenbild oft erkennen, ob chronisches Asthma zu einer Überblähung der Lungen geführt hat. In der Regel wird eine Röntgenaufnahme empfohlen, wenn der Verdacht auf andere Lungenerkrankungen besteht, die sich ebenfalls durch Husten und Atemprobleme bemerkbar machen.

Allergietests

Vielleicht wissen Sie bereits, auf welche Reize Sie mit Husten und Atemnot reagieren und können dem Arzt schildern, unter welchen Umständen die Beschwerden auftreten oder sich verstärken (→ Seite 83). Ergeben sich daraus Hinweise auf einen allergischen Ursprung des Asthmas, sind neben Lungenfunktionstests allergologische Untersuchungen erforderlich. Der Arzt wird dann in einem Stufenplan verschiedene Hauttests (→ Seite 28) und Blutuntersuchungen (→ Seite 31) durchführen, um den jeweiligen Allergenen auf die Spur zu kommen. Lassen sich diese durch Haut- und Laboruntersuchungen nicht hinreichend ermitteln, kann ein Provokationstest (→ Seite 32) notwendig sein, bei dem Sie unter ärztlicher Aufsicht Substanzen mit den vermutlichen Auslösern inhalieren.

Was Sie selbst tun können

Viele Patienten leiden an unnötigen Beschwerden, da sie entweder nicht optimal behandelt werden oder aber nicht selbst aktiv an der Behandlung mitwirken. Es gibt zwar (bislang) keine Möglichkeit, Asthma zu heilen. Deshalb müssen Sie sich darauf einstellen, dass die Erkrankung Sie Ihr Leben lang begleiten wird. Das bedeutet aber nicht, dass Sie ihr hilflos ausgeliefert sind. Mit den folgenden Maßnahmen gehen sowohl die Häufigkeit als auch die Intensität der Beschwerden zurück. Dazu zählen vor allem

- die Vermeidung der Auslöser,
- die Selbstkontrolle der Erkrankung,
- die regelmäßige Anwendung wirksamer Medikamente,
- eine Atemtherapie,
- sportliche Aktivitäten,
- eventuell zusätzliche Therapien (→ Weitere Behandlungsmethoden, Seite 231).

Wie bei jeder chronischen Krankheit ist es auch bei Asthma sehr wichtig, dass Sie sich selbst aktiv an der Therapie beteiligen und diese nicht allein dem Arzt überlassen. Wenn Sie lernen, Auslöser und Verstärker von Asthma zu meiden und die Symptome eines Anfalls frühzeitig zu erkennen und zu behandeln, können Sie den Verlauf der Erkrankung günstig beeinflussen und eine Verschlechterung Ihres Gesundheitszustandes verhindern. Damit ist nicht nur der Erhalt Ihrer Arbeitsfähigkeit gemeint, sondern auch, dass Sie nachts ungestört schlafen, (weiterhin) Sport treiben, Ihre Freizeitaktivitäten genießen können und Sie die Krankheit möglichst wenig seelisch beeinträchtigt. Kurz: Es geht um den Erhalt Ihrer Lebensqualität oder um die Ihres Kindes (→ Seite 108).

Die Auslöser meiden

Vorbeugende Maßnahmen sind bei Asthma das A und O, denn besser als jede Therapie ist es, wenn der Anfall erst gar nicht kommt. Sobald Sie wissen, welche Stoffe die Atembeschwerden auslösen oder verstärken, sollten Sie diesen, so gut es geht, „aus dem Weg gehen". Ein konsequentes Meiden (in der Medizin spricht man von Karenz) der jeweiligen Allergene ist die wichtigste Voraussetzung, um Asthmaanfällen vorzubeugen (→ Tipps rechts).

Tipps für Asthmatiker

TIPP

- Verzichten Sie unbedingt auf das Rauchen. Halten Sie sich in öffentlichen Einrichtungen möglichst immer in Nichtraucherzonen auf, da auch Passivrauchen schädlich für Ihre Atemwege ist.

- Versuchen Sie, Umweltschadstoffen wie Auto- und Industrieabgasen, so weit es geht, auszuweichen. Sorgen Sie für eine gute Durchlüftung der Räume, in denen Sie sich täglich aufhalten.

- Meiden Sie Ihre individuellen Asthmaauslöser. Konkrete Hinweise, wie Sie diverse allergische Reize ausschalten oder reduzieren können, finden Sie im Kapitel „Allergischer Schnupfen" (→ Tipps für Heuschnupfengeplagte, Seite 50; Haustiere → Seite 52; Hausstaubmilben → Seite 55; Schimmelsporen → Seite 59).

- Wenn Sie beim Kontakt mit chemischen Reizen wie etwa Farben, Lacken, Haushaltsreinigern, ätherischen Ölen, Deo- oder Haarsprays Atemnot bekommen, lassen Sie diese künftig „links liegen" und probieren Sie stattdessen andere Produkte aus.

- Beachten Sie, dass bestimmte Arzneimittel bei Asthmatikern häufiger als bei Gesunden zu Unverträglichkeiten bis hin zu schwerer Atemnot führen können. Dabei geht es insbesondere um

  - Schmerzmittel wie zum Beispiel *Aspirin* und andere Präparate, die Azetylsalizylsäure (ASS) enthalten (man spricht vom „Aspirin-Asthma"), und der Wirkstoff Metamizol (in *Novalgin* und anderen Präparaten),
  - Rheumamittel wie Indometazin (in *Amuno* und anderen Präparaten),

  Diclofenac (in *Voltaren* und anderen Präparaten),
  - Betarezeptorenblocker, die gegen Bluthochdruck oder bestimmte Herzkrankheiten verordnet werden. Sämtliche Betablocker (auch betarezeptorenhaltige Augentropfen zur Senkung des Augeninnendrucks) können Asthmaanfälle hervorrufen.

Bei empfindlichen Menschen kann grundsätzlich jedes Arzneimittel eine Unverträglichkeitsreaktion auslösen, die zu Atemnot führen kann. Besonders häufig wird dies außer bei den oben erwähnten Mitteln bei Antibiotika und bei Präparaten zur örtlichen Betäubung von Schmerzen (Lokalanästhetika) beobachtet (zum Beispiel beim Zahnarzt oder beim Orthopäden). Auch wenn längst nicht alle Asthmatiker überempfindlich auf die genannten Medikamente reagieren, ist es besser, andere Arzneistoffe zu verwenden, da irgendwann der berühmte „Tropfen zu viel" das Fass zum Überlaufen bringen kann.

- Versuchen Sie bei starker Kälte am besten durch einen Schal zu atmen. Auf diese Weise schützen Sie Ihre Atemwege vor einem Kältereiz.

- Beugen Sie Infekten vor, die das Asthma verschlimmern. Gesunde und vitaminreiche Ernährung und allgemeine Hygieneregeln wie Händewaschen vor dem Essen oder nach dem Kontakt mit erkälteten Menschen sowie das Meiden überfüllter öffentlicher Räume (wie Verkehrsmittel, Kino, Theater) in Erkältungs- und Grippezeiten sind für Asthmatiker besonders wichtig.

Fortsetzung auf Seite 90

- Schützen Sie sich durch Impfungen. Zwei Impfungen sind für asthmakranke Patienten besonders wichtig: Die jährlich aufgefrischte Impfung gegen Grippeviren (die allerdings nur vor einer echten Grippe, der Influenza, schützt und nicht vor einfachen Erkältungen) sowie die Pneumokokken-Impfung, die einen Schutz vor den gleichnamigen Bakterien bietet, die zu den häufigsten Erregern von Atemwegsinfekten gehören. Lassen Sie diese Impfung alle sechs Jahre erneuern. Bei chronisch Kranken übernehmen die gesetzlichen Krankenkassen dafür die Kosten.

- Werden die Asthmaanfälle durch Stress ausgelöst oder verstärkt, sollten Sie eine Entspannungsmethode (→ Seite 235) erlernen und diese regelmäßig anwenden.

- Wenn Sie durch die Erkrankung stark in Ihrer seelischen Befindlichkeit beeinträchtigt sind und zum Beispiel von immer wiederkehrenden starken Ängsten vor dem nächsten Anfall geplagt werden, kann Ihnen eine Psychotherapie helfen (→ Seite 236), die Krankheit besser zu bewältigen.

- Junge Menschen, die an Asthma leiden, müssen bei der Berufswahl (→ Seite 80) auf die Erkrankung Rücksicht nehmen. Bestimmte Berufe wie zum Beispiel Maurer, Dachdecker, Maler, Lackierer oder Bäcker sind nicht für Asthmatiker geeignet, da sie entweder mit hohen körperlichen Belastungen oder mit dem Einatmen allergieauslösender Stoffe verbunden sind und ein hohes Risiko für die Entwicklung eines berufsbedingten Asthmas aufweisen.

Selbstkontrolle mit der Peak-Flow-Messung

Asthma ist eine chronische, aber eine anfallartige Erkrankung. Leider besteht die bronchiale Überempfindlichkeit dauerhaft, doch Phasen mit Atemnot und beschwerdefreie Zeiten wechseln sich ab. Deshalb ist es sehr wichtig, dass Sie die Schwankungen in der Leistung Ihrer Atemwege so früh wie möglich erkennen und Ihre Medikamente rechtzeitig den veränderten Werten anpassen. Auf diese Weise können Sie einem drohenden Asthmaanfall vorbeugen.

Wahrscheinlich hat Ihr Arzt bereits in der Praxis Messungen mit dem Peak-Flow-Meter (→ Seite 91) durchgeführt und Ihnen, vor allem wenn Ihr Asthma instabil ist, inzwischen ein Gerät verordnet, damit Sie die Weite Ihrer Atemwege selbst regelmäßig messen können. Die gesetzlichen Krankenkassen übernehmen dafür die Kosten. Das Peak-Flow-Meter ist eine Art Frühwarnsystem, das Ihnen überall und jederzeit die maximale Strömungsgeschwindigkeit während der Ausatmung anzeigt. Diese wird in Liter pro Minute erfasst.

Wichtig ist, dass Sie bei der Nutzung Ihres Peak-Flow-Geräts die folgenden Schritte beachten. Am Anfang werden Sie sie vielleicht als lästig empfinden, aber Sie werden schon bald merken, dass Sie mit diesen Maßnahmen die Anzahl bedrohlicher Anfälle deutlich reduzieren können:

1. Messen Sie Ihre Werte auf jeden Fall immer, sobald sich ein Gefühl von Atemnot einstellt.

   Unabhängig davon sind drei regelmäßige tägliche Messungen erforderlich: morgens gleich nach dem Aufstehen, mittags und abends. Sind Ihre Atemwege seit mindestens vier Wochen stabil, reicht eine Messung am Morgen.

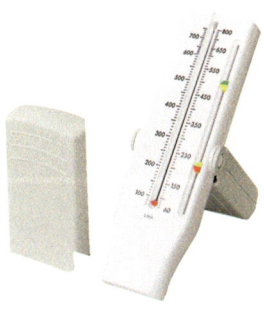

Peak-Flow-Meter

2. Notieren Sie nach jeder Messung die Werte und Ihre Symptome wie Atemnot, Husten, Auswurf genau in einem Asthma-Tagebuch (→ Seite unten).

   Wenn Sie Atemnot haben, müssen Sie zuerst den Peak-Flow messen, danach Ihr Spray inhalieren und anschließend die Wirkung mit einer erneuten Messung prüfen. Auf diese Weise können Sie erkennen, ob Ihr Medikament (noch) ausreichend wirkt.

3. Am Schluss erfolgt die korrekte Interpretation Ihrer Werte mithilfe des Ampel-Systems. Denn das Gerät zeigt Ihnen in den Ampelfarben an, ob Sie sich im grünen, also gefahrlosen Bereich befinden, im gelben, der labile Atemwege signalisiert, auf die Sie reagieren müssen, oder im roten Bereich, der einen Notfall darstellt und einen Arztbesuch erforderlich macht.

Es gibt im Handel sowohl mechanische als auch elektronische Peak-Flow-Meter. Letztere bieten keine besonderen Vorteile gegenüber den mechanischen Geräten. Beide Varianten sind leicht zu handhaben. Wichtig ist, dass Sie das Mundstück fest mit den Lippen umschließen, damit keine Luft verloren geht, und Sie jedes Mal sehr kräftig in das Peak-Flow-Meter pusten, ohne dabei zu husten.

Mit regelmäßigen Aufzeichnungen in einem Asthma-Tagebuch verschaffen Sie sich (und Ihrem Arzt) einen sicheren Überblick über den Verlauf Ihrer Beschwerden und vor allem darüber, ob Sie medikamentös richtig eingestellt sind. Besonders empfehlenswert ist das Tagebuch der deutschen Atemwegsliga, das bundesweit einheitlich ist. Sie können es kostenlos von Ihrem Arzt, in Apotheken oder direkt von der Deutschen Atemwegsliga (Adresse → Seite 272) beziehen.

> **❗ Drei Dinge, die Sie immer bei sich tragen sollten:**
>
> 1. Ein Notfallspray, das die Atemwege bei akuter Atemnot sofort erweitert (→ Seite 98).
>
> 2. Das Peak-Flow-Meter, mit dem Sie, wenn Sie Luftnot haben, sofort die Weite Ihrer Atemwege messen können.
>
> 3. Ihr Asthma-Tagebuch, denn im Notfall liefert es dem Arzt wichtige Informationen über Ihre Krankheit.

Patientenschulungen

Im Rahmen der sogenannten Disease-Management-Programme (DMP) bieten viele gesetzliche Krankenkassen Mitgliedern, die chronische Krankheiten haben, spezielle Behandlungsprogramme an. Darin lernen die Patienten, wie sie ihre Erkrankung besser bewältigen und eine Verschlechterung ihres Gesundheitszustandes verhindern können. Aus klinischen Beobachtungen geht hervor, dass Patientenschulungen zu einer deutlich besseren Symptomkontrolle, einer Verringerung der Asthmaanfälle und der Notfallsituationen führen. Erkundigen Sie sich bei Ihrer Kasse nach speziellen Behandlungsprogrammen für Asthmatiker. Ist ein Kind betroffen, sollten neben den Eltern möglichst auch die Geschwister an der Schulung teilnehmen.

In den Kursen werden grundlegende Informationen über die Ursachen, Auslöser und vor allem über den konkreten Umgang mit der Erkrankung vermittelt. Sie bekommen zum Beispiel praktische Tipps zum korrekten Messen der Peak-Flow-Werte und die richtige Anwendung eines Dosieraerosols (→ Seite 197). Da viele Beipackzettel unverständlich formuliert sind, ist es wichtig, dass eine fachkundige Person beides vorführt und Sie anschließend vor Ort üben und korrigiert werden, wenn Sie Fehler machen.

Darüber hinaus lernen Sie in den Schulungen, den Schweregrad der Erkrankung besser einzuschätzen und erhalten Hinweise, wie Sie sich im Notfall optimal verhalten. Das bessere Krankheitsverständnis und das Wissen um Wirkungen und Nebenwirkungen der notwendigen Medikamente können die Angst vor der Krankheit mindern und helfen, gelassener mit ihr umzugehen.

Patientenschulungen führen zu einer Verringerung der Asthmaanfälle.

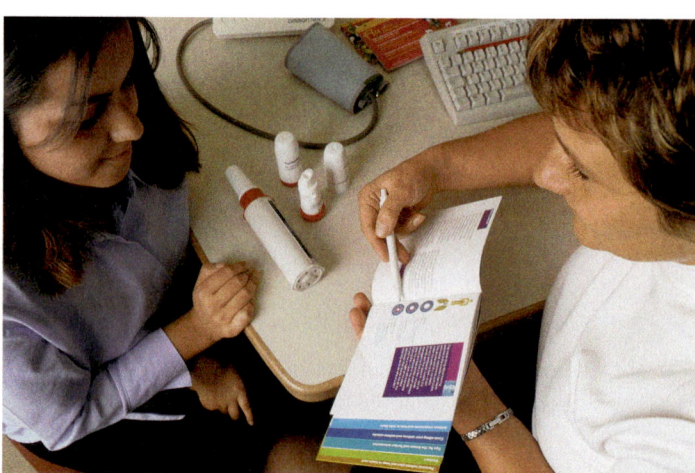

Atemtherapien

Eine Atemtherapie ist ein weiterer wichtiger Baustein einer erfolgreichen Asthmabehandlung. Eine Studie der Universität Sydney zeigte, dass bei mildem Asthma durch regelmäßige Atemübungen der Bedarf an Inhalationspräparaten deutlich zurückgeht.

Spezielle Atemtechniken für Asthmapatienten können Sie in einer Lungensportgruppe (→ Seite 96) erlernen oder in Einzel- oder Gruppensitzungen bei speziell dafür ausgebildeten Physiotherapeuten. Die gesetzlichen Krankenkassen übernehmen die Kosten einer ärztlich verordneten Atemtherapie. Auf die Patienten entfallen jedoch die üblichen Zuzahlungen, die sich in der Regel auf 10 Euro für die Verordnung und zusätzlich 10 Prozent der Therapiekosten belaufen.

> **! Regelmäßig üben**
>
> Atemtechniken sollten Sie immer unter fachlicher Anleitung erlernen. Danach müssen Sie regelmäßig üben, damit Sie das Erlernte im Notfall problemlos einsetzen können. Fangen Sie am besten in beschwerdefreien Phasen an, und nehmen Sie sich mehrmals täglich ein paar Minuten Zeit zum bewussten, richtigen Ausatmen. Wenn Sie die Methode gut beherrschen, können Sie sie überall anwenden (zum Beispiel bei einem Spaziergang, im Auto oder während einer Arbeitspause).

Die „dosierte Lippenbremse"

Ein wichtiger Bestandteil einer Atemtherapie für Asthmatiker ist die „dosierte Lippenbremse". Dabei wird dem erhöhten Druck im Brustkorb, der durch die Überblähung der Lunge entsteht, ein erhöhter Druck in den Atemwegen entgegengesetzt. Sie atmen also nicht durch die Nase oder bei weit geöffnetem Mund aus, sondern gegen den Widerstand der locker aufeinanderliegenden Lippen. Dadurch kann die Luft vollständig und gleichmäßiger ausströmen. Diese Technik ist eine wichtige Unterstützung im akuten Asthmaanfall, sie bewirkt zudem, dass Sie bei körperlicher Belastung leistungsfähiger werden.

Erleichternde Körperhaltungen

Es gibt bestimmte Körperstellungen, mit denen Sie im Sitzen oder Stehen Ihre Atmung erleichtern können. Dabei ist der Körper vom Gewicht der Arme und des Schultergürtels entlastet, Rückenmuskulatur und Bauch werden entspannt, sodass die Atmung auch in den unteren Lungenabschnitten besser fließen kann. Wenn Sie zusätzlich die dosierte Lippenbremse anwenden, erzielen Sie einen doppelten atemerleichternden Effekt.

Diese Haltungen sind auch während eines akuten Anfalls sehr nützlich, weil sie Ihnen helfen, mehr Luft zu bekommen. Am besten ist es, wenn Sie selbst ausprobieren, welche Stellungen Ihnen die größte Erleichterung verschaffen. Hier ein paar Beispiele:

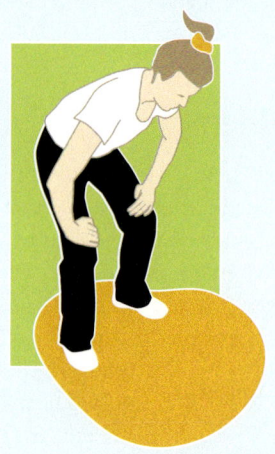 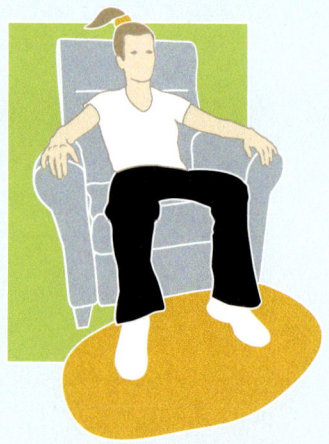

Körperhaltungen, die Ihnen Erleichterungen bei der Atmung sowie bei einem akuten Asthmaanfall verschaffen.

Torwartstellung: Beugen Sie den Oberkörper leicht nach vorn, winkeln die Knie etwas an und stützen Sie die Arme auf den Oberschenkeln ab.

Paschasitz: Sie sitzen in einem bequemen Sessel mit hohem Rückenteil. Die Beine sind leicht gespreizt, die Arme ruhen auf den Armlehnen, der Rücken ist gerade und bequem an das Rückenteil gelehnt.

Die positive Wirkung von Sport

Entgegen früheren Empfehlungen rät man Asthmatikern heute nicht mehr von sportlichen Aktivitäten ab. Zwar haben viele Menschen (oft schon in der Kindheit) die Erfahrung gemacht, dass körperliche Anstrengung Atemnot auslösen kann. Doch das ist kein Grund, auf Sport zu verzichten. Regelmäßiges Training wirkt sich sehr günstig auf Anstrengungsasthma (→ Seite 81) aus und trägt dazu bei, dass der Organismus mit weniger Atemarbeit auskommt. Dadurch treten schwere Anfälle seltener auf, und die Krankenhausaufenthalte gehen zurück.

Darüber hinaus haben Bewegungsarmut und Schonhaltung auch für Asthmatiker schwerwiegende Folgen: Die körperliche Leistungsfähigkeit und die Muskulatur werden geschwächt, während auf der anderen Seite das Risiko für Herz-Kreislauf-Erkrankungen und Osteoporose steigt. Außerdem wirkt sich permanenter Bewegungsmangel meist negativ auf das Selbstwertgefühl aus, sodass die Lebensqualität sinkt und depressive Stimmungen entstehen können.

Heute ist Sport nur noch während eines akuten Anfalls tabu. Ansonsten gilt die Devise „mäßig, aber regelmäßig". Sport stärkt

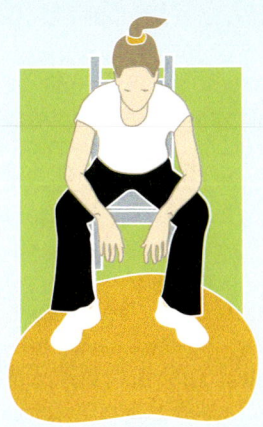

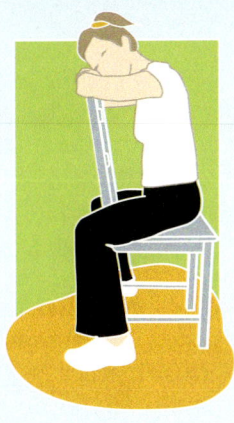

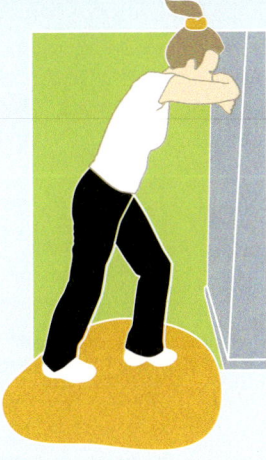

Kutschersitz: Dabei sitzen Sie auf der vorderen Stuhlkante, der Kopf ist gesenkt, die Knie sind gespreizt und die Hände oder Unterarme liegen leicht gebeugt auf den Oberschenkeln. Der Rücken sollte gerade und der Bauch entspannt sein.

Schülersitz: Drehen Sie einen Stuhl um, legen die Arme auf die Rückenlehne und den Kopf (bei geradem Rücken) entspannt auf die Arme.

Wandstellung: Sie stellen sich vor eine Wand, machen einen kleinen Ausfallschritt, stützen sich mit den Armen an der Wand ab und legen anschließend den Kopf auf die Arme.

die körpereigenen Abwehrkräfte und trägt zu einem besseren Lebensgefühl bei. Zusätzlich können Asthmatiker mit intensiver körperlicher Betätigung Osteoporose vorbeugen. Dies ist besonders wichtig, falls sie Kortisontabletten einnehmen müssen, da diese Osteoporose begünstigen. Am besten geeignet sind Ausdauersportarten wie zum Beispiel Walken, Joggen, Radfahren, Schwimmen, Wandern, Rudern, Segeln oder Tanzen, mit denen Sie Ihre gesamte körperliche Leistungsfähigkeit verbessern. Weniger empfehlenswert ist (nicht angeleiteter) Kraftsport, der mit einer plötzlichen und maximalen Anstrengung verbunden ist.

Vermeiden Sie Kaltstarts und wärmen Sie sich zunächst 10 bis 15 Minuten mit Dehnübungen und leichter Gymnastik auf. Wenn Ihr Asthma durch körperliche Anstrengung ausgelöst oder verstärkt wird (bei Kindern und Jugendlichen ist das besonders oft der Fall), sollten Sie entsprechend vorbeugen und zirka 15 Minuten vor Sportbeginn einen Hub eines bronchienerweiternden Mittels (→ Seiten 98, 217) einnehmen.

Treiben Sie Sport am besten zusammen mit anderen: Das macht nicht nur mehr Spaß, sondern vermittelt auch ein Gefühl der

Sicherheit. Eine gute Möglichkeit, gesundheitsfördernde mit sozialen Aspekten zu verbinden, bieten Lungensport- oder Schwimmgruppen, in denen unter Anleitung speziell ausgebildeter Trainer und unter ärztlicher Aufsicht gezielte Bewegungsprogramme durchgeführt werden. Erkundigen Sie sich bei Ihrer Krankenkasse oder Ihrem Arzt nach Lungensportgruppen in der Nähe Ihres Wohnorts.

Wenn Sie Mannschaftssportarten (zum Beispiel Hand-, Fuß-, Volleyball oder Hockey) bevorzugen, sollten Sie darauf achten, dass Sie sich in Ihrer Leistungsfähigkeit nicht überschätzen. Nehmen Sie für alle Fälle Ihr Mobiltelefon mit – neben den Dingen, ohne die ein Asthmatiker das Haus nicht verlassen sollte: Notfallspray, Peak-Flow-Messgerät und Asthma-Tagebuch.

Medikamente

Bei Asthma ist immer eine Behandlung mit Medikamenten erforderlich. Viele Patienten schrecken zwar davor zurück, ein Leben lang Arzneimittel (insbesondere Kortisonpräparate) zu nehmen, doch bislang lässt sich der Verlauf der Erkrankung nur mit Medikamenten wirksam beeinflussen. Es gibt heute bewährte Substanzen, die die Überempfindlichkeit der Bronchien eindämmen, Husten und Atemnot mildern und die mit relativ wenigen Risiken behaftet sind.

Eine maßgeschneiderte Therapie kann die körperliche Belastbarkeit und die Lungenfunktion weitgehend erhalten und Ihnen

---

„Gut eingestellt" erhöht die Lebensqualität

„Gut eingestellt" bedeutet, dass Sie regelmäßig die Medikamente nehmen, die für den individuellen Schweregrad Ihres Asthmas die richtigen sind (→ Seite 99). Damit bekommen Sie die Entzündung in den Bronchien unter Kontrolle, und die Krankheit beeinflusst Ihren Alltag nur wenig. Sie wird Sie zwar immer begleiten, doch sie wird Ihre Lebensqualität und Ihre Lebenserwartung kaum beeinträchtigen.

Erfolgt dagegen keine dauerhaft entzündungshemmende Therapie, besteht die Gefahr, dass sich das Krankheitsbild verschlimmert und es schließlich zu einer nicht mehr rückbildungsfähigen Einengung der Atemwege kommt.

ein überwiegend beschwerdefreies Leben ermöglichen. Dennoch ist dies kein Freibrief für eine ungesunde Lebensführung. Auch wenn Sie Medikamente nehmen, müssen Sie unbedingt vorbeugende Maßnahmen (→ Tipps, Seite 88) beachten und zum Beispiel Zigarettenrauch, Autoabgase und andere Reizstoffe meiden, um Ihre Atemwege nicht zusätzlich zu belasten. Die am besten geeigneten Medikamente zur Behandlung von Asthma sind

- bronchienerweiternde Mittel zum Inhalieren (kurz- und lang-wirkende Beta-2-Sympathomimetika → Seiten 98, 217) und
- Glukokortikoide (→ Kortisonpräparate zum Inhalieren, Seiten 98, 215).

Detaillierte Hinweise zu Gegenanzeigen, Wechsel- und unerwünschten Wirkungen von Asthmamitteln finden Sie im Kapitel „Medikamente" → Seite 195.

Von Pulver, Sprays und Spacern

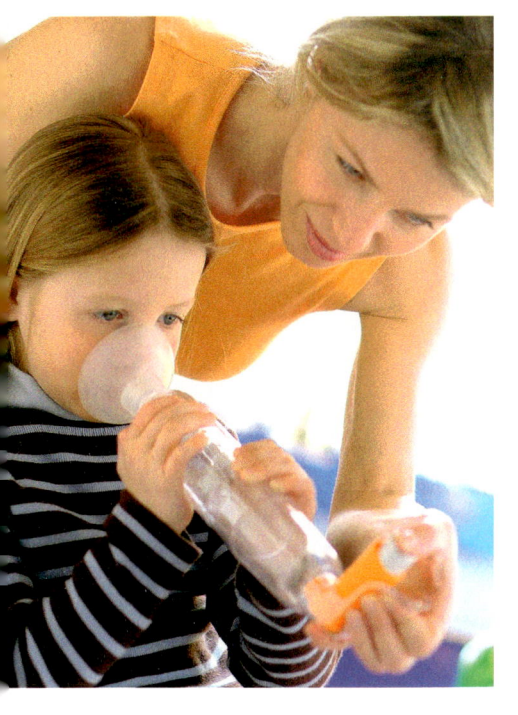

Spray mit Spacer: Er erleichtert die Inhalation.

Asthmamittel zum Inhalieren gibt es als Spray und als Pulver. Beide sind gleich wirksam, wenn sie tief genug eingeatmet werden (→ Kasten, Seite 100).

Sprays (sogenannte Dosieraerosole) geben pro Hub eine bestimmte Menge des Wirkstoffs ab. Allerdings gelangen – selbst bei bester Atemtechnik – nur etwa 20 Prozent davon in die Lunge, während der Rest im Mund- und Rachenraum und am Kehlkopf hängen bleibt. Die Anwendung von Dosieraerosolen eignet sich insbesondere bei schwerem Asthma, weil sich das Spray leicht einatmen lässt.

Wenn Sie mit der Handhabung des Dosieraerosols Probleme haben, können Sie eine Inhalationshilfe (sogenannte Vorschaltkammern oder Spacer) verwenden. Sie erleichtern die Koordination zwischen Einatmung und Auslösung des Sprühstoßes. Außerdem bleibt auf diese Weise weniger Wirkstoff im Mund- und Rachenraum haften, sodass mehr in die Lunge transportiert wird. Eine solche Inhalationshilfe können Sie bei jedem Spray (unabhängig vom Arzneistoff) verwenden. Einmal pro Woche sollten Sie den Spacer mit warmem Wasser und einem Tropfen Spülmittel reinigen und danach am besten an der Luft trocknen lassen.

Die wichtigsten Arzneistoffe gegen Asthma im Überblick

Die Medikamente unterscheiden sich in Mittel, die kurzfristig wirken und die Bronchien erweitern (Reliever), und solche, die eine langfristige und eine antientzündliche Wirkung haben (Controller):

- Die wichtigsten **Reliever** sind kurzwirkende Beta-2-Sympathomimetika (→ Seite 217), bei denen die Wirkstofffreisetzung nicht verzögert ist. Diese bronchialerweiternden Substanzen helfen bei einem akuten Anfall.

- Wirksame **Controller** sind Glukokortikoide (→ kortisonhaltige Mittel, Seite 215) und langwirkende Beta-2-Sympathomimetika (→ Seite 217). Diese Medikamente enthalten entzündungshemmende Substanzen und beugen den Anfällen vor.

Weitere Mittel:

- **Mastzellstabilisatoren** zum Inhalieren mit den Wirkstoffen Cromoglizinsäure oder Nedocromil (unter anderem in *DNCG STADA*, *Flui-DNCG*, *DNCG Trom*) werden heute bei Erwachsenen nicht mehr als Mittel der ersten Wahl zur vorbeugenden Behandlung von Asthma empfohlen. Zur Akuttherapie eignen sie sich ohnehin nicht, hierzu sind sie auch nie angeboten worden (Hinweise zur Behandlung von Kindern → Seite 108).

- **Theophyllin** (unter anderem in *Bronchoretard*, *Theophyllin-ratiopharm*, *Euphylong*) ist eine koffeinähnliche Substanz, die die Bronchien erweitert, indem sie die glatte Muskulatur erschlaffen lässt. Außerdem fördert sie den Schleimabtransport über die Flimmerhärchen, senkt den Druck in den Blutgefäßen der Lunge und behindert die Freisetzung von entzündungsfördernden Stoffen. Die therapeutische Wirksamkeit von Theophyllin bei Asthma ist erwiesen. Dennoch sind die Mittel nur mit Einschränkung geeignet, da sie gegenüber den langwirkenden Beta-2-Sympathomimetika schlechter verträglich sind.

- **Montelukast** (*Singulair*) hemmt die Wirkung von körpereigenen Stoffen, die Entzündungen fördern. Das Mittel ist zugelassen für Asthmapatienten, bei denen leichtes bis mittelschweres chronisches Asthma mit Beta-2-Sympathomimetika und Kortison zum Inhalieren nicht befriedigend zu behandeln ist, oder wenn einem Belastungsasthma vorgebeugt werden soll. Montelukast darf derzeit nur in Kombination mit anderen Arzneistoffen eingesetzt werden, da es die vorbeugende Dauertherapie mit Kortisonspray nicht ersetzen kann. Eine abschließende Beurteilung des Stellenwerts von Montelukast in der Asthmatherapie ist mit den zurzeit vorliegenden Daten noch nicht möglich.

- **Anticholinergika** zum Inhalieren wie Ipratropiumbromid (*Atrovent*) sind in erster Linie zur Behandlung der chronischen Bronchitis (→ Seite 84) geeignet. Die Mittel hemmen Verkrampfungen der Bronchialmuskulatur, sodass die Bronchien normal weit gestellt bleiben. Da sie nicht gegen Entzündungen in den Bronchien wirken, sollten sie bei Asthma nur unter ganz bestimmten Voraussetzungen angewendet werden (→ Seite 220).

Bei **Pulverinhalatoren** wird die genaue Dosis in eine Kammer abgegeben. Aus dieser Kammer müssen Sie den Wirkstoff möglichst schnell mit einem kräftigen Atemzug einatmen. Die Information in manchen Beipackzetteln, nach der das Pulver langsam inhaliert werden soll, ist falsch, denn nur bei einer hohen Strömungsgeschwindigkeit erreichen möglichst viele Arzneistoffpartikel die unteren Atemwege.

Im Unterschied zu Dosieraerosolen müssen Sie bei Pulverinhalatoren nicht Knopfdruck und Atmung koordinieren. Deshalb benötigen Sie hier keine Inhalationshilfe. Auch bei der Inhalation von Pulver erreichen maximal 25 Prozent des Wirkstoffs die tieferen Abschnitte der Bronchien.

Vor Hustenanfällen brauchen Sie keine Angst zu haben, denn das Pulver besteht aus sehr feinen Partikeln, die Sie beim Einatmen gar nicht spüren. Pulverinhalatoren sind vor allem bei leichtem bis mittelschwerem Asthma und bei Kindern ab dem Schulalter geeignet.

Stufenplan zur Behandlung von Erwachsenen

Für die Behandlung gibt es einen Stufenplan. Wann, wie oft und welche konkreten Arzneimittel Sie benötigen, hängt vom Schweregrad Ihrer Erkrankung ab.

Stufe 1 – leichtes (nur sporadisch auftretendes) Asthma
Inhalation eines kurzwirksamen bronchienerweiternden Mittels bei Bedarf (→ Seite 217).

Stufe 2 – leichtes (fortbestehendes) Asthma
Regelmäßige Inhalation eines Glukokortikoids (Kortison → Seite 215) in niedriger Dosis sowie Inhalation eines kurzwirksamen bronchienerweiternden Mittels bei Bedarf.

Stufe 3 – mittelschweres (fortbestehendes) Asthma
Zur akuten Behandlung (ebenfalls wie bei den Stufen 1 und 2) kurzwirkende bronchienerweiternde Mittel zum Inhalieren (→ Seite 217). Zur Dauertherapie: Glukokortikoide als Inhalationsspray (→ Seite 215) und eventuell zusätzlich langwirksame bronchienerweiternde Mittel (→ Seite 217).

Stufe 4 – schweres (fortbestehendes) Asthma
Therapie wie bei Stufe 3, jedoch höherdosierte Glukokortikoide (Kortison → Seite 215) zum Inhalieren und eventuell Omalizumab (*Xolair*) oder kurzzeitig Glukokortikoide zum Einnehmen.

> **! Richtig inhalieren**
>
> Beim Inhalieren von Asthmamitteln werden häufig Fehler gemacht, sodass der Wirkstoff nicht ausreichend aufgenommen wird. Beachten Sie deshalb immer die folgenden Schritte:
>
> 1. Bereiten Sie die Inhalation vor, indem Sie zunächst langsam und entspannt ausatmen.
>
> 2. Lösen Sie anschließend – je nach Gerät (→ Seite 97) – die Inhalation aus und atmen Sie dabei tief ein.
>
> 3. Halten Sie danach den Atem für etwa zehn Sekunden an, damit das Mittel in den Bronchien seine Wirkung entfalten kann.
>
> 4. Atmen Sie nun langsam – am besten durch die Nase oder mit der „dosierten Lippenbremse" (→ Seite 93) – aus.
>
> Eine weitere Inhalation dürfen Sie – unter Beachtung der Punkte 1 bis 4 – frühestens nach einer Minute durchführen.

Stufe 1: Sporadisch auftretendes (intermittierendes) Asthma

Wenn Sie nur gelegentlich, das heißt seltener als zweimal in der Woche am Tag und seltener als zweimal im Monat in der Nacht, Atembeschwerden haben, etwa bei körperlicher Anstrengung oder nach (kurzfristigem) Kontakt mit Allergenen, benötigen Sie keine Dauertherapie mit Medikamenten, sondern lediglich ein Präparat, das Sie nach Bedarf einsetzen.

Sobald Sie Atemprobleme verspüren, sollten Sie ein bronchienerweiterndes Mittel inhalieren. Am besten geeignet sind Beta-2-Sympathomimetika (→ Seite 217) mit den kurzwirkenden Substanzen Fenoterol, Salbutamol und Terbutalin.

Anticholinergika zum Inhalieren sind nur mit Einschränkung geeignet, da sie langsamer und schwächer wirken als die kurzwirkenden Beta-2-Sympathomimetika zum Inhalieren. Ihr Einsatz ist nur dann gerechtfertigt, wenn die Anwendung von kurzwirkenden Beta-2-Sympathomimetika nicht möglich ist, oder zusammen mit kurzwirkenden Beta-2-Sympathomimetika, wenn es zu einer akuten Verschlimmerung der Atemprobleme kommt und kurzwirkende Beta-2-Sympathomimetika allein nicht ausreichend wirken. In solchen Fällen müssen die Anticholinergika hoch dosiert werden, um die Bronchien zusätzlich zur Gabe von Beta-2-Sympathomimetika zu erweitern.

Das Gleiche gilt auch für Kombinationspräparate, die ein Beta-2-Sympathomimetikum und ein Anticholinergikum zum Inhalieren (→ Seite 220) enthalten. Da die einzelnen Wirkstoffe in der fixen Kombination niedrig dosiert sind, besteht die Gefahr, dass – um die geeignete Dosis des Anticholinergikums zu erzielen – das Beta-2-Sympathomimetikum höher dosiert wird als erforderlich. Das wiederum erhöht das Risiko für unerwünschte Wirkungen am Herz. Soll ein Kombinationspräparat eingesetzt werden, muss die Dosierung der Einzelstoffe zu Ihrem persönlichen Krankheitsbild passen (→ Hinweis für ältere Patienten, Seite 220).

Stufe 2: *Leichtes, fortbestehendes (persistierendes) Asthma*

Hier treten die Anfälle tagsüber seltener als einmal pro Woche und nachts häufiger als zweimal pro Woche auf.

Die beiden Mittel der ersten Wahl sind kurzwirkende Beta-2-Sympathomimetika zum Inhalieren sowie Glukokortikoide, ebenfalls als Inhalationsspray. Sie müssen jedoch beide Medikamente unterschiedlich einsetzen, da das eine für die akute und das andere für die vorbeugende Behandlung geeignet ist.

Mit kurzwirkenden Beta-2-Sympathomimetika wie den Wirkstoffen Fenoterol, Salbutamol und Terbutalin (→ Seite 217) lassen sich leichte bis mittelschwere Asthmaanfälle meist unterbrechen. Für die regelmäßige Anwendung sind diese Mittel jedoch wenig geeignet. Zum einen wirken sie dann nicht besser, als wenn Sie sie nur bei Bedarf einsetzen, zum anderen steigen bei hohem Verbrauch die Risiken für unerwünschte Wirkungen (→ Seite 219).

Glukokortikoide (Kortison → Seite 215) als Inhalationsspray haben heute ihren festen Platz in der vorbeugenden Behandlung von Asthma ab Stufe 2. Sie dämpfen die Entzündung in den Bronchien, sodass diese weniger empfindlich werden und die Anzahl der Asthmaanfälle zurückgeht. Bei über 90 Prozent der Asthmatiker reicht das inhalierbare Kortison aus, sodass sie keine Tabletten schlucken müssen. Damit ein Kortisonspray seine volle Wirkung entfalten kann, sollten Sie die Mittel in niedriger Dosis täglich inhalieren.

Kinder müssen sorgfältig überwacht werden und immer eine möglichst niedrige Dosierung erhalten, da zu hoch dosierte Glukokortikoide das Wachstum beeinträchtigen können (→ Seite 216).

> **! Das Inhalieren von Kortison hilft nicht bei akuten Beschwerden**
>
> Glukokortikoide als Inhalationsspray eignen sich nicht zur Behandlung akuter Atemnot, denn ihre Wirkung setzt nur langsam ein. Bei akuten Atemproblemen müssen Sie ein bronchienerweiterndes Mittel (→ Seite 217) inhalieren und je nach Schweregrad eventuell weitere Medikamente einnehmen (→ Kasten „Soforthilfe im Ernstfall", Seite 105).

! Wann die Angst vor Kortison unbegründet ist

Obwohl Glukokortikoide zum Inhalieren heute zur Standardtherapie des Asthmas ab Stufe 2 gehören und Patienten, die die Mittel konsequent anwenden, weniger Anfälle bekommen und seltener stationär behandelt werden müssen, lehnen viele Asthmakranke die Anwendung kortisonhaltiger Medikamente strikt ab. Auch manche Ärzte scheuen sich, Glukokortikoide zu verschreiben. Gefürchtet sind insbesondere die berüchtigten Nebenwirkungen wie „Vollmondgesicht", Wassereinlagerungen und die mögliche Zerstörung der Knochenfestigkeit.

Inzwischen hat sich jedoch gezeigt, dass diese unerwünschten Wirkungen bei der Inhalation nicht auftreten. Da hier das Kortison nicht geschluckt oder gespritzt wird, kann es sich nicht flächendeckend im Körper verteilen. Das Spray wirkt in den Atemwegen und der winzige Anteil, den der Organismus aufnimmt, wird schon bei der ersten Passage durch die Leber abgebaut. Deshalb kann es maximal zu einem Tausendstel der Nebenwirkungen kommen, die bei der Einnahme von Tabletten zu befürchten sind. Selbst bei langjähriger Anwendung sind die möglichen unerwünschten Wirkungen sehr gering. Sie äußern sich am ehesten mit Pilzerkrankungen im Mund. Doch auch das können Sie weitgehend vermeiden, wenn Sie einen sogenannten Spacer (→ Seite 97) benutzen oder wenn Sie sich nach der Anwendung des Sprays gründlich den Mund ausspülen und danach etwas essen.

Auch bei einer Stoßtherapie mit Kortisontabletten, die manchmal bei einer akuten Verschlimmerung des Asthmas notwendig ist, aber nicht länger als zwei Wochen dauert, kommt es kaum zu ernsthaften Nebenwirkungen. Mit diesen muss lediglich bei der Langzeiteinnahme von Tabletten gerechnet werden.

Lässt sich das Asthma mit Beta-2-Sympathomimetika und Glukokortikoiden als Inhalationsspray nicht befriedigend behandeln, kann der Arzt zusätzlich Montelukast (→ Seite 98) verordnen. Es gibt Hinweise darauf, dass mit der zusätzlichen Anwendung dieses Mittels die Dosis von Kortison zum Inhalieren reduziert werden kann.

Das Mittel ist für die zusätzliche Behandlung von leichtem bis mittelschwerem Asthma zugelassen und darf auch Kleinkindern verabreicht werden. Allerdings ist eine abschließende Beurteilung von Montelukast als Medikament gegen Asthma zurzeit nicht möglich, da noch keine ausreichenden Daten vorliegen.

Mastzellstabilisatoren zum Inhalieren mit den Wirkstoffen Cromoglizinsäure und Nedocromil sind zur Dauertherapie nur mit Einschränkung geeignet, da sie nicht so gut und zuverlässig wirken wie Glukokortikoide. Sie kommen allenfalls zur Behandlung des allergischen Asthmas bei Kindern und Jugendlichen infrage oder wenn die Atemnot unter körperlicher Belastung auftritt (Anstrengungsasthma).

Anticholinergika zum Inhalieren (→ Seite 220) nach Bedarf sind bei Asthma der Stufe 2 nur mit Einschränkung geeignet, weil sie langsamer und schwächer wirken als Beta-2-Sympathomimetika. Sie sollten deshalb nur eingesetzt werden, wenn Beta-2-Sympathomimetika nicht angewendet werden können oder aber hochdosiert zusammen mit Beta-2-Sympathomimetika, wenn sich die Atembeschwerden akut verschlimmern und kurzwirkende Beta-2-Sympathomimetika allein keine ausreichende Wirkung haben.

Zur dauerhaften Anwendung ist die Kombination von Beta-2-Sympathomimetikum und Anticholinergikum zum Inhalieren (→ Seite 220) wenig geeignet, da das Kombinationspräparat im Gegensatz zu Kortisonsprays nicht gegen die Entzündung in den Bronchien wirkt.

Stufe 3: *Mittelschweres, fortbestehendes Asthma*

Hier kommt es täglich und häufiger als einmal in der Woche auch nachts zu Asthmaanfällen. Sobald die Atemnot auftritt, sollten Sie (wie beim Asthma der Stufen 1 und 2) kurzwirksame Beta-2-Sympathomimetika mit den Wirkstoffen Fenoterol, Salbutamol oder Terbutalin inhalieren.

Als Dauertherapie eignen sich ebenfalls Glukokortikoide als Inhalationssprays (Kortison → Seite 215) und – falls deren Wirkung nicht ausreicht – zusätzlich die langwirkenden Beta-2-Sympathomimetika zum Inhalieren (→ Seite 217) mit den Wirkstoffen Formoterol oder Salmeterol. Diese können jedoch die Dauertherapie mit einem Kortisonspray nicht ersetzen, das die chronische Entzündung in den Bronchien stoppt. Außerdem eignen sich Formoterol und Salmeterol nicht zur Behandlung des akuten Asthmaanfalls, den Sie mit den oben genannten kurzwirkenden Beta-2-Sympathomimetika unterbrechen können. Diese kurzwirkenden Mittel sind wiederum wenig zur Dauerbehandlung geeignet, da sie zum einen nicht besser wirken als bei bedarfsweisem Einsatz, zum anderen die Risiken für unerwünschte Wirkungen steigen.

Bei mittelschwerem Asthma benötigen auch Kinder höhere Dosierungen an Glukokortikoiden zum Inhalieren. Um unerwünschten Wirkungen beim Knochenwachstum vorzubeugen, sollte die Dosis verringert werden, sobald sich das Krankheitsbild stabilisiert hat.

Kombinationspräparate aus langwirkenden Beta-2-Sympathomimetika, die die Bronchien erweitern und Glukokortikoiden zum Inhalieren (→ Seite 220), die die Entzündung in der Bronchialschleimhaut dämpfen, können sinnvoll sein, da sich beide Substanzgruppen in ihrer Wirkung ergänzen. Ihr Einsatz ist jedoch nur dann gerechtfertigt, wenn bei Asthma ab Stufe 3 tatsächlich eine Dauertherapie mit langwirkenden Beta-2-Sympathomimetika erforderlich ist und die kombinierten Dosierungen für die Patienten die richtigen sind.

Theophyllin (→ Seite 98) ist zur Dauertherapie zusätzlich zu Glukokortikoiden zum Inhalieren geeignet, wenn langwirkende Beta-2-Sympathomimetika als Zusatzmittel keine ausreichende Wirkung haben. Wird das Mittel bei Kindern unter 14 Jahren über längere Zeit eingesetzt, muss der Arzt regelmäßig den Blutspiegel kontrollieren, da die Substanz bei Kindern sehr unterschiedlich abgebaut wird.

Das Präparat *Aminophyllin* ist nur wenig geeignet, da es sich aus den Wirkstoffen Theophyllin und Ethylendiamin zusammensetzt, aber nicht besser wirkt als Theophyllin allein, dafür aber mehr unerwünschte Wirkungen haben kann.

Montelukast (→ Seite 98) ist (wie auch beim Asthma der Stufe 2) nur mit Einschränkung geeignet.

Anticholinergika zum Inhalieren (→ Seite 220) sind ebenfalls nur mit Einschränkung geeignet, da sie langsamer und schwächer wirken als Beta-2-Sympathomimetika. Sie können jedoch bedarfsweise und in hoher Dosierung zusätzlich eingesetzt werden, wenn sich das Asthma akut verschlimmert und mit Beta-2-Sympathomimetika keine ausreichende Besserung eintritt. Zur Langzeittherapie sind die Mittel jedoch wenig geeignet, da die therapeutische Wirksamkeit dafür nicht hinreichend nachgewiesen ist.

Die Kombination von Beta-2-Sympathomimetikum und Mastzellstabilisator zum Inhalieren (Reproterol + Cromoglizinsäure in *Allergospasmin*, *AARANE*) ist zur Dauerbehandlung wenig geeignet, denn Beta-2-Sympathomimetika sollen nur nach Bedarf angewendet werden, Mastzellstabilisatoren aber dauerhaft. Darüber hinaus ist nicht hinreichend nachgewiesen, dass die feste Kombination besser wirkt als die getrennte Anwendung der einzelnen Mittel.

Beta-2-Sympathomimetika als Tabletten erweitern – ebenso wie die Mittel zum Inhalieren – die Atemwege. Sie sollten jedoch nur in Ausnahmefällen angewendet werden, wenn es nicht möglich ist, den Wirkstoff zu inhalieren. Zur Behandlung eines akuten Asthmaanfalls sind Tabletten nicht geeignet, weil die Wirkung zu spät einsetzt. Außerdem treten unerwünschte Wirkungen häufiger auf und sie sind stärker ausgeprägt als bei den Inhalationssprays.

! Soforthilfe im Ernstfall

Schwere Asthmaanfälle können lebensbedrohlich sein. Umso wichtiger ist es, dass Sie in der Lage sind, sie so gut es geht zu vermeiden (→ Seite 88) und sofort die richtigen Maßnahmen zu ergreifen, wenn sich dennoch ein Anfall abzeichnet. Das lernen Sie am besten in einer Patientenschulung (→ Seite 92). Aus mehreren Studien geht hervor, dass Asthmakranke, die an einer solchen Schulung teilgenommen haben, seltener und weniger ausgeprägte Anfälle haben.

Sobald Sie merken, dass Ihre Atemnot stärker wird oder Ihre Peak-Flow-Werte (→ Seite 90) abnehmen, müssen Sie die Dosis Ihrer Medikamente entsprechend anpassen:

* Inhalieren Sie zwei Hübe eines Notfallsprays (eines kurzwirksamen Beta-2-Sympathomimetikums → Seite 98).

* Warten Sie zirka fünf bis zehn Minuten ab. Nehmen Sie eine atemerleichternde Körperhaltung (→ Seite 93) ein und versuchen Sie, ruhig zu atmen – am besten mit der „dosierten Lippenbremse" (→ Seite 93).

* Messen Sie nach zirka zehn Minuten erneut Ihren Peak-Flow. Sind die Werte wieder im Normalbereich, brauchen Sie keine weiteren Maßnahmen zu ergreifen.

Wenn das Notfallspray nicht ausreichend gewirkt hat und die Atemnot nicht deutlich zurückgegangen ist, droht ein schwerer Anfall. Jetzt müssen Sie sofort weitere Schritte unternehmen:

* Inhalieren Sie nochmals zwei Hübe Ihres Notfallsprays, um die Wirkung zu verstärken.

* Nehmen Sie sofort eine Kortisontablette in einer Dosis von 40 bis 50 Milligramm und trinken Sie dazu ein Glas Wasser. Das Glukokortikoid kann in dieser Situation lebensrettend sein, deshalb dürfen Sie keine Zeit mit Bedenken gegen die Anwendung von Kortison verschwenden.

* Nehmen Sie zusätzlich 200 Milligramm eines schnell wirksamen Theophyllins (als Trinkampulle, Tropfen oder Brausetablette) ein. Das Mittel erweitert die Atemwege schon nach zirka 10 bis 15 Minuten.

* Messen Sie nach zirka 15 Minuten erneut Ihren Peak-Flow. Hat sich Ihr Wert deutlich gebessert, suchen Sie möglichst noch am gleichen Tag Ihren Arzt auf, um das weitere Vorgehen mit ihm zu besprechen. Informieren Sie ihn bei dieser Gelegenheit, wenn Sie einen Infekt der Atemwege haben. Die meisten Infekte kündigen sich durch Husten, Fieber oder Gliederschmerzen an. Bakterielle Infekte können Sie an einem grün gefärbten Auswurf erkennen.

* Tritt trotz der zusätzlichen Medikamenteneinnahme nach 15 Minuten keine Besserung ein, müssen Sie sofort den Notarzt rufen, denn die Atemnot kann lebensbedrohlich werden.

Manche Anfälle sind so schwer, dass die Kranken kaum noch sprechen – und schon gar nicht ihren Peak-Flow-Wert messen können. Dann müssen Angehörige sofort handeln und den Notarzt verständigen. Da viele Asthmatiker bei starker Luftnot große Ängste haben und selbst nicht mehr in der Lage sind, die richtigen Sofortmaßnahmen zu ergreifen, ist es wichtig, dass auch die Angehörigen an einer Patientenschulung teilnehmen.

Die Kombination von Beta-2-Sympathomimetikum und sekret-
lösendem Mittel (Clenbuterol + Ambroxol in *Spasmo-Mucosol-
van*) zum Einnehmen ist wenig geeignet, da Beta-2-Sympatho-
mimetika besser inhaliert werden sollen und ein zusätzliches
sekretlösendes Mittel nicht sinnvoll ist.

Stufe 4: *Schweres, fortbestehendes Asthma*

Hier gelten die gleichen Empfehlungen wie bei Stufe 3. Allerdings müssen bei schwerem Asthma die Glukokortikoide zum
Inhalieren in der Regel sehr hoch dosiert und in manchen Fällen
zeitweise durch Glukokortikoide zum Einnehmen ergänzt
werden.

Kortisontabletten kommen nur in wenigen Fällen zum Einsatz
und werden daher auch im Medikamentenkapitel (→ Seite 195)
nicht ausführlich vorgestellt.

Seit 2005 ist ein neuer Wirkstoff zur Behandlung von schwerem Asthma im Handel, der in Therapieempfehlungen noch vor
Kortisontabletten rangiert: Omalizumab (*Xolair*).

Spezifische Immuntherapie (SIT, Hyposensibilisierung)

Unter bestimmten Voraussetzungen können auch Menschen
mit allergisch bedingtem Asthma von einer Hyposensibilisierung
(nähere Informationen → Seite 70) profitieren. Wenn zum Beispiel Pollen- oder Milbenallergiker allmählich steigende Allergen-
dosen gespritzt bekommen, kann das die Überempfindlichkeit
der Atemwege reduzieren. In der Folge können die Asthmaanfälle zurückgehen, sodass weniger Medikamente benötigt
werden.

Die Erfolgsaussichten einer SIT bei Asthma sind am größten,
wenn

- die Allergie erst seit relativ kurzer Zeit besteht,
- die Anzahl der Allergene gering ist (und Sie auf weniger als
  sieben Stoffe allergisch reagieren),
- es sich um leichtes allergisches Asthma handelt und
- Sie nicht älter als 50 Jahre sind.

Die Hyposensibilisierung wird insbesondere Patienten mit
allergischem Schnupfen empfohlen, um die Entwicklung von
Asthma (den sogenannten Etagenwechsel) von vornherein
zu verhindern.

Rehabilitationsmaßnahmen

Wenn sich die Krankheit trotz guter ärztlicher Betreuung und Ihrer aktiven Mitarbeit verschlechtert, sodass Sie in Ihrem privaten und beruflichen Leben erheblich beeinträchtigt sind, kann eine stationäre Rehabilitationsmaßnahme (Reha-Maßnahme) erforderlich sein. Sie sollten dafür unbedingt eine für Lungenerkrankungen spezialisierte Fachklinik wählen, die außer Patientenschulungen auch geeignete Atemtherapien, physikalische Maßnahmen und gegebenenfalls auch psychotherapeutische Verfahren anbietet. Beachten Sie dabei, dass Sie eine Reha-Maßnahme nur in einer Einrichtung durchführen lassen können, die mit Ihrer Krankenkasse einen Versorgungsvertrag abgeschlossen hat. Der Aufenthalt in einer solchen Klinik dauert in der Regel drei Wochen. Er kann aber verlängert werden, wenn es aus medizinischen Gründen erforderlich ist.

Bei berufsbedingtem Asthma kann neben einer medizinischen auch eine berufliche Rehabilitation notwendig sein. Das ist häufig bei Asthmatikern der Fall, die am Arbeitsplatz bestimmten Stäuben, Chemikalien, Rauch oder anderen Stoffen ausgesetzt sind, auf die sie allergisch reagieren. Sind die Beschwerden sehr ausgeprägt, bleibt oft nur die Möglichkeit, die bisherige Tätigkeit aufzugeben und in einer speziellen Bildungseinrichtung, zum Beispiel in einem der in ganz Deutschland vertretenen Berufsförderungswerke, einen neuen Beruf zu erlernen. Maßnahmen zur beruflichen Rehabilitation werden von unterschiedlichen Leistungsträgern (wie etwa der Deutschen Rentenversicherung, den Berufsgenossenschaften, der Bundesagentur für Arbeit) bewilligt. Welcher Träger zuständig ist, hängt unter anderem davon ab, wie lange die Patienten bereits berufstätig waren.

Falls Sie aufgrund eines schweren berufsbedingten Asthmas eine berufliche Rehabilitation benötigen, können Sie bei Ihrer Krankenkasse entsprechende Informationen einholen. Die gesetzlichen Kassen sind verpflichtet, ihren Mitgliedern eine sorgfältige, individuelle Beratung zu gewähren. Das gilt auch, wenn andere Träger der Sozial-

Wann bezuschusst die Kasse eine Reha-Maßnahme?

Bei der Verordnung muss der Arzt abklären, ob bei Ihnen eine Rehabilitationsbedürftigkeit, eine Rehabilitationsfähigkeit und eine positive Rehabilitationsprognose gegeben sind. Bei der Entscheidung über Art, Dauer, Umfang und Durchführung einer Maßnahme stützt sich die Krankenkasse auf den Antrag des Versicherten, auf die ärztliche Verordnung, die Beurteilung durch den Medizinischen Dienst der Krankenversicherung (MDK) und gegebenenfalls auf weitere erforderliche Unterlagen. Anschließend teilt die Kasse sowohl dem Versicherten als auch dem Vertragsarzt ihre Entscheidung mit. Dabei muss sie eventuelle Abweichungen von der ärztlichen Verordnung begründen. Gegen einen ablehnenden Bescheid können Sie Widerspruch einlegen.

versicherung für die Maßnahme zuständig sind. Die Krankenkasse muss Ihnen dann bei der Suche und der Kontaktaufnahme mit dem anderen Leistungsträger (zum Beispiel der Deutschen Rentenversicherung oder der Berufsgenossenschaft) behilflich sein.

Asthma bei Kindern

Wenn Kinder unter Asthma leiden, handelt es sich meistens um die allergisch bedingte Krankheitsform. Viele Kinder haben zusätzlich allergischen Schnupfen, Neurodermitis oder eine Nahrungsmittelallergie.

Genau wie bei Erwachsenen muss vor jeder Behandlung eine genaue ärztliche Allergiediagnostik erfolgen (→ Seite 26). Sobald Sie wissen, welche Allergene die Beschwerden verursachen, sollten Sie darauf achten, dass Ihr Kind diesen Stoffen möglichst wenig ausgesetzt ist.

Was Sie für Ihr Kind tun können

Der Umgang mit asthmakranken Kindern erfordert viel Fingerspitzengefühl: Einerseits ist es wichtig, die Kinder vor bestimmten Reizstoffen und vor Überanstrengung zu schützen, andererseits sollten sie nicht als „Kranke" abgestempelt und von Spiel und Bewegung mit anderen Kindern ferngehalten werden. Solche Sonderbehandlungen können sich sehr negativ auf die Psyche des Kindes auswirken: Es kann leicht in eine Außenseiterposition geraten und sich zum Einzelgänger entwickeln oder aber das Asthma zum Vorwand nehmen, um bestimmte unliebsame Aufgaben zu verweigern.

Wenn Sie die folgenden Empfehlungen beachten, tragen Sie viel dazu bei, dass die Lebensqualität Ihres Kindes nicht (zu sehr) unter der Erkrankung leidet:

- Sorgen Sie unbedingt dafür, dass in Gegenwart Ihres Kindes nicht geraucht wird, denn Zigarettenrauch ist äußerst schädlich für die Bronchialschleimhaut.
- Halten Sie Ihr Kind so gut es geht von Umweltschadstoffen wie Auto- und Industrieabgasen fern.
- Achten Sie auf eine gute Durchlüftung der Räume, in denen sich Ihr Kind täglich aufhält.
- Verbannen Sie die konkreten Asthmaauslöser aus dem Umfeld Ihres Kindes. Das gilt auch für liebgewonnene Haustiere, wenn

diese zu allergischen Reaktionen führen. Wenn Ihr Kind sich unbedingt ein Tier wünscht, sollten Sie am besten einen Hund wählen, denn Hunde bergen deutlich weniger allergische Risiken als zum Beispiel Katzen, Hamster, Meerschweinchen oder andere Nagetiere (→ Seite 52).

- Mit gesunder, vitaminreicher Ernährung und allgemeinen Hygieneregeln wie Händewaschen vor dem Essen oder nach dem Kontakt mit erkälteten Menschen beugen Sie Infektionskrankheiten vor, die die Asthmasymptome verschlimmern können.
- Informieren Sie die Lehrer über die Erkrankung. Halten Sie Ihr Kind aber nicht vom Schulsport ab, da körperliche Bewegung das Asthma oft verbessert (→ Seite 94) und sich in der Regel günstig auf die Gesamtentwicklung eines Kindes auswirkt – auch wenn es nicht die gleiche sportliche Leistung erbringen kann wie gesunde Mitschüler. Lediglich während eines akuten Anfalls dürfen asthmakranke Kinder nicht am Schulsport teilnehmen.
- Nehmen Sie an einer Eltern-Kind-Schulung teil. Die gesetzlichen Krankenkassen übernehmen die Kosten für Kurse, die auf dem Konzept der Arbeitsgemeinschaft „Asthmaschulung im Kindesalter" (AGAS) basieren.

Stufenplan und die Therapie mit Medikamenten

Wie für Erwachsene gibt es auch für Kinder einen Stufenplan, mit dem sich der Schweregrad der Erkrankung einteilen lässt:

Stufe 1
Es treten weniger als fünf Asthmaanfälle pro Jahr auf.

Stufe 2
Es treten mehr als sechs Anfälle pro Jahr auf, aber nicht mehr als ein Anfall pro Woche.

Stufe 3
Die Anfälle treten mehr als einmal pro Woche, aber nicht täglich auf, und mehr als zweimal pro Monat in der Nacht.

Stufe 4
An den meisten Tagen und Nächten bestehen schwere Asthmasymptome.

Die Behandlung

Genau wie Erwachsene müssen auch asthmakranke Kinder unbedingt mit Medikamenten behandelt werden, damit sich die Krankheit nicht weiter verschlimmert. Die dabei eingesetzten Arzneimittel (Sprays, Pulver und Tabletten) richten sich nach dem jeweiligen Schweregrad des Asthmas und entsprechen denen von Erwachsenen (→ Seite 98).

Wesentliche Unterschiede bestehen nur in der Dosierung. Für kleinere Kinder, die noch nicht mit Sprays und Pulverinhalatoren umgehen können, gibt es Hilfsmittel, die ihnen die Inhalationstechnik erleichtern.

Der Einsatz von Kortisonsprays bei Kindern

Hat das Asthma einen bestimmten Schweregrad erreicht, ist oft auch bei Kindern das Inhalieren von Kortison erforderlich. Wenn dabei die geltenden Dosisgrenzen eingehalten werden, treten in aller Regel keine Probleme auf. Im Gegenteil: Die inhalierbaren Kortisone ermöglichen Kindern ein weitgehend normales Leben. Sie können an Sport und Spiel mit Gleichaltrigen teilnehmen, was für ihre körperliche und seelische Entwicklung sehr wichtig ist. Kortisonsprays dämpfen die Entzündung in den Bronchien und beugen einer Verschlimmerung der Krankheit vor (→ Kasten: „Wann die Angst vor Kortison unbegründet ist", Seite 102). Und nicht nur das: Ungefähr die Hälfte aller Kinder, die an allergischem Asthma leiden, nimmt die Erkrankung mit ins Erwachsenenalter. Skandinavische Studien haben jedoch gezeigt, dass sich dieser Anteil um 50 Prozent reduzieren lässt, wenn die Kinder rechtzeitig mit Kortisonsprays behandelt werden.

Spezifische Immuntherapie (SIT)

Wenn Ihr Kind das Grundschulalter erreicht hat und auf höchstens sechs allergieauslösende Stoffe reagiert, kann eine Hyposensibilisierung sinnvoll sein. Dabei werden ihm zirka zwei Jahre lang in anfänglich sehr geringer und allmählich höherer Dosierung die jeweiligen Allergene gespritzt, um den Organismus „umzustimmen", sodass das allergische Asthma nicht mehr auftritt.

Hinweise zur Durchführung, zu Risiken und unerwünschten Wirkungen der Hyposensibilisierung finden Sie im Kapitel „Allergischer Schnupfen", Seite 70.

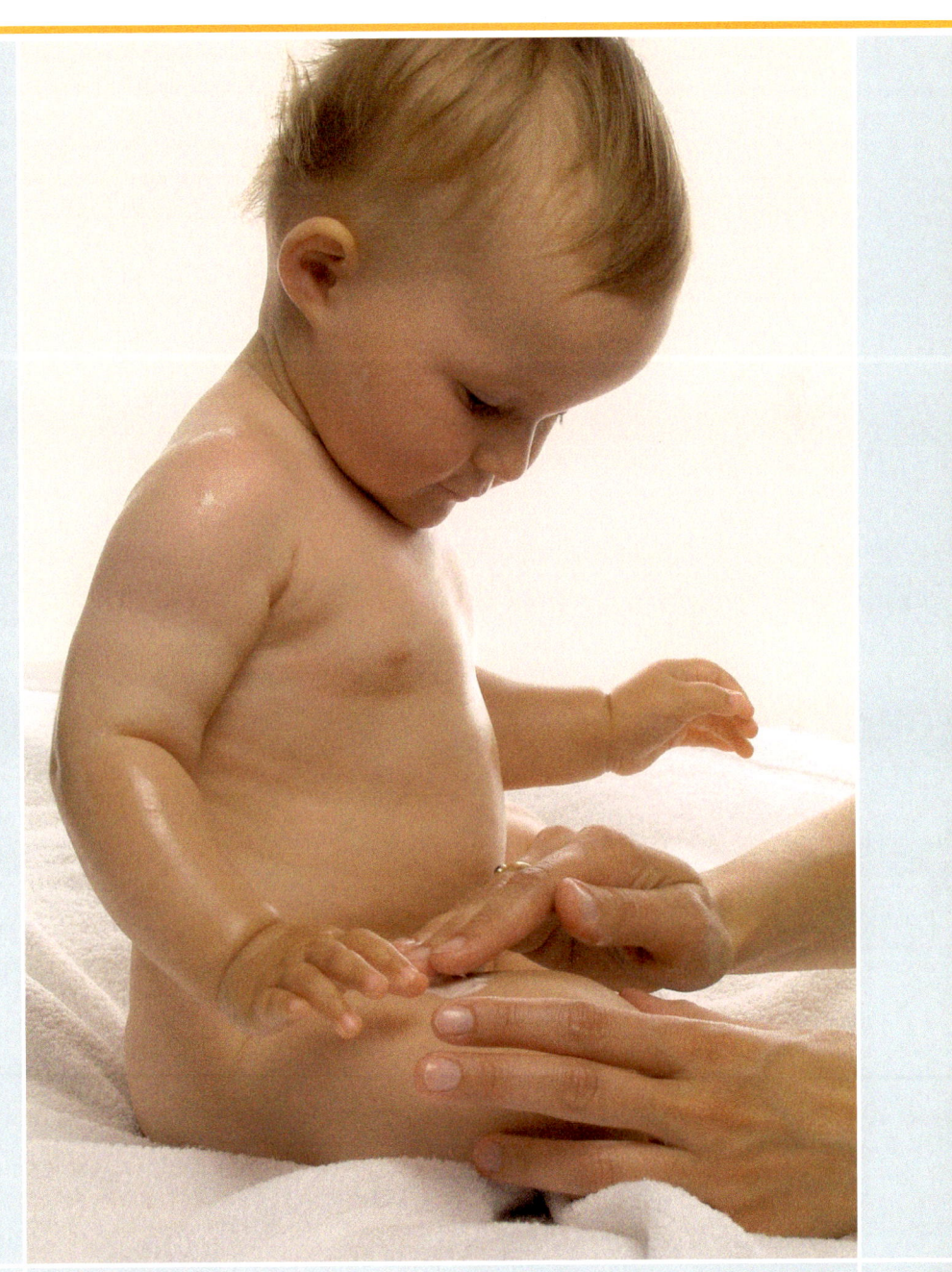

Der Begriff Neurodermitis ist aus dem Griechischen abgeleitet: neuron (Nerv), derma (Haut) und die Endung -itis (Entzündung). Hier klingt schon im Namen ("Neuro") an, dass, im Unterschied zu anderen allergischen Erkrankungen, das Nervensystem und die Psyche eine wichtige Rolle spielen. Die in der Fachsprache häufig verwendeten Begriffe "atopisches Ekzem" oder "atopische Dermatitis" verweisen darauf, dass es sich bei Neurodermitis – ebenso wie beim allergischen Schnupfen, bei Asthma und bei Nahrungsmittelallergien – um eine Atopie (→ Seite 36) handelt, also um die erblich erworbene Bereitschaft, auf bestimmte innere oder äußere Reize allergisch zu reagieren.

In den westlichen Industriestaaten hat sich die Zahl der Neurodermitiskranken in den vergangenen drei Jahrzehnten nahezu verdreifacht. Studien zeigen, dass heute fast 10 Prozent aller Kinder zumindest zeitweise an dieser chronisch-entzündlichen Hauterkrankung leiden. Von den Erwachsenen sind zirka 2,5 bis 3,5 Prozent betroffen. Neurodermitis tritt in den meisten Fällen bereits in der frühen Kindheit auf, sie kann sich aber auch im Jugend- und im Erwachsenenalter erstmalig bemerkbar machen.

Die Krankheit verläuft in Schüben. Doch Ausbruch, Schwere und Verlauf sind nicht programmiert. Wann es zu einem Schub kommt und wie intensiv die Beschwerden sind, hängt von unterschiedlichen Faktoren ab (→ Seite 117). Neurodermitis kann in jedem Lebensalter vollständig abheilen. Allerdings können auch nach einer langen symptomfreien Phase plötzlich wieder Beschwerden auftreten.

Neurodermitis bei Kindern

Wer ist gefährdet?
Die Krankheit tritt gehäuft bei Kindern auf, deren Abwehrsystem eher unterfordert ist (→ Dreckhypothese, Seite 20). Kinder, die im Säuglings- und Kleinkindalter viele Infektionen durchgemacht haben, erkranken dagegen seltener an Neurodermitis und anderen Allergien. Offenbar haben frühe Infektionen eine kräftigende und keine schwächende Wirkung auf das Abwehrsystem. Kinder, die mindestens sechs Monate lang gestillt wurden, sind ebenfalls besser vor Neurodermitis geschützt (→ Vorbeugung, Seite 187). Bestimmte Nahrungsmittel können nen Neurodermitis hervorrufen oder verstärken. Dazu gehören insbesondere Hühnerei, Kuhmilch, Weizen, Sojabohne, Haselnuss und Fisch.

Belastungen für die ganze Familie
Ständige juckende Hautentzündungen sind für ein (Klein)Kind eine Qual. Und auch Eltern und Geschwister sind in Mitleidenschaft gezogen. Denn im Zentrum der Aufmerksamkeit steht fast immer das erkrankte

Fortsetzung Seite 113

Kind: Die Sorge um seine Gesundheit nimmt so viel Raum ein, dass das gesamte Familienleben darunter leidet. Kinder, die einen Neurodermitisschub haben, sind sehr unruhig und übermüdet, weil der nächtliche Juckreiz und das ständige Kratzen sie am Durchschlafen hindern. Das wiederum führt zu chronischer Müdigkeit und Reizbarkeit, worunter nicht nur Kontakte mit Geschwistern und Gleichaltrigen, sondern auch die Leistungen in der Schule leiden können. Viele Eltern, die nicht ausreichend über die Krankheit und ihren Verlauf informiert sind, fühlen sich hilflos und überfordert, wenn es trotz intensiver Pflege immer wieder zu Krankheitsschüben kommt.

Besonders Mütter neigen zu übertriebener Angst und Fürsorge. Nicht wenige von ihnen werden selbst krank: Aus Furcht vor Stigmatisierung ziehen sie sich aus sozialen Kontakten zurück, entwickeln Schuldgefühle und Depressionen. Damit sie dem Teufelskreis aus Angst und Ohnmachtsgefühl entkommen können, brauchen sie gezielte Aufklärung und Unterstützung.

Was Eltern wissen sollten:

- Neurodermitis ist zwar quälend für ein Kind und anstrengend für die gesamte Familie, aber in den allermeisten Fällen dauert die Krankheit nicht endlos lange an. Die Prognosen bei Neurodermitis im Kindesalter sind ausgesprochen günstig: Bei gut 50 Prozent aller Babys verschwinden die Symptome innerhalb der ersten beiden Lebensjahre. Bei weiteren 20 Prozent der Kinder verabschieden sie sich mit dem Beginn der Pubertät. Es geht also darum, eine schwierige Zeit so gut wie möglich zu bewältigen und darauf zu setzen, dass die Krankheit spätestens im Jugendalter wieder abheilt. Kommt es danach weiterhin zu Krankheitsschüben, lassen sich diese mit vorbeugenden Maßnahmen und Medikamenten effektiv behandeln (→ Seite 120).

- Unverzichtbar ist eine gute, vertrauensvolle Zusammenarbeit mit dem Arzt. Dazu gehört auch, dass Sie übertriebene Angst vor Glukokortikoiden (kortisonhaltigen Mitteln) überwinden. Die ärztlich überwachte, zeitlich begrenzte Anwendung von Kortisonpräparaten auf der Haut zählt heute zum Therapiestandard und birgt in aller Regel keine gesundheitlichen Gefahren. Werden die Beschwerden dagegen nicht adäquat behandelt, stellen sich oft gravierende Folgen ein: Schlaflosigkeit, sozialer Rückzug und ein gestörtes Familienleben können das Wohlergehen Ihres Kindes viel stärker beeinträchtigen als die sehr geringen Risiken, die mit der vorübergehenden lokalen Therapie mit kortisonhaltigen Cremes, Gelen, Lotionen oder Salben verbunden sind (→ Seite 126).

- Nehmen Sie unbedingt an einer speziellen Eltern-Kind-Schulung für Neurodermitis teil (→ Seite 120). Solche Kurse vermitteln mehr Sicherheit und Kompetenz im Umgang mit der Krankheit und ermöglichen den Erfahrungsaustausch mit anderen betroffenen Eltern und Kindern. Erkundigen Sie sich bei Ihrem Arzt oder Ihrer Krankenkasse nach Schulungsprogrammen in der Nähe Ihres Wohnorts und fragen Sie die Kasse, ob sie die Kosten ganz oder teilweise übernimmt.

Symptome

Die Haut von Neurodermitiskranken ist in der Regel trockener als gesunde Haut. Das liegt unter anderem daran, dass die Produktion von Talg und weiteren Fettstoffen (Ceramiden) beeinträchtigt ist. Diese speichern Wasser in der Oberhaut. Bei einem Mangel an Ceramiden wird die Haut allmählich trocken, rau und schuppig. Außerdem kommt es häufig zu Störungen der Hautdurchblutung, der Schweißbildung und der Regulierung der Körpertemperatur. Die Haut ist oft auffallend blass, und Druckreize hinterlassen weiße Stellen. Weitverbreitet sind Entzündungen an den Lippen, der Bindehaut und an den Augenlidern.

Ein akuter Krankheitsschub beginnt meist damit, dass sich die betroffenen Hautstellen röten und schuppen. Danach bilden sich Schwellungen, kleine Knötchen oder Bläschen, die leicht aufplatzen und offene, nässende Stellen hinterlassen. Diese überziehen sich innerhalb einiger Tage mit einer dünnen, brüchigen Kruste. Die Ekzeme gehen mit starkem Juckreiz einher, den die Kranken mit ständigem Kratzen zu lindern versuchen. Doch damit beginnt ein Teufelskreis, denn das Kratzen verschlimmert den Ausschlag: Die Bläschen oder Krusten reißen auf, sie bluten, schmerzen und der Juckreiz wird immer unerträglicher.

Hautausschläge und Hautentzündungen lösen bei vielen Menschen Ekel, vor allem aber Furcht vor Ansteckung aus. Wer an Neurodermitis leidet, hat deshalb nicht nur mit juckenden und schmerzenden Ekzemen zu kämpfen, sondern muss oft auch erleben, dass andere Menschen sich abwenden. Aus Schamgefühl und Angst vor Ablehnung ziehen sich viele Kranke auch selbst aus sozialen Kontakten zurück. Damit setzt eine Negativspirale ein, denn dieser Rückzug kann seelisch sehr belastend sein, wodurch sich die Symptome nicht bessern, sondern meist noch weiter verschlechtern (→ „Die Rolle der Psyche", Seite 118).

Die Angst vor einer Übertragung der Krankheit ist unbegründet, denn Neurodermitis ist nicht ansteckend. Gesunde gehen beim Körperkontakt mit Erkrankten keinerlei Risiko ein – schon gar nicht, wenn sie zum Beispiel im Haushalt, am Arbeitsplatz, beim Sport oder in öffentlichen Verkehrsmitteln die gleichen Gegenstände berühren wie die Kranken.

Trockene Haut durch Medikamente

Einige Medikamente können die Hauttrockenheit zusätzlich verstärken. Dazu zählen neben Betarezeptorenblockern vor allem Mittel

- zur Senkung der Blutfette,
- zur Entwässerung,
- gegen Schüttellähmung (Parkinson),
- gegen Krämpfe im Magen-Darm-Bereich und in anderen Organen,
- gegen Psychosen (Neuroleptika).

Welche Hautstellen sind betroffen?

An welchen Hautstellen die Ekzeme auftreten, hängt im Wesentlichen vom Lebensalter ab.

Bei Säuglingen äußern sie sich meist als Milchschorf mit Rötung und Schuppung an der Kopfhaut sowie Entzündungen, Bläschen und Knötchen im Wangenbereich. Durch das häufige Kratzen kommt es am Kopf und im Gesicht zur Bildung von Krusten. Nachts können viele Babys wegen des starken Juckreizes nicht schlafen. Aber: Nicht jeder Schorf auf der Kopfhaut ist gleich Milchschorf und bedeutet Neurodermitis. Häufig ist er harmlos, juckt nicht und verschwindet von allein (Gneis).

Bestehen die Symptome nach dem zweiten Lebensjahr weiter, zeigen sie sich oft an anderen Körperstellen. Das Ekzem befällt dann vor allem die Gelenkbeugen: die Ellenbeugen, Handgelenke und Kniekehlen, manchmal auch den Hals oder bei Daumenlutschern den Daumen.

Rund die Hälfte der erkrankten Kinder entwickelt zusätzlich einen allergischen Schnupfen und/oder Asthma.

Neurodermitis kann auch im Erwachsenenalter fortbestehen – oder erstmalig auftreten. Dann stehen Hand- und Fußekzeme im Vordergrund, die sich mit juckenden Knötchen und Bläschen sowie Vergröberungen der Haut bemerkbar machen. Allerdings verbirgt sich hinter diesen Symptomen manchmal auch ein Kontaktekzem (→ Seite 156), das zum Beispiel aufgrund beruflich bedingter Hautbelastungen entstehen kann.

Glücklicherweise lassen akute Beschwerden wie Juckreiz, Hautrötung und Hautentzündungen im Laufe der zweiten Lebenshälfte oft nach oder verschwinden völlig. Doch die stark strapazierte Haut bedarf lebenslang einer besonderen Pflege (→ Seite 123), damit es nicht zu Rückfällen oder zu anderen Ekzemen kommt.

! Keine Impfung im akuten Schub

Schutzimpfungen – zum Beispiel gegen Grippe, Diphtherie, Kinderlähmung, Masern, Mumps, Röteln oder Tuberkulose – dürfen nicht während einer akuten Krankheitsphase durchgeführt werden, sondern erst, wenn die Symptome wieder abgeheilt sind.

Informieren Sie den Arzt, falls Sie eine Hühnerei-Allergie (→ Seite 139) haben, denn Impfstoffe, die Bestandteile von Hühnerei enthalten, können einen heftigen Krankheitsschub auslösen.

Neurodermitis: Typische Merkmale im Überblick

- **Hauptkriterien**
  - sehr trockene Haut
  - starker Juckreiz
  - Ekzeme (bei Kindern vor allem im Kopf- und Wangenbereich und an den Gelenkbeugen, bei Erwachsenen bevorzugt an Händen, Füßen, Hals und Nacken)
  - Erbfaktoren (Eltern und/oder Geschwister haben ebenfalls allergische Erkrankungen wie allergischer Schnupfen, Asthma und Nahrungsmittelallergien)
  - Krankheitsbeginn oft im Säuglings- und Kleinkindalter
  - häufig erhöhtes Gesamt-Immunglobulin-E (→ Seite 16)
  - positive Hauttests (→ Seite 28)

- **Weitere Kriterien**
  - kleine Einrisse (Rhagaden) an Mundwinkeln oder Unterlippe
  - Lippenentzündungen
  - Unverträglichkeit von Nahrungsmitteln (in der Kindheit vor allem von Kuhmilch)
  - auffallende Blässe (oder Rötung) des Gesichts
  - Schatten oder Ringe um die Augen
  - Neigung zu Hautinfektionen (zum Beispiel durch Herpesviren)
  - Juckreiz beim Schwitzen oder beim Tragen wollhaltiger Kleidung
  - Beeinflussung des Krankheitsverlaufs durch bestimmte Umwelteinflüsse, insbesondere durch Stressfaktoren (→ Seite 118)

Mögliche Folgen

Bei Erwachsenen, die an wiederkehrenden Krankheitsschüben leiden, verändert sich oft die Hautstruktur: Die trockene, chronisch belastete Haut wird im Laufe der Jahre dicker und gröber. Manchmal bilden sich kleine Knoten oder Flechten, die nicht mehr zurückgehen.

Da die Haut von Neurodermitikern sehr trocken und häufig entzündet ist, verliert sie allmählich ihren Schutz gegen Umwelteinflüsse wie Witterung, Staub, Seife oder Scheuern der Kleidung. Keime, Bakterien und Viren können leichter in die chronisch gereizte Haut eindringen, sodass sie anfälliger für unterschiedliche Infektionen (zum Beispiel für das Herpesvirus oder für bakteriell bedingte Hauterkrankungen mit eitriger Bläschenbildung) wird.

Darüber hinaus können die Haare und (an den äußeren Enden) auch die Augenbrauen ausfallen.

Auslöser

Eine ganze Reihe von Faktoren kann für den Ausbruch oder die Verschlimmerung einer akuten Neurodermitis verantwortlich sein. Die Hauptverursacher sind Allergene. Weitere Umwelteinflüsse und vor allem psychische Faktoren spielen ebenfalls eine wichtige Rolle.

Allergene

Grundsätzlich können alle Substanzen, die allergischen Schnupfen, Asthma oder Nahrungsmittelunverträglichkeiten hervorrufen, auch eine Neurodermitis auslösen. An welchen Organen sich eine Allergie (zuerst) bemerkbar macht, hängt meist vom Lebensalter ab (→ Seite 36).

Allerdings können die einzelnen Erkrankungen auch gleichzeitig bestehen. So kommt es bei Pollenallergikern während der Pollenflugzeit häufig zu einer Verschlimmerung der Neurodermitis. Außerdem können bei (Klein)Kindern mit mittelschwerer bis schwerer Neurodermitis zahlreiche Nahrungsmittel wie zum Beispiel Hühnerei, Milch, Weizen, Sojabohne und Haselnuss Neurodermitisschübe auslösen. In den meisten Fällen rufen jedoch nur ein bis zwei Nahrungsmittel Beschwerden hervor. Wenn Sie sie ausfindig gemacht haben und anschließend konsequent meiden, können sich die Ekzeme deutlich bessern.

Weitere Umwelteinflüsse

Es gibt noch weitere Faktoren, die den Ausbruch der Neurodermitis begünstigen können. Dazu zählen insbesondere

- das Tragen wollhaltiger oder luftundurchlässiger Kleidung (zum Beispiel Gummihandschuhe),
- zu häufiges und zu langes Duschen, Baden und Händewaschen,
- Arbeiten in feuchter Umgebung,
- Kälte, Hitze, Schwitzen,
- Tabakrauch,
- Duftstoffe und
- Hautinfektionen, die zum Beispiel durch Herpesviren hervorgerufen werden.

Da die Auslöser individuell sehr unterschiedlich sind, sollten Sie ein Allergie-Tagebuch (→ Seite 26) führen, um den inneren und äußeren Reizen auf die Spur zu kommen.

Pilze im Darm?

Eltern suchen oft händeringend nach den Auslösern für die Neurodermitis ihres Kindes – um so einen Weg der raschen Besserung zu finden. Manchmal wird in diesem Zusammenhang eine „Darmsanierung" (Symbioselenkung) als Therapie in Erwägung gezogen.

Vertreter dieser Behandlungsform gehen davon aus, dass im Darm eines Patienten mit Neurodermitis vermehrt schädliche Pilze oder Bakterien vorhanden sind. Eine Veränderung der Darmbesiedlung zum Beispiel mithilfe einer „Anti-Pilz-Diät" soll die Neurodermitis dann kurieren.

In unserem Darm sind normalerweise verschiedene Darmpilze vorhanden. Wenn Pilze im Stuhl nachgewiesen worden sind, hat das allein noch keinen Krankheitswert. Solange kein ganz massiver Befall von zum Beispiel Candida albicans (einem Hefepilz) mit Durchfall, Bauchschmerzen, Blähungen usw. vorliegt (und das ist fast nie der Fall), spielen Darmpilze im Zusammenhang mit Neurodermitis keine Rolle.

Ein wichtiger Faktor: Die Psyche

Psychische Faktoren sind bei Neurodermitis von erheblicher Bedeutung. Aus einer Reihe von Studien geht hervor, dass Stress häufig akute Schübe auslöst oder bereits bestehende Ekzeme verschlimmert. Was im Einzelfall als Stress erlebt wird, ist sehr unterschiedlich. Meist handelt es sich dabei um Konflikte mit engen Bezugspersonen, hohe Belastungen und Zeitdruck im Beruf oder in der Schule, um unterschiedliche Ängste oder um offene oder versteckte Aggressionen gegenüber Angehörigen, Freunden, Nachbarn, Schulkameraden oder Kollegen. Kurz: Wer Neurodermitis hat, reagiert „dünnhäutiger". Angst, Ärger und Spannungen aller Art gehen „unter die Haut" und machen sich häufig mit Juckreiz und Ausschlag bemerkbar.

Psychotherapeutische Beobachtungen legen nahe, dass viele erwachsene Neurodermitispatienten eine ambivalente Einstellung zu körperlicher Berührung ($\rightarrow$ „Nähe-Distanz-Konflikt", Seite 24) haben. Einige Wissenschaftler vermuten, dass Neurodermitiker in der frühen Kindheit ihre körperliche Pflege durch Bezugspersonen zwar als liebevoll, jedoch gleichzeitig auch als schmerzhaft und juckreizauslösend erlebt haben – und dass diese Gefühle im Erwachsenenalter (unbewusst) fortbestehen. Manche sind der Ansicht, dass im Kratzen viel Aggression gebunden sein kann, die sich gegen den eigenen Körper richtet.

Psychische Veränderungen können aber auch eine Folge der Erkrankung sein. Viele Patienten fühlen sich ausgegrenzt und stigmatisiert, was die Entstehung von Depressionen und Aggressionen begünstigt. Andere sind unfähig, sich zu entspannen, weil sie in ständiger Furcht vor dem nächsten Krankheitsschub leben, den sie weder voraussehen noch verhindern können. Wieder andere haben eine ausgeprägte Angst vor Kortison (→ Seite 113).

Die folgende Fallgeschichte zeigt, wie sehr ein ambivalentes Verhältnis zum Beruf den Krankheitsverlauf beeinflussen kann.

„Ausbrüche – auf der Haut"

Eine 48-jährige Frau mit einer Allergie gegen die Pollen von Hasel, Erle und Esche und einige der damit assoziierten Nahrungsmittel, insbesondere Äpfel, Pfirsiche und Haselnüsse, arbeitet seit 17 Jahren in einer Werbeagentur. Nachdem sie etwa zwölf Jahre in der Agentur beschäftigt war, begann sie an häufig wiederkehrenden Neurodermitisschüben zu leiden, die sich an der rechten Hand bemerkbar machten.

Schon seit Langem hatte sie sich mit dem Gedanken getragen, ihren Beruf aufzugeben. Zum einen, weil sie sich mit den Arbeitsinhalten nur noch zu einem geringen Teil identifizieren konnte, zum anderen, weil die zunehmend hohe Arbeitsbelastung und die häufigen Überstunden an den Wochenenden ihr nicht genügend Zeit für ein befriedigendes Privatleben ließen. Entspannung fand sie lediglich in einem Yogakurs, den sie seit einigen Jahren besuchte. Diese wohltuende Erfahrung weckte in ihr den Wunsch, selbst eine Ausbildung als Yogalehrerin zu absolvieren und später eine eigene Praxis zu eröffnen. Doch die Angst vor den finanziellen Risiken, die mit der beruflichen Selbstständigkeit verbunden sind, hielt sie immer wieder davon ab, ihren Plan zu verwirklichen.

Das Handekzem trat nun immer häufiger auf – vor allem, wenn Gespräche mit wichtigen Kunden anstanden. Die Patientin trug jedes Mal einen Verband, damit niemand den Ausschlag sah. Zu ihrem Kummer bekam sie zusätzlich Entzündungen an den Lippen, die sich nicht verbergen ließen. Da sie in ständiger innerer Anspannung lebte, weil sie sich weder in der Lage fühlte, den Traum von einem neuen Beruf zu realisieren noch die häufigen Überstunden im bisherigen Beruf abzulehnen, begann sie eine Psychotherapie. Dabei wurde ihr klar, dass sie den Schritt in die Selbstständigkeit doch wagen wollte. Seit einem Jahr arbeitet sie nur noch 80 Prozent der Arbeitszeit in der Werbeagentur und macht nebenbei eine Ausbildung zur Yogalehrerin. Seitdem sind die Neurodermitisschübe stark zurückgegangen.

Diagnose

In der Regel sind mehrere Schritte erforderlich, um eine sichere Diagnose zu stellen.

An erster Stelle steht die Erhebung der Krankengeschichte (Anamnese) durch den Arzt, in der auch die Familienanamnese berücksichtigt wird. Denn die meisten Patienten haben Verwandte, die ebenfalls an Neurodermitis oder an anderen erblich bedingten Allergien wie (Heu)Schnupfen, Asthma oder Nahrungsmittelunverträglichkeiten leiden.

Im Anschluss daran erfolgt eine gründliche körperliche Untersuchung. Häufig liefern bereits Hautveränderungen wie auffallend blasse Haut, vertiefte Handfurchen, Augenschatten oder eine doppelte Falte am unteren Augenlid erste Hinweise auf eine Neurodermitis.

Sehr nützlich für den Arzt ist das bereits erwähnte Allergie-Tagebuch (→ Seite 26), da sich damit der Kreis möglicher Auslöser oft deutlich eingrenzen lässt.

Ergibt sich ein Verdacht auf bestimmte Allergene, sind neben Laboruntersuchungen (→ Seite 31) zusätzlich gezielte Hauttests (→ Seite 28) erforderlich. Denn ein hoher Spiegel an Immunglobulin E (→ Seite 16) kann fälschlicherweise positive Ergebnisse auf Nahrungsmittel liefern und damit zu überflüssigen Diäten verleiten – obwohl es in der Praxis gar nicht zu Beschwerden kommt. Auslassdiäten machen deshalb nur Sinn, wenn ein Provokationstest (→ Seite 32) die jeweiligen Allergene bestätigt.

TIPP

Patientenschulungen

Wenn Sie oder Ihr Kind wiederholt Krankheitsschübe haben, sollten Sie sich bei Ihrer Krankenkasse gezielt nach Patientenschulungen erkundigen. Viele Kassen bieten im Rahmen ihrer Programme für chronisch kranke Patienten auch Kurse für Neurodermitiker sowie spezielle Schulungen für Eltern an, deren Kind an Neurodermitis leidet. Dort bekommen Sie weitere Informationen und individuelle Tipps für den Umgang mit der Krankheit.

Behandlung

Die Therapie der Neurodermitis ist ebenso komplex wie die Krankheit selbst. Sie hängt von den individuellen Auslösern ab, von der Intensität der Beschwerden und schließlich vom jeweiligen Krankheitsstadium.

Die Auslöser meiden

Was für die anderen allergischen Erkrankungen gilt, trifft auch für Neurodermitis zu: Sobald Sie wissen, welche Faktoren die Krankheitsschübe bei Ihnen oder Ihrem Kind auslösen oder verstärken, sollten Sie versuchen, diese so gut es geht zu meiden. Das können bestimmte Nahrungsmittelbestandteile oder Medikamente sein, Blütenpollen, Hausstaubmilben, Tierhaare oder Schimmelpilze. Tipps, wie Sie die jeweiligen Auslöser reduzieren können, finden Sie in den Kapiteln „Allergischer Schnupfen" (→ Seite 39), „Nahrungsmittelallergien" (→ Seite 31) und „Kontaktekzeme" (→ Seite 156).

Wenn Sie zusätzlich das Folgende beachten, können Sie Krankheitsschüben vorbeugen:

- Verzichten Sie auf häufiges, zu heißes und zu langes Baden und Duschen. Anschließend sollten Sie die Haut nicht trockenreiben, sondern sanft mit dem Handtuch abtupfen.
- Waschen Sie die Hände nicht zu oft: Das regelmäßige Reinigen nach dem Besuch der Toilette, vor dem Essen(zubereiten) sowie nach dem Kontakt mit erkrankten Personen reicht völlig aus.
- Nur im Ausnahmefall Hautdesinfektionsmittel verwenden.
- Tragen Sie direkt auf der Haut keine Kleidung aus Wolle, da diese häufig Juckreiz auslöst. Empfehlenswert sind Baumwolle, Seide sowie moderne, schweißtransportierende Fasern. Bei steigenden Temperaturen sollten Sie weite, atmungsaktive Textilien wählen, da enge Kleidung und Schweiß die Haut reizen und zusätzlichen Juckreiz verursachen.

Keine unnötigen Auslassdiäten und Nahrungsergänzungsmittel

Nahrungsmittel müssen Sie nur dann vom Speiseplan streichen, wenn diese tatsächlich die Neurodermitisschübe hervorrufen.

Kinder reagieren überwiegend allergisch auf Grundnahrungsmittel wie Hühnerei, Milch, Weizen und Sojabohne. Da diese Sensibilisierungen (Überempfindlichkeiten) sehr oft bis zum Grundschulalter wieder verschwinden, sollten Sie Ihr Kind etwa alle ein bis zwei Jahre erneut beim Arzt testen lassen.

Bei Erwachsenen spielen Kreuzallergien zwischen Pollen und Nahrungsmitteln (→ Seite 44) die vorrangige Rolle. Wenn solche Kreuzreaktionen bestehen (und Sie zum Beispiel infolge einer Birkenpollen-allergie kein Steinobst oder keine Nüsse vertragen), kann der Verzehr dieser Lebensmittel einen Ekzemschub auslösen.

Dagegen ließ sich die Vermutung, dass Schweinefleisch, Tomaten, Zucker oder pauschal tierisches Eiweiß für die Neurodermitis verantwortlich seien, bislang nicht durch Studien beweisen.

Auch für die Annahme, Neurodermitis beruhe auf einem Mangel an essenziellen Fettsäuren und könne deshalb zum Beispiel durch die Einnahme von Nachtkerzenöl-Präparaten erfolgreich behandelt werden, gibt es bislang keine gesicherten wissenschaftlichen Daten.

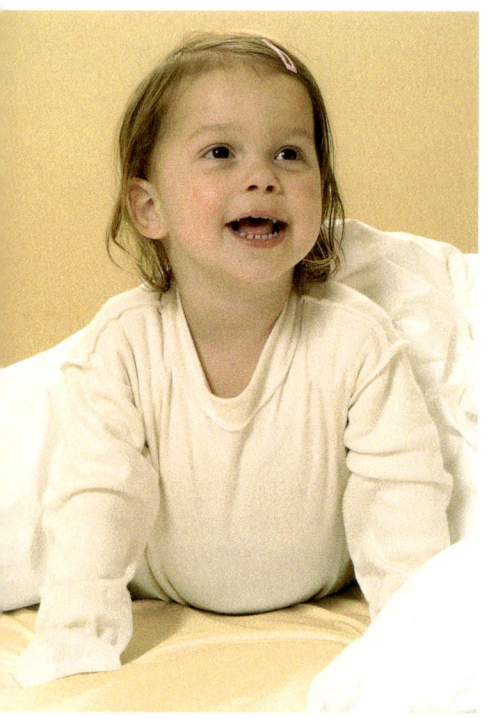

Baumwollfäustlinge helfen, Verletzungen durch nächtliches Kratzen zu vermeiden.

- Sorgen Sie für ausgewogene Ernährung und ausreichend Flüssigkeit. Für Kinder gelten in etwa folgende Empfehlungen: Im Alter von zwei bis drei Jahren mindestens 700 Milliliter, von sieben bis neun Jahren 900 Milliliter, von 13 bis 14 Jahren 1,2 Liter pro Tag. Erwachsene sollten täglich 1,5 bis 2 Liter trinken. Am besten geeignet sind Mineralwasser, frische, nicht zu säurehaltige Obst- und Gemüsesäfte sowie Kräuter- und Früchtetees (wenn sie keine allergischen Reaktionen hervorrufen).
- Vermeiden Sie möglichst extreme Temperaturen (zu große Hitze, Kälte) und Schwitzen.
- Tragen Sie bei Putzarbeiten Baumwollhandschuhe unter den Haushaltshandschuhen.
- Schneiden Sie die Fingernägel kurz und feilen Sie scharfe Kanten rund, damit beim Kratzen keine zusätzlichen Hautschäden entstehen.
- Kleine Kinder sollten nachts weiche Baumwollfäustlinge tragen, um Verletzungen durch Kratzen zu vermeiden.
- Das Baden in Hallenbädern verschlimmert oft die Beschwerden, während sich Schwimmen im Meer meist günstig auswirkt.
- Sorgen Sie für eine regelmäßige Hautpflege (→ Seite 123).
- Setzen Sie die Haut nicht ungeschützt der Sonne aus. UV-Strahlung kann zwar sehr hilfreich sein, sollte aber nur in Maßen an die Haut gelangen, sodass kein Sonnenbrand entsteht. Wählen Sie je nach Hauttyp Sonnenschutzmittel mit einem Lichtschutzfaktor zwischen 8 und 20 – am besten in Form von Salben oder Cremes, die die Haut gleichzeitig pflegen. So ist die Haut bei kürzeren Sonnenbädern geschützt, und die hilfreichen Strahlen sind nicht wie bei sehr hohen Lichtschutzfaktoren komplett abgeblockt.

TIPP

Fördern Sie die Selbstständigkeit Ihres Kindes!

Ohne Frage brauchen Kinder mit Neurodermitis besondere Unterstützung und Zuwendung. Doch häufig werden sie zu sehr behütet und man lässt ihnen zu wenig Eigenverantwortung. Ein Kind, das beispielsweise auf Erdbeeren allergisch reagiert, muss mit der Zeit lernen, selbst zu entscheiden, ob es für ein Schälchen Erdbeeren einen Ekzemschub in Kauf nimmt – oder nicht.

- Entspannungstechniken (→ Seite 235) und Stressbewältigungs-
  verfahren (→ Seite 237) können bei Erwachsenen ebenso wie
  bei Kindern zur Linderung der Symptome beitragen.
- Wenn Sie sehr unter den Beschwerden leiden oder chronische
  Konflikte nicht lösen können, kann eine Psychotherapie (→ Seite 236) äußerst hilfreich sein.

Die richtige Hautpflege

Da die Haut bei Neurodermitis viel empfindlicher ist als gesunde Haut, benötigt sie – auch in symptomfreien Zeiten – eine
besonders sorgfältige und intensive Pflege. Hierfür sind unterschiedliche feuchtigkeitsspendende und rückfettende Mittel
geeignet.

Benutzen Sie zum Duschen oder Baden keine Duschgels, Seifen
oder Schaumbäder, weil diese den schützenden Säuremantel
der Haut schädigen und die kostbaren körpereigenen Hautfette
mit ihrem Wasserrückhaltevermögen herauslösen. Seifenartige
Mittel sollten Sie nur dann – sparsam – benutzen, wenn die
Haut wirklich schmutzig ist.

Die Haut braucht eine Pflege, die an ihren individuellen Gesundheitszustand sowie an die Tages- und die Jahreszeit angepasst
ist: Während eines Krankheitsschubs benö-
tigt sie eher eine wasserhaltige Creme oder
Körperlotion, in ruhenden Phasen und in
der kalten Jahreszeit dagegen verstärkt fett-
haltige Salben.

Für den Tag sollten Sie keine zu fetthalti-
gen Präparate verwenden, um einen „Speck-
glanz" zu vermeiden. Nachts können Sie
dagegen Mittel auftragen, die mehr Fett enthalten – zum Beispiel wirkstofffreie Basiscremes oder Basissalben. Ganz allgemein
gilt: Benutzen Sie das Präparat, welches
Sie oder Ihr Kind als angenehm empfinden
und gut vertragen.

Grundsätzlich sind Cremes und Salben
empfehlenswert, die als Zusatz 5- bis 10-pro-
zentigen Harnstoff (Urea) enthalten, da
dieser den Feuchtigkeitsgehalt der Haut erhöht. Darüber hinaus verhindert Harnstoff,
dass sich die Haut verdickt und schuppt.
Da die Urea-Substanz außerdem das Eindrin-

TIPP

Feuchte Umschläge

Als allgemeine Maßnahme bei nässendem
Ausschlag eignen sich fettfeuchte Umschläge, die die gereizte Haut beruhigen:
Dabei tragen Sie zunächst eine Creme
auf die betroffene Stelle auf und wickeln
diese unmittelbar danach mit dem feuchten Umschlag ein. Nach einer Einwirkungszeit von 30 bis 60 Minuten können Sie
den Umschlag wieder abnehmen. Gut geeignet sind auch Umschläge mit schwar-
zem Tee oder Kamillentee. Die Behandlung
sollte nur unter ärztlicher Anleitung durchgeführt werden und nicht länger als zwei
bis vier Tage dauern. Sie ersetzt nicht andere notwendige therapeutische Maßnahmen (→ Seite 125).

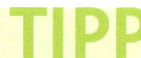

Was Sie bei Hautpflegemitteln beachten sollten

- Wählen Sie Produkte, die möglichst wenig Konservierungsmittel, Farb- oder Duftstoffe enthalten.

- Harnstoffhaltige Cremes dürfen Sie nicht auf entzündete oder verletzte Haut auftragen.

- Wenn bei Säuglingen und Kleinkindern die Haut nach dem Auftragen von Harnstoff brennt, liegt das meist an der gleichzeitig vorhandenen Milchsäure. Achten Sie daher darauf, dass das Präparat keine Milchsäure enthält. Falls es dennoch brennt, sollten Sie ausprobieren, ob ein anderes Produkt besser verträglich ist. Die Konzentration an Harnstoff (Urea) sollte nicht zu hoch sein (3 bis 5 Prozent). Die Creme lässt sich leichter (und schmerzfreier) verteilen, wenn sie nicht zäh ist. Weitere Hinweise zu harnstoffhaltigen Cremes und Salben finden Sie im Kapitel „Medikamente" → Seite 195.

- Ölbäder enthalten oft Auszüge aus Sojabohnen, Erdnüssen oder Paraffin. Vergewissern Sie sich, dass keine Allergie gegen diese Stoffe (insbesondere gegen Erdnüsse) besteht. Öfter als einmal wöchentlich sollten Sie nicht baden, da sonst die Haut zu stark austrocknet.

- Seien Sie zurückhaltend mit Mitteln, die „pflegende" Zusätze aller Art enthalten, denn die jeweiligen Stoffe können allergische Reaktionen auslösen.

- Für die Haut von Kindern gilt: Regelmäßig eincremen, aber nicht zu fette Präparate benutzen.

gen anderer Wirkstoffe in die Haut verstärkt, werden harnstoffhaltige Salben gleichzeitig oder im Wechsel mit kortisonhaltigen Cremes (→ Seite 126) angewendet.

Manche Pflegemittel enthalten zusätzlich antientzündliche Substanzen wie zum Beispiel Tumenol oder Liquor carbonis detergens (LCD). Damit lässt sich oftmals ein zu häufiger oder dauerhafter Einsatz von Kortisonsalben vermeiden.

Zum Baden sind Ölbäder, die für eine gewisse Rückfettung sorgen, am besten geeignet. Sie überziehen die Haut mit einem hauchdünnen Fettfilm, der verhindert, dass sich natürliche Feuchthaltefaktoren aus der Hornschicht lösen. Dadurch juckt die Haut weniger und trocknet nicht so rasch aus. Das Ölbad geben Sie am besten in dünnem Strahl direkt in das laufende Wasser. Bei 32 °Celsius Wassertemperatur ist die rückfettende Wirkung am stärksten (auf keinen Fall sollte es wärmer als 36 °Celsius sein).

Verwenden Sie keine zusätzlichen Badesubstanzen, da sonst das Ölbad seine fettende Wirkung verliert. Eine intensive Wirkung dürfen Sie von Ölbädern nicht erwarten, denn der dünne Fettfilm, der nach dem Baden verbleibt, landet, selbst wenn Sie die Haut nur vorsichtig abtupfen, überwiegend im Handtuch. Es sei denn, Sie lassen die Haut bei gut geheiztem Badezimmer an der Luft trocknen.

Bei Präparaten mit „pflegenden" Zusätzen ist Zurückhaltung geboten – auch wenn diese als „natürlich" oder „rein pflanzlich" etikettiert werden. Ihr Nutzen bei Neurodermitis ist bislang nicht ausreichend belegt. Außerdem führen Zubereitungen auf pflanzlicher Basis bei Allergikern häufig zu Überempfindlichkeitsreaktionen (zum Beispiel bei Bädern mit Erdnussöl).

Medikamente

Die in diesem Abschnitt aufgelisteten Arzneimittel sind zur Behandlung von Neurodermitis und anderen Ekzemen geeignet. Auch der Therapieplan für Kinder folgt im Prinzip diesen Empfehlungen. Detaillierte Informationen zu Anwendung, Gegenanzeigen und unerwünschten Wirkungen der jeweiligen Mittel sowie spezielle Hinweise zum Einsatz dieser Wirkstoffe bei schwangeren Frauen und Kindern finden Sie im Kapitel „Medikamente" (→ Seite 195).

Mittel mit synthetischem Gerbstoff (→ Seite 223)

Sind die Symptome nur schwach ausgeprägt, können äußerlich angewandte Mittel ausreichend sein, die synthetischen Gerbstoff enthalten. Dieser hat einen leicht entzündungshemmenden, juckreizstillenden Effekt und bewirkt, dass die nässenden Wunden rasch trocknen, sodass Bakterien und Pilze keinen Nährboden mehr haben.

Örtlich betäubende Mittel (→ Seite 224)

Infrage kommt die oberflächlich betäubende Substanz Polidocanol, die die Empfindlichkeit der Nervenenden für unterschiedliche Reize verringert. Dadurch sind auch Schmerzen und Juckreiz weniger stark spürbar.

> **! Kein Benzokain verwenden**
>
> Da der örtlich betäubende Wirkstoff Benzokain häufig Allergien auslöst, sollte er bei Neurodermitis nicht angewendet werden.

Harnstoffhaltige Cremes und Salben
(→ Seite 222)

Mittel, die Harnstoff (Urea) enthalten, erhöhen den Feuchtigkeitsgehalt der Haut und tragen dazu bei, dass sie weich und geschmeidig bleibt. Außerdem verstärken sie das Eindringen anderer Wirkstoffe. Sie werden deshalb bei Neurodermitis und anderen Ekzemen oft gleichzeitig oder auch im Wechsel mit Kortisonpräparaten (→ Kasten, Seite 127) eingesetzt.

Für Babys und Kleinkinder gelten bei Medikamenten mit Harnstoff die gleichen Empfehlungen wie bei kosmetischen Produkten mit diesem Wirkstoff. Die kosmetischen Produkte sind häufig billiger als die Medikamente, die Harnstoff enthalten. Da es sich nicht um Arzneimittel handelt, unterliegen sie jedoch nicht unseren Bewertungskriterien und tauchen in der Tabelle auf Seite 241 nicht auf.

Antihistaminika zum Einnehmen
(→ Seite 203)

Antihistaminika zum Einnehmen, die gegen allergischen Schnupfen helfen, dämpfen auch den Juckreiz der Haut. Wenn Sie sie tagsüber verwenden, sollten Sie die wenig müdemachenden Wirkstoffe wählen (zum Beispiel Cetirizin oder Loratadin → Seite 204). Gegen Schlafstörungen, die durch nächtlichen Juckreiz verursacht werden, können Sie dagegen den müdemachenden Effekt anderer Substanzen (zum Beispiel Clemastin oder Dimetinden → Seite 204) nutzen.

> **! Keine Antihistaminika als Creme oder Gel**
>
> Als Gel oder Creme sind Antihistaminika bei allergischen Hauterkrankungen wenig geeignet. Zum einen dringen sie nicht schnell und tief genug in die Haut ein, um eine vergleichbare Wirkung wie die Mittel zum Einnehmen zu erzielen. Zum anderen können sie selbst Allergien auslösen. Wenn der Juckreiz eines Ekzems nach dem Auftragen nachlässt, liegt das weniger an den Wirkstoffen, die in den Mitteln enthalten sind, sondern eher an dem kühlenden Effekt vor allem der Gele.

Glukokortikoide (Kortison) in Cremes und Salben (→ Seite 225)

Bei einem ausgeprägten Neurodermitisschub sind äußerlich angewandte Glukokortikoide (Kortison) als Cremes und Salben das Mittel der ersten Wahl, da sie sowohl den Juckreiz als auch die Entzündung wirksam bekämpfen.

Kortisonpräparate wirken noch besser, wenn Sie sie zusätzlich oder im Wechsel mit harnstoffhaltigen Mitteln (→ Seite 126) verwenden. Kombinationsmittel, die sowohl Glukokortikoide als auch Harnstoff und/oder Salizylsäure enthalten, sind ebenfalls geeignet, weil beide Wirkstoffe das Eindringen des Kortisons in die Haut erleichtern. Dagegen ist der Einsatz von Kombinationspräparaten, in denen sich außer Kortison noch ein Antibiotikum oder ein Antiseptikum befindet, nur sinnvoll, wenn ein Ekzem mit Bakterien infiziert ist.

Bei schweren Ekzemen, die sich durch die äußerliche Anwendung von Glukokortikoiden nicht bessern, kann es notwendig sein, vorübergehend Kortisontabletten einzunehmen.

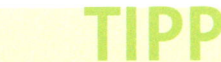

Bewährte Therapieformen

Kortisonhaltige Mittel lindern Hautbeschwerden. Um unerwünschten Wirkungen (→ Seite 228) vorzubeugen, sollten Sie Kortisonpräparate jedoch nicht unnötig lange (ohne Unterbrechung nicht länger als vier Wochen) und nicht mit einer unnötig hohen Wirkstoffkonzentration anwenden.

Mit den folgenden Therapieformen lassen sich im Allgemeinen gute Erfolge erzielen:

- **Stufen-Therapie**
  Dabei nehmen Sie während eines akuten Schubs für zirka eine Woche ein stark wirkendes Kortisonpräparat (→ Seite 226) und anschließend für etwa 10 bis 14 Tage ein schwächer wirkendes. Danach wechseln Sie auf eine Basiscreme oder Basissalbe, die kein Kortison enthält.

- **Tandem-Therapie**
  Hier verwenden Sie abends kortisonhaltige und morgens Basiscremes oder -salben.

- **Intervall-Therapie**
  Sie nehmen jeweils im Wechsel von ein bis drei Tagen zunächst ein Kortisonpräparat, danach Basispflegemittel, anschließend wieder im Wechsel Kortison- und Basispräparat.

Besprechen Sie am besten mit Ihrem Arzt, welche der drei Therapieformen für Ihre individuellen Beschwerden am günstigsten ist.

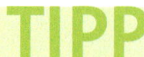

Tipps zur Anwendung von Kortisonpräparaten auf der Haut

- Verwenden Sie das Präparat nur auf den betroffenen Stellen.

- Tragen Sie im Gesicht und am Hals nur ein Präparat mit möglichst niedriger Wirkstärke auf (→ Seite 225).

- Gehen Sie sparsam mit den Mitteln um: Eine dünne Schicht reicht aus.

- Benutzen Sie das Kortison nur einmal am Tag, am besten nach dem Waschen, Duschen oder Baden.

- Verwenden Sie das Kortison immer nur für möglichst kurze Zeit (→ Seite 127).

- Wenn Sie nach einer längeren beschwerdefreien Zeit wieder einen Neurodermitis-schub bekommen und noch Kortisonsalben oder -Cremes übrig haben, sollten Sie diese nicht ohne vorherige Rücksprache mit Ihrem Arzt benutzen. Denn es ist wichtig, dass Sie stets nur das am wenigsten starke Mittel auftragen, das gegen die aktuellen Symptome schon hilft.

- Kortisonhaltige Salben oder Cremes dürfen Sie nie ohne wichtigen Grund verwenden. Sie sind nicht als Ersatz für eine normale Basispflege geeignet.

- Der Verbrauch von Kortison lässt sich oft reduzieren, wenn Sie die Medikamente im Wechsel mit einer nicht kortisonhaltigen Salbe (vor allem mit harnstoffhaltigen Mitteln) auftragen.

Immunsuppressiva (→ Seite 230)

Seit einiger Zeit sind weitere wirksame Medikamente gegen Neurodermitis auf dem Markt. Dabei handelt es sich vor allem um Präparate mit den Wirkstoffen Tacrolimus und Pimecrolimus, die auf die Haut aufgetragen werden. Die Substanzen können ebenso Entzündungen lindern wie schwach bis mittelstark wirkende Glukokortikoide (Kortison). Bisher liegen jedoch keine Langzeiterfahrungen mit diesen Wirkstoffen vor, sodass die Risiken noch schwer einzuschätzen sind. Daher sollten sie nur zum Einsatz kommen, wenn kortisonhaltige Mittel nicht ausreichend helfen oder nicht infrage kommen. Zur Langzeitbehandlung sind beide Substanzen nicht geeignet.

Weitere Maßnahmen

Es gibt noch weitere Verfahren, die einen festen Stellenwert in der vorbeugenden und akuten Behandlung der Neurodermitis haben. Dazu zählen vor allem UV-Strahlen- und Klimatherapien, Entspannungsmethoden, Stressbewältigungstrainings und Psychotherapien.

UV-Strahlentherapie

Wenn sich Ihre Hautbeschwerden im Sommer bessern, lohnt sich ein Versuch mit einer Strahlentherapie, die sich besonders bei großflächigen Ekzemen als sehr wirksam erwiesen hat. Das Verfahren eignet sich allerdings nur für Erwachsene, nicht für Kinder.

Bei der Strahlentherapie werden gezielt UV-A- und UV-B-Strahlen eingesetzt. Da die intensive Bestrahlung jedoch nicht unbedenklich ist, darf sie nur unter ärztlicher Aufsicht (und auf keinen Fall auf eigene Faust im Sonnenstudio oder durch intensive Sonnenbäder) erfolgen. Vor jeder Anwendung mit UV-A- und UV-B-Strahlen muss ein Arzt Nutzen und Risiken der Therapie abwägen.

Klimatherapie

Vielen Neurodermitiskranken – Erwachsenen ebenso wie Kindern – bekommt das Klima im Hochgebirge, an Nordsee, Mittelmeer und am Toten Meer ausgesprochen gut. Dass die Beschwerden zurückgehen, liegt zum einen am Reizklima, zum anderen, wie bei der oben erwähnten Strahlentherapie, an der hohen UV-Strahlung in den Bergen und an der See.

Bei einer notwendigen Rehabilitationsmaßnahme (→ Seite 107) sollten Sie deshalb eine Klinik im Hochgebirge oder an der Nordsee wählen.

Teebaumöl: Wundermittel der Natur?

Prinzipiell sollten Hautpflegeprodukte aus einfachen Basisstoffen bestehen und möglichst wenige Zusätze enthalten. Auch „natürliche" Zusätze wie Teebaumöl können mitunter eher schaden als nützen.

Teebaumölprodukte haben bisher keine Zulassung als Arzneimittel, werden aber zum Beispiel als Cremes, Seifen und Öl zur Reinigung und Pflege der Neurodermitishaut angeboten.

Für den therapeutischen Nutzen von Teebaumöl bei Neurodermitis gibt es bislang keine wissenschaftlichen Belege. Es liegt auch keine Standardisierung vor. So hängt seine Wirkung unter anderem vom Zeitpunkt der Ernte und von der Herkunft ab.

Von einem Therapieversuch mit Teebaumöl sollte man besser absehen, da es vor allem in hoher Konzentration zu aggressiv für Ekzempatienten sein kann.

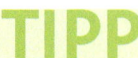

Stress in der Schule?

Nachts juckt die Haut – da kann man am Tag nicht ausgeschlafen sein. Das führt häufig zu Problemen in der Schule, denn der Schlafmangel beeinträchtigt die schulische Leistung. Wenn Sie das bei Ihrem Kind beobachten, sollten Sie die Lehrer über seine besondere Belastung informieren. Denn wenn Ihr Kind für seine Leistungsschwäche oder sein Kratzen und seine Unruhe getadelt wird, kann das die Symptome noch verstärken.

Entspannung, Stressbewältigung und Psychotherapie

Dauerstress in Beruf oder Schule und Privatleben kann Neurodermitisschübe auslösen und verstärken. Das Erlernen einer Entspannungsmethode und/oder die Teilnahme an einem Stressbewältigungstraining können Ihnen oder Ihrem Kind helfen, den Teufelskreis von Stress – Anspannung – Hautausschlägen zu durchbrechen.

Wenn Ihre Lebensqualität, Ihre Arbeitsfähigkeit und Ihre sozialen Kontakte durch häufige Krankheitsschübe sehr beeinträchtigt sind, sollten Sie eine Psychotherapie in Erwägung ziehen. Die Wirksamkeit psychotherapeutischer Maßnahmen bei Neurodermitis wurde in verschiedenen Studien nachgewiesen.

Informationen zu Entspannungsmethoden, Stressbewältigungstrainings und Psychotherapien finden Sie im Kapitel „Weitere Behandlungsmethoden" (→ Seite 231).

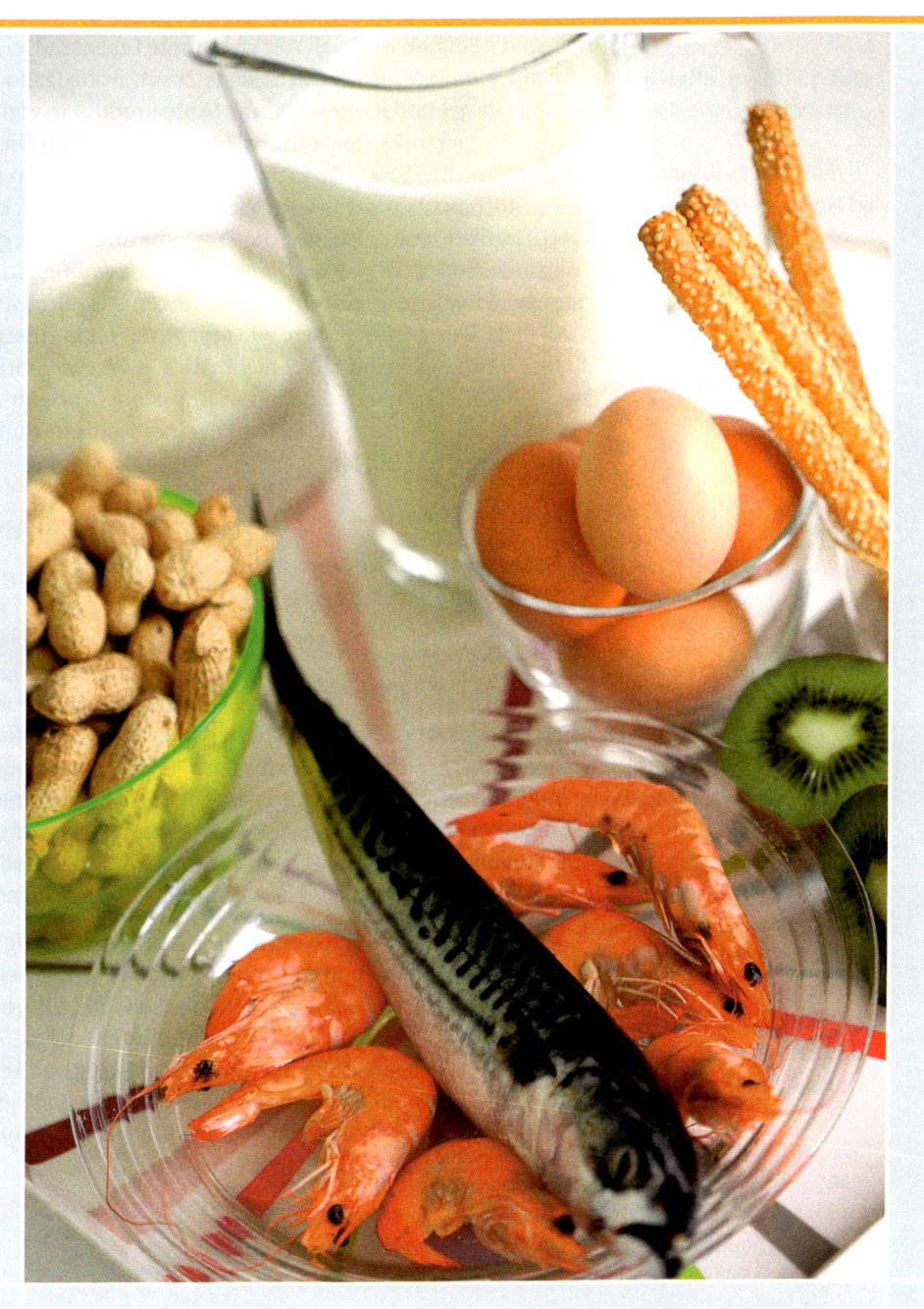

Allergen von Birkenpollen. Der Verzehr von Produkten, die das Sojaprotein enthalten, kann deshalb schwere Reaktionen hervorrufen. Sie sollten dann bei Fleischwaren, Nahrungsmitteln für Kinder, Backwaren und Fleischsurrogaten („Kunstfleisch") immer auf dem Etikett nachschauen, ob sich Soja darin versteckt. Darüber hinaus befindet sich das Sojaprotein natürlich in Sojamehl, Sojawürfeln sowie in Sojakapseln, die angeblich gegen Wechseljahrsbeschwerden helfen sollen.

Allergenverwandtschaften bestehen auch zwischen dem Milchsaft des Kautschukbaums, aus dem Latex hergestellt wird, und Banane, Kiwi, Litschi, Avocado, Esskastanie, Paprika und Tomate (Latex-Frucht-Syndrom → Informationen zu Latexallergien, Seite 159). Außerdem können Kreuzallergien unter verschiedenen Nussarten bestehen, zwischen Kuh- und Ziegenmilch, zwischen Kuhmilch und Rindfleischprodukten, zwischen verschiedenen Fischarten, Garnelen und anderen Schalentieren.

Übersicht über die häufigsten Kreuzreaktionen

Allergie auf	Mögliche Reaktion auf
Baumpollen wie Birke, Erle, Hasel	Haselnuss, Walnuss, Paranuss, Mandel, Apfel, Aprikose, Birne, Kirsche, Kiwi, Pflaume, Pfirsich, Nektarine, Karotte, Sellerie, rohe Kartoffel, Anis, Curry, Soja, Basilikum, Petersilie, Zwiebel, Knoblauch, Hopfen
Kräuterpollen wie zum Beispiel Beifuß	Sellerie, Karotte, rohe Kartoffel, Erdnuss, Kamille, Fenchel, Knoblauch, Kümmel, Petersilie, verschiedene Gewürze wie zum Beispiel Anis, Curry, Paprika, Pfeffer, Muskat, Zimt, Ingwer, Koriander
Gräser- und Getreidepollen	Soja (-bohne, -mehl, -drink) sowie andere Hülsenfrüchte wie Erdnuss und Erbse, Tomate, Mehl und Getreide
Naturlatex-Produkte	Banane, Kiwi, Esskastanie, Avocado, Paprika, Tomate, rohe Kartoffel, Litschi
Hausstaubmilben	Krabben, Garnelen, Hummer, Scampi, Krebse, Muscheln, Schnecken, Austern

Versteckte Allergene

Ein großes Problem sind allergieauslösende Stoffe, die nur in geringer Menge und deshalb für Verbraucher nicht erkennbar in Nahrungsmitteln enthalten sind. Sie können sich entweder in bestimmten Zutaten von Fertigprodukten befinden oder durch unbeabsichtigte Verunreinigungen während des Herstellungsprozesses in das Lebensmittel gelangt sein. Solche versteckten Allergene bergen große Risiken, da sie bei Menschen mit hoher Sensibilisierung schon in kleinsten Mengen schwere Symptome – bis hin zum allergischen Schock – auslösen können. Das trifft insbesondere für Milch, Hühnerei, Erdnuss, Haselnuss, Walnuss, Soja, Sesam und Sellerie zu, die häufig als Zutaten in verarbeiteten Nahrungsmitteln vorhanden sind.

Neue Kennzeichnungspflicht

Seit 2005 müssen die Hauptauslöser für allergische Reaktionen auf der Verpackung genannt sein.

Im November 2005 trat daher eine neue Kennzeichnungspflicht für Lebensmittel in Kraft. Seitdem müssen in allen Staaten der Europäischen Union die zwölf Hauptauslöser für allergische und andere Überempfindlichkeitsreaktionen auf Verpackungen von Lebensmitteln gekennzeichnet sein. Sie gilt für die folgenden Nahrungsmittelgruppen und schwefelhaltigen Chemikalien:

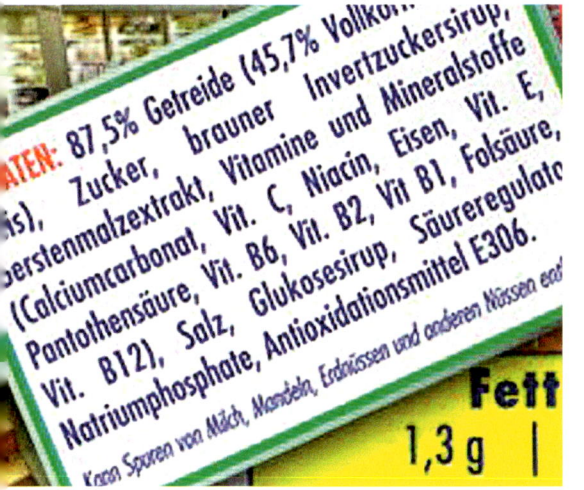

- glutenhaltiges Getreide und Getreideprodukte (unter anderem Weizen, Gerste, Roggen, Hafer und Dinkel),
- Eier und Eiprodukte,
- Fisch und Fischprodukte,
- Krebstiere und Krebstierprodukte,
- Milch und Milchprodukte einschließlich Milchzucker (Laktose),
- Soja und Sojaprodukte,
- Erdnüsse und Erdnussprodukte,
- Schalenfrüchte wie zum Beispiel Mandel, Haselnuss, Walnuss, Paranuss, Pistazie sowie daraus hergestellte Produkte,
- Senf und Senfprodukte,
- Sellerie und Sellerieprodukte,
- Sesam und Sesamprodukte,
- Schwefeldioxid und Sulfite ab einer Konzentration von 10 Milligramm pro Liter.

Diese Stoffe müssen in der Zutatenliste oder gesondert genannt werden, wenn sie nicht Teil des Produktnamens sind. Nahrungsmittel ohne Zutatenliste müssen Einzelhinweise tragen. Das bedeutet zum Beispiel, dass auf einer Reihe von Weinetiketten der Vermerk „enthält Schwefel" stehen muss.

Die gesetzlich vorgeschriebene Auflistung der wichtigsten Nahrungsmittelallergene bedeutet für Allergiker zweifellos erhebliche Erleichterungen. Trotzdem sind weitere Verbesserungen erforderlich. Denn die Kennzeichnungspflicht gilt zwar für alle Verarbeitungsprodukte der zwölf kritischen Nahrungsmittel-

Die häufigsten Allergene in Nahrungsmitteln – eine Übersicht

Die Auslöser können natürliche Lebensmittelbestandteile oder Lebensmittelzusatzstoffe sein.

Die wichtigsten Nahrungsmittelallergene			
Obst	• Äpfel • Aprikosen • Birnen	• Kirschen • Kiwis • Litschi	• Mangos • Melonen • Nektarinen	• Papayas • Pfirsiche • Pflaumen
Gemüse	• Avocado • Fenchel • Hülsenfrüchte (wie Erbsen, Bohnen, Linsen, Soja, Erdnuss)		• Möhren (vor allem roh) • Paprika • Sellerie (roh und gekocht sowie als Gewürz) • Tomaten	
Nüsse, Samen und Kerne	• Haselnüsse • Paranüsse • Walnüsse • Sesamsamen • Sonnenblumenkerne		• Mandeln • Mohn • Getreide (vor allem Weizen, aber auch Gerste, Roggen, Hafer)	
Gewürze und Kräuter	• Anis • Basilikum • Beifuß • Curry • Dill	• Estragon • Fenchel • Kamille • Koriander • Kümmel	• Oregano • Paprikapulver, rosenscharf • Petersilie, frisch • Pfeffer	• Pfefferminze • Schnittlauch • Senf • Soja (in Saucen) • Thymian
Tierische Produkte	• Fisch (insbesondere Salzwasserfische) • Hühnerei • Kuhmilch(Produkte)		• Ziegen- oder Schafsmilch • Schalentiere wie Krebs, Garnele und Hummer	

Fortsetzung auf Seite 145

Lebensmittel, die häufig viele biogene Amine (→ Seite 132) enthalten

- Fisch (außer in fangfrischem bzw. als Tiefkühlkost)
- Käse (außer Frischkäse)
- Hartwurst
- Innereien
- alkoholische Getränke

- Sauerkraut
- Bananen
- Zitrusfrüchte
- Walnüsse
- Kakao

- Keimlinge
- Sojaprodukte
- Hefeextrakt
- Weinessig
- Algenprodukte

Pseudoallergene (Lebensmittelzusatzstoffe), nach E-Nummern geordnet

	Substanz	E-Nummer	mögliche Verwendung
Farbstoffe	Tartrazin	E 102	Spirituosen, Süßigkeiten
	Chinongelb	E 104	Brausen, Pudding, Speiseeis, Arzneimittel
	Gelborange	E 110	Lachsersatz, Süßwaren
	Cochenille	E 120	Spirituosen
	Azorubin	E 122	Puddingmischungen, Süßwaren
	Amaranth	E 123	Pudding, Likör
	Cochenille	E 120	Brause, Süßwaren, Fruchtgelee
	Erythrosin	E 127	Eis, kandierte Kirschen, Konservenfrüchte
	Patentblau V	E 131	Süßwaren, Getränke, Glasuren
	Indigotin I	E 132	Süßwaren, Getränke, Glasuren
	Brillantschwarz	E 151	deutscher Kaviar, Süßwaren, Lakritz
	Rubinpigment	E 180	essbare Käserinde
Konservierungsstoffe	Sorbinsäure und ihre Salze	E 200 – E 203	Fischerzeugnisse, Fruchtjoghurt, Schnittbrot, Käsezubereitungen
	Benzoesäure und Benzoate*	E 210 – E 213	Fischmarinaden, Kaviar, Garnelen, Mayonnaise, Halbfettmargarine, Süßwaren, Fruchtjoghurt
	p-Hydroxybenzoesäureethylester (= PHB-Ester)*	E 214 – E 219	Fischmarinaden, Kaviar, Garnelen, Mayonnaise, Salatsoßen, Süßwaren
	Schwefeldioxid und Sulfite	E 220 – E 228	Trockenfrüchte, glasierte/kandierte Früchte, Meerrettich, Kartoffelerzeugnisse, Wein und Bier, das nicht nach deutschem Reinheitsgebot gebraut ist

* löst Kontaktallergien aus.

Fortsetzung auf Seite 146

	Substanz	E-Nummer	mögliche Verwendung
Pseudoallergene (Lebensmittelzusatzstoffe), nach E-Nummern geordnet *(Fortsetzung)*			
Fortsetzung **Konservierungsstoffe**	Biphenyl (Diphenyl)	E 230	Zitrusfrüchte (Oberflächenbehandlung)
	Orthophenylphenol und Natriumsalz	E 231 E 232	Zitrusfrüchte (Oberflächenbehandlung)
	Thiabendazol	E 233	Zitrusfrüchte (Oberflächenbehandlung), Bananen
	Nitrite und ihre Salze	E 249 – E 252	gepökelte Fleischerzeugnisse, Hartkäse, Schnittkäse, eingelegte Heringe
Antioxidanzien	Gallate	E 310 – E 312	Bratöl und -fette, Trockensuppen und -soßen, Instant-Kartoffelerzeugnisse, Knabbererzeugnisse auf Getreidebasis, Süßwaren
	Butylhydroxyanisol (= BHA)	E 320	wie Gallate, außerdem: verarbeitete Nüsse
	Butylhydroxytoluol (= BHT)	E 321	Kaugummi
Geschmacksverstärker	Glutaminsäure und Glutamate	E 620 – 625	Fertigsuppen und -gerichte, Soßen aus Soja u. a.
Süßstoffe	Acesulfam-K	E 950	kalorienreduzierte Erfrischungsgetränke, zuckerfreie Kaugummis, in kalorienarmen bzw. süßen Suppen, Soßen, Puddings und Cremespeisen sowie Milcherzeugnissen und Feinkostsalaten
	Aspartam	E 951	
	Aspartam-Acesulfamsalz	E 962	
	Cyclohexansulfamidsäure und ihre Salze, Cyclamat	E 952	
	Saccharin und seine Salze	E 954	
	Sucralose	E 955	

Eine Liste mit Zutaten in Nahrungsmitteln finden Sie im Ratgeber „Was bedeuten die E-Nummern?", den Sie bei den Verbraucherzentralen für 4,90 Euro (zzgl. Versandkosten) erhalten (Adressen → Seite 273).

und Stoffgruppen, jedoch nicht für Verunreinigungen, die während des Herstellungsprozesses entstehen. Da es bislang noch keine Vorschriften gibt, die festlegen, ab welcher Menge unbeabsichtigte Beimischungen angegeben werden müssen, steht auf vielen Produkten lediglich der Vermerk „kann Spuren von … enthalten". Solche Hinweise (zum Beispiel auf Nuss-, Milch-, Eier- oder Sojaspuren) finden sich häufig auf Schokoladentafeln, Süßspeisen, Brot- und Backwaren und einer Reihe weiterer Lebensmittelverpackungen.

Der Einfluss der Psyche

Zahlreiche klinische Beobachtungen zeigen, dass Lebensmittelallergien durch psychische Faktoren wie Stress, Ängste, Konflikte mit wichtigen Bezugspersonen erheblich beeinflusst werden. Wie sehr zum Beispiel die mangelnde Fähigkeit zur Abgrenzung (und die damit verbundene unterschwellige Wut) den Verlauf der Krankheit prägen kann, zeigt das folgende Beispiel.

„Allergisch auf Mutters Gemüse"

Eine 38-jährige Frau vertrug seit einigen Jahren fast überhaupt kein Gemüse mehr. Umfangreiche Haut-, Blut- und Provokationstests in einer Fachklinik bestätigten, dass tatsächlich eine „echte" Allergie gegen nahezu alle heimischen Gemüsesorten wie Möhren, Kohl und andere vorlag. Was den Ärzten jedoch Rätsel aufgab, war die Tatsache, dass die Patientin auf genau drei Gemüsearten überhaupt keine allergische Reaktion entwickelte: auf Auberginen, Zucchini und ebenfalls nicht auf Broccoli, während sie auf (den artverwandten) Blumenkohl wiederum sehr heftig reagierte.

Erst eine Psychotherapie, die die Frau wegen einer äußerst schwierigen Mutterbeziehung begonnen hatte, lieferte Anhaltspunkte dafür, weshalb ausgerechnet Auberginen, Broccoli und Zucchini keine Beschwerden verursachten. Die verwitwete Mutter hatte die Autonomiebestrebungen ihrer einzigen Tochter seit deren Jugend erfolgreich verhindert. Sobald die junge Frau eine Liebesbeziehung einging, allein in Urlaub fahren wollte oder mit anderen Mitteln versuchte, sich aus der Umklammerung der Mutter zu befreien, reagierte diese mit heftigen Vorwürfen und zog sich gekränkt zurück. Da die Tochter diesen Liebesentzug nicht ertragen und sich nicht von den überzogenen Erwartungen der Mutter abgrenzen konnte, verbrachte sie, obwohl sie eine eigene Wohnung hatte, seit Jahren zähneknirschend nahezu jedes Wochenende in ihrem Elternhaus. Bevor sie sonntagabends wieder abreiste, gab ihr die Mutter jedes Mal einen Korb voll Gemüse aus dem heimischen Garten mit auf den Weg. Darin waren all jene Sorten enthalten, auf die die Tochter mit heftigen Hautausschlägen reagierte. Was im Korb fehlte, waren Auberginen, Broccoli und Zucchini, da die Mutter diese Gemüsesorten nicht in ihrem Garten züchtete.

Diagnose

Das Aufspüren von Allergieauslösern in Nahrungsmitteln erfordert sehr viel Geduld und geradezu kriminalistischen Spürsinn. Das liegt vor allem an der Vielfalt der auf dem Markt befindlichen Lebensmittel und ihrer Zutaten, aber auch an der unterschiedlichen Struktur und Beschaffenheit der einzelnen Allergene, die häufig in bestimmten Zubereitungsformen Reaktionen auslösen, in anderen dagegen nicht (→ Kasten „Die richtige Zubereitung", Seite 137).

Mit einer guten Selbstbeobachtung können Sie den Kreis der möglichen Verursacher bereits selbst eingrenzen und gleichzeitig einen wichtigen Beitrag zur ärztlichen Diagnose leisten. Das gelingt am besten, wenn Sie einige Wochen lang sorgfältig ein Allergie-Tagebuch (→ Seite 26) führen. Darin müssen Sie zum einen die täglich konsumierten Speisen und Getränke (mitsamt den jeweiligen Lebensmittelzutaten) auflisten, zum anderen, ob, wann und welche Symptome im Zusammenhang mit den Mahlzeiten aufgetreten sind. Notieren Sie dabei auch weitere mögliche Einflüsse wie zum Beispiel sportliche Aktivitäten, Infektionen oder Stress. Das ist zwar etwas mühevoll, hat aber den Vorteil, dass oft schon bald erkennbar wird, welche Nahrungsmittelbestandteile wahrscheinlich die Hauptauslöser der Beschwerden sind.

Ebenso wichtig wie die Eigenbeobachtung ist die ausführliche Erhebung der Krankengeschichte, die der Arzt vornimmt. Im Anschluss daran sind oft zusätzliche Hauttests (→ Seite 28), Blutuntersuchungen (→ Seite 31) und in bestimmten Fällen auch ein Provokationstest (→ Seite 32) erforderlich.

Diagnostische Diäten und Provokationstest

Ergibt sich aus den oben genannten Tests ein Verdacht auf bestimmte Lebensmittelallergien, folgt als nächstes eine Auslassdiät (Eliminationsdiät). Sie sollten dann – nach Rücksprache mit Ihrem Arzt oder einem Ernährungsberater – zirka eine bis vier Wochen lang auf den/die vermutlichen Auslöser verzichten. Bei unspezifischem Verdacht wird eine allergenarme Basisdiät empfohlen. Eine solche Diät kann an Ihre individuelle Situation angepasst werden und besteht aus ungefähr 10 bis 20 gut verträglichen Lebensmitteln.

Gehen während dieser Zeit die Symptome zurück, wird der Speiseplan kontinuierlich mit weiteren Nahrungsmitteln bestückt. Solange es zu keiner allergischen Reaktion kommt, zählen diese Lebensmittel zu den erlaubten Speisen. Allerdings kann es Wochen oder sogar Monate dauern, bis eindeutig feststeht, welche Stoffe eine Allergie hervorrufen.

Den endgültigen Nachweis für eine bestimmte Allergie liefert erst ein Provokationstest (→ Seite 32), der nach der diagnostischen Diät durchgeführt wird.

Die Sensibilisierung überprüfen

Da sich Nahrungsmittelallergien im Laufe des Lebens abschwächen oder von selbst wieder verschwinden können, sollten Sie von Zeit zu Zeit überprüfen, ob die Sensibilisierung noch besteht. Wegen der damit verbundenen Risiken dürfen Sie dies jedoch nur unter ärztlicher Kontrolle und nicht im Selbstversuch ausprobieren.

Was Sie selbst tun können

Sobald feststeht, auf welche Nahrungsmittelbestandteile Sie allergisch reagieren, müssen Sie diese Stoffe fortan meiden.

Ein Verzicht ist jedoch nur dann erforderlich, wenn die Sensibilisierung nicht nur aus Haut- und Bluttests hervorgeht, sondern wenn das jeweilige Lebensmittel auch tatsächlich allergische Reaktionen hervorruft und wenn die Überempfindlichkeit durch einen Provokationstest bestätigt wurde.

Bei vielen Nahrungsmittelallergien, die als Kreuzreaktionen auf Pollenallergien (→ Seite 44) auftreten, kommt es zwar zu positiven Haut- und Labortestergebnissen. Das bedeutet jedoch nicht unbedingt, dass sie wirklich Beschwerden verursachen. Im

Gegenteil: Die meisten Pollenallergiker vertragen die mit Pollen assoziierten Nahrungsmittel.

Sie dürfen daher sämtliche Lebensmittel, die Ihnen bislang gut bekommen sind, auch weiterhin essen. Das gilt ebenso dann, wenn Sie – zum Beispiel nach dem Verzehr von Stein- oder Kernobst – lediglich einen leichten Juckreiz verspüren und keine weiteren Beschwerden haben.

Es macht keinen Sinn – etwa bei einer Pollenallergie – vorbeugend Nüsse, Äpfel, Pflaumen, Möhren und andere Früchte vom Speiseplan zu streichen. Eine ausgewogene, abwechslungsreiche Kost, die Sie mit allen wichtigen Nährstoffen versorgt, ist viel wichtiger für Ihre Gesundheit als der ängstliche Verzicht auf Dinge, die Ihnen gut schmecken und die Ihnen keine Probleme bereiten.

Tipps für Nahrungsmittelallergiker

TIPP

- Achten Sie beim Einkauf stets auf die Zutatenliste der Produkte.

- Fragen Sie, wenn Sie zum Beispiel in Metzgereien, Bäckereien oder Konditoreien „lose Ware" kaufen, immer nach, ob das jeweilige Produkt „Ihre" Allergene enthält.

- Die meisten Reaktionen auf versteckte Lebensmittelallergene ereignen sich in Restaurants, Cafés und Kantinen. Deshalb ist es sehr wichtig, dass Sie sich auch hier nach den Zutaten erkundigen. Das Gleiche gilt bei privaten Einladungen und Arbeitsessen. Denn in den Speisen können sich verschiedene verarbeitete Produkte verbergen, gegen die Sie allergisch sind (zum Beispiel Soja oder Gewürze in Wurstbelägen einer Pizza, Fischspuren in Pommes frites – die gemeinsam mit Fisch frittiert wurden –, Nüsse, Milch und Soja in zahlreichen Süßspeisen und Backwaren).

- Vergewissern Sie sich auch in Eisdielen, ob das gewünschte Eis (oder der Eisportionierer!) Rückstände von Allergenen wie zum Beispiel Nüssen oder Milch enthält.

- Essen Sie grundsätzlich keine Speisen vom Geschirr anderer Personen, da sich darauf ebenfalls Spuren allergener Lebensmittel befinden können.

- Produkte mit dem Hinweis „kann Spuren von ... enthalten" sollten Sie sicherheitshalber meiden, wenn Sie gegen die jeweiligen Lebensmittel allergisch sind. Das ist besonders wichtig, wenn es sich dabei um Nüsse, Soja, Sesam, Sellerie als Gewürz, Milch, Hühnerei, Fisch oder Garnelen handelt.

- Wenn Sie schon einmal eine schwere allergische Reaktion auf ein Nahrungsmittel hatten, sollten Sie sich von Ihrem Arzt ein Notfallset (→ Seite 140) verordnen lassen und dieses immer bei sich tragen.

- Manchmal wird eine Allergie von Ängsten und seelischen Belastungen begleitet. Entlastung beziehungsweise Abhilfe können Sie sich zum Beispiel durch das Erlernen von Entspannungstechniken oder durch eine Psychotherapie verschaffen. Beides ist auch für Kinder gut geeignet (→ weitere Behandlungsmethoden, Seite 231).

Konsequentes Meiden ist nur erforderlich, wenn bestimmte Nahrungsmittel bedrohliche allergische Symptome auslösen. Das ist besonders wichtig bei Fisch, Erdnüssen, Nüssen, Milch, Sellerie, Soja und Sesam. Kommt es beim Verzehr dieser Speisen zu allergischen Reaktionen, sollten Sie diese möglichst rasch ärztlich abklären lassen – und künftig auf solche Lebensmittel verzichten.

Diätempfehlungen

Leider gibt es keine pauschalen Diäten, mit denen sich Allergien gegen Nahrungsmittelbestandteile (oder andere Allergene wie zum Beispiel Pollen, Hausstaubmilben oder Tierhaare) wieder zurückbilden. Bei Produkten oder Diätempfehlungen, die mit solchen Versprechungen werben, ist Vorsicht angesagt. Denn bislang liegen keine wissenschaftlichen Studien vor, die belegen, dass sich Allergien mit Diäten „heilen" lassen.

Eine therapeutische Diät macht nur Sinn, wenn sie auf die individuellen Auslöser und Beschwerden zugeschnitten ist. Da oft nicht ersichtlich ist, in welchen Produkten sich welche Nahrungsmittelallergene befinden, ist eine Diätberatung für Allergiker empfehlenswert. Sie vermittelt das nötige Wissen über allergenarme Lebensmittel, über häufig verwendete Zusatzstoffe und über geeignete Zubereitungsformen. Eine Ernährungsberatung ist besonders wichtig, wenn Allergien bei Kindern auftreten und Allergien gegen mehrere Nahrungsmittelbestandteile bestehen.

Viele Krankenkassen beteiligen sich an den Kosten für eine Diätberatung, wenn der Arzt die Notwendigkeit einer solchen Maßnahme bescheinigt. Ihre Kasse kann Ihnen auch qualifizierte Ernährungsberater in der Nähe Ihres Wohnortes nennen. Weitere Adressen erhalten Sie beim Verband der Oecotrophologen (VDOE, Adressen → Seite 272).

Vorbeugende Diät bei Kindern

Informationen zur Ernährung allergiegefährdeter Kleinkinder finden Sie im Kapitel „Vorbeugung" → Seite 187.

Orientierungshilfe zur Lebensmittelauswahl

Wenn Sie eine pollenassoziierte Nahrungsmittelallergie (→ Kreuzreaktionen, Seiten 44, 141) haben, vertragen Sie möglicherweise Lebensmittel besser, in denen Allergene nur selten vorkommen oder deren Allergene nur eine geringe Potenz haben. Die folgende Liste gibt Ihnen einen Überblick über Produkte, die häufig und solche, die selten Allergene enthalten. Sie zeigt auch, dass trotz eventuell notwendiger, vielfältiger Einschränkungen noch eine gute Versorgung mit Vitaminen und Mineralstoffen möglich ist.

	lösen häufig Allergien aus	*lösen selten Allergien aus*
Getreide und Getreideprodukte	• Haferflocken (Vollkorn) • Hirse • Reis (ungeschält) • Roggen/Weizen (Vollkorn, -mehl)	• Buchweizen • Haferflocken (blütenzart) • Reis (geschält) • Weizenkleie, Weißmehlsorten (ohne Schalenanteile), durchgebackenes Misch-/Bauernbrot, Knäckebrot, Sauerteigbrot
Gemüse	• Fenchel • Hülsenfrüchte (wie Sojabohnen, Erdnüsse) • Karotten (roh) • Kartoffeln (roh) • Knoblauch (roh) • Paprika (roh) • Sellerie (roh und gekocht) • Tomate (roh)	• Blattsalate (Eisbergsalat, Feldsalat etc.) • Erbsen • Pilze • Radieschen • Rettich • Salatgurke
gekochtes Gemüse		• Aubergine • Paprika • Broccoli • Prinzessbohne • Champignons • Rote Bete • Kartoffeln • Spargel • Kohl (außer • Spinat Sauerkraut) • Steckrübe • Kohlrabi • Zucchini • Mais

Fortsetzung auf Seite 153

	lösen häufig Allergien aus	*lösen selten Allergien aus*
Obst	• Apfel (roh) • Birne (roh) • Kirsche (roh) • Kiwi (roh) • Litschi • Nektarine (roh) • Pfirsich (roh) • Pflaumen (roh) • frisch gepresste Säfte von Stein- und Kernobst	• Brombeere, frisch oder gekocht • Heidelbeere, frisch oder gekocht • Himbeere, frisch oder gekocht • Johannisbeere, frisch oder gekocht • Mandarine • Pampelmuse • Quitte • Säfte von Beeren
Nüsse/ Samen/ Kerne	• Haselnuss • Mandel • Mohn • Paranuss • Pistazie • Sesam • Sonnenblumenkerne • Walnuss • (Erdnüsse – sie zählen zu den Hülsenfrüchten)	• Kokosnuss • Pekannuss
Kräuter/ Gewürze	• Anis • Basilikum • Currypulver • Dill, frisch • Estragon • Paprikapulver, rosenscharf • Petersilie, frisch • Pfeffer, scharf oder grün • Schnittlauch, frisch	• Ingwer, frisch oder getrocknet • Liebstöckel • Lorbeerblatt • Melisse • Muskatnusspulver • Nelken(pulver) • Paprikapulver, edelsüß, mitgekocht • Pfeffer, weiß und gemahlen, mitgekocht • Salbei, getrocknet • Zimtpulver

Nach „Diät bei Nahrungsmittelallergien und -intoleranzen", 3., aktualisierte Auflage, Christine Behr-Völtzer, Michael Hamm, Dieter Vieluf, Johannes Ring (Hrsg.), Verlag Urban und Vogel, München, 2006

Behandlung mit Medikamenten

Antihistaminika zum Einnehmen (→ Seite 203) können die Symptome lindern, die durch Nahrungsmittelallergien hervorgerufen werden. Sie sind jedoch nur zur kurz- und nicht zur langfristigen Behandlung geeignet. Kommt es nach dem Verzehr bestimmter Lebensmittel zu einer leichten Allgemeinreaktion (allgemeine Hautrötung mit Juckreiz, allergischem Schnupfen → Seite 39 oder zu Nesselsucht → Seite 165), können Sie ein schnellwirkendes Antihistaminikum nehmen, das Sie rezeptfrei in der Apotheke erhalten. Infrage kommen zum Beispiel Wirkstoffe wie Loratadin oder Cetirizin. (Ausführliche Informationen zu diesen Wirkstoffen → Medikamente, Seite 195.)

Wenn Sie an Asthma leiden und Atemnot bekommen, müssen Sie rasch Ihr bronchialerweiterndes Mittel (→ Beta-2-Sympathomimetikum, Seite 217) inhalieren. Gehen die Beschwerden dadurch nicht zurück oder treten weitere – insbesondere Kreislaufprobleme – auf, müssen Sie das Notfallset (→ Seite 140) anwenden und einen Notarzt rufen.

Eine spezifische Immuntherapie (SIT → Hyposensibilisierung, Seite 70) kann sich positiv auf Nahrungsmittelallergien auswirken, insbesondere wenn diese durch Kreuzreaktionen hervorgerufen werden. Bei Kindern unter fünf Jahren sollte sie jedoch wegen der damit verbundenen Risiken nicht durchgeführt werden. Außerdem gehen die im Kindesalter vorherrschenden Nahrungsmittelallergien in den allermeisten Fällen nach einigen Jahren von allein wieder zurück.

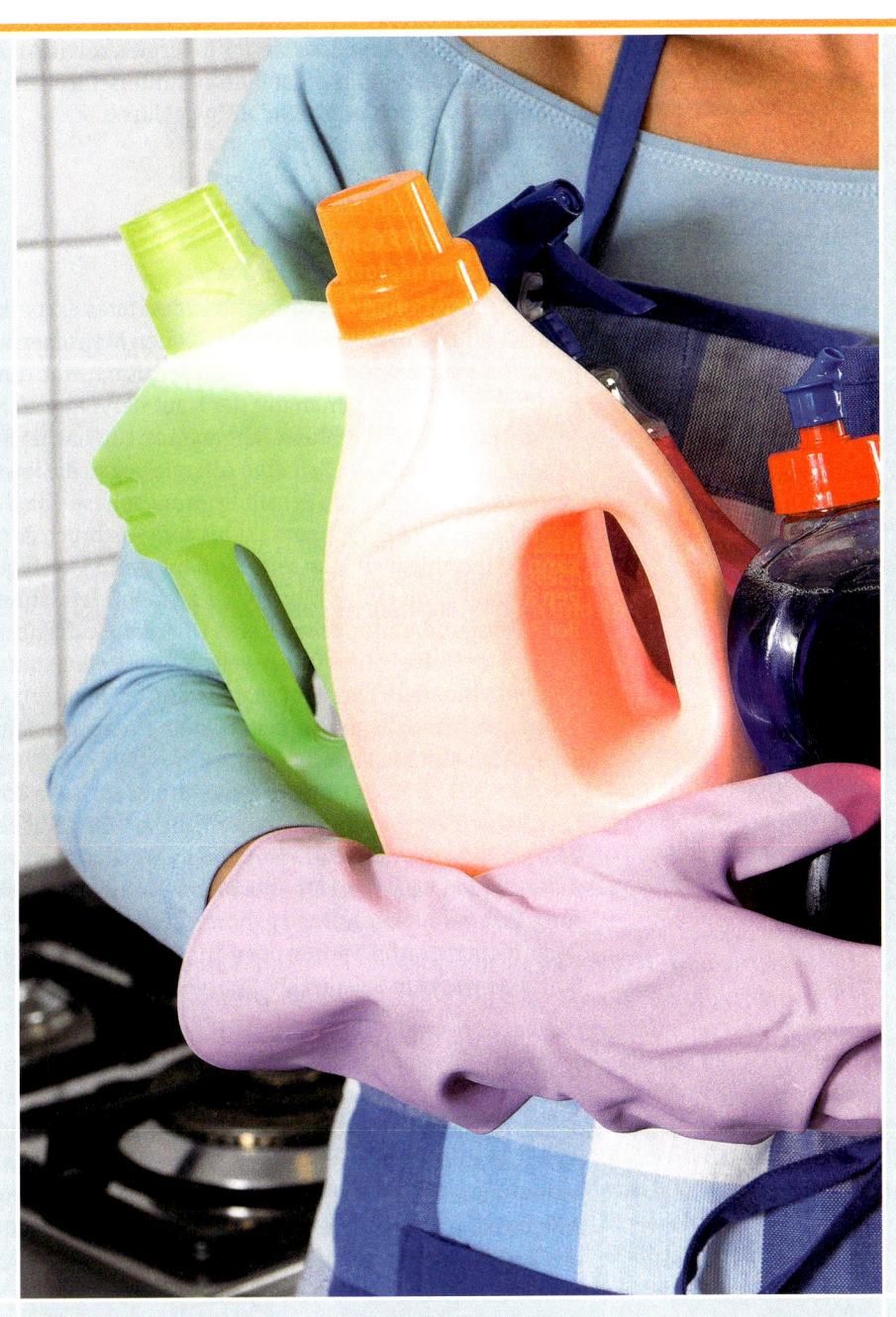

wortlich dafür sind eine Vielzahl von Haushalts- und Berufs-
stoffen (→ siehe unten).

Im Gesicht kommt es häufig zu Entzündungen der Augenlider,
die entweder durch Augenheilmittel oder, besonders bei Frauen,
durch bestimmte Stoffe in Kosmetika und Hautpflegeproduk-
ten hervorgerufen werden.

Bei Patienten mit Venenerkrankungen treten oft an den Unter-
schenkeln allergische Reaktionen gegen Salben und gegen Hilfsstoffe auf, die in den Salben und Wundcremes enthalten sind.
Auch im Anal- sowie Genitalbereich und an anderen Körperstellen
können Ekzeme entstehen, entweder durch den Kontakt mit
Substanzen, die sich in Reinigungs- und Pflegemitteln befinden,
oder durch unterschiedliche Medikamente, zum Beispiel keimtötende Mittel (Antiseptika) oder Antibiotika.

Schätzungsweise 10 Prozent aller Frauen leiden an Ekzemen,
die durch nickel- oder kobalthaltigen Schmuck oder durch Metall-
bestandteile in der Kleidung (etwa bei Jeansknöpfen oder Reißverschlüssen) ausgelöst werden. Solche Ekzeme können sich überall dort bilden, wo es zu direktem Hautkontakt mit dem jeweiligen Metall kommt: an den Ohren, am Hals, an Fingern oder Armen,
am Bauch oder am Rücken.

Auslöser

Es gibt eine Vielzahl von Stoffen, die allergische Kontaktekzeme
hervorrufen können. Bekannte „Übeltäter" sind

- Metalle (zum Beispiel auch als Piercings),
- Duftstoffe, Kosmetika und Haarfärbemittel,
- Färbemittel,
- Arzneimittel wie Rheuma-, Venen- und Hämorrhoiden-
  salben (durch Perubalsam) sowie
- Chemikalien, die in der Industrie (zum Beispiel in der
  Gummi-, Zement-, Leder- und Kunststoffverarbeitung sowie
  beim Einsatz von Harzen und Lösungsmitteln) verwendet
  werden.

Wasch-, Reinigungs- und Desinfektionsmittel lösen zwar keine
allergischen, dafür aber toxische Kontaktekzeme aus.

Metalle und Duftstoffe

Die häufigsten Auslöser sind Nickel- und Kobaltsalze sowie
Chromat-Ionen, die in Modeschmuck und Kleidungsstücken wie
zum Beispiel Jeansnieten oder BH-Verschlüssen enthalten sind.

Kennzeichnungspflicht für Duftstoffe

Seit März 2005 besteht eine Kennzeichnungspflicht für 26 Duftstoffe. Manche dieser Stoffe haben ein geringes, andere ein starkes Allergiepotenzial. Kosmetika wie zum Beispiel Haarshampoos, die sofort wieder abgespült werden, sind in der Regel weniger problematisch als solche, die auf der Haut bleiben. Während gesunde Haut nur sehr selten allergisch auf Duftstoffe reagiert, sind die Risiken bei kranker oder vorgeschädigter Haut ungleich höher.

Wenn Ihre Haut entzündet ist, sollten Sie vorsichtig bei Körpermilch und Körperlotionen, Cremes, Salben, Deos oder Parfums sein, die Duftstoffe enthalten. Vor allem bei den besonders potenten Allergenen:

- Eichenmoos (Evernia prunasti),
- Zimtaldehyd (Cinnamal),
- Isoeugenol und dem
- Geruchsstoff Perubalsam, ein Wundsekret aus dem Perubalsam-Baum, der sich nicht nur in Kosmetika und Arzneimitteln, sondern auch in Süßspeisen, Tabak und Getränken verbirgt.

So kann Nickelsulfat eine so starke Sensibilisierung hervorrufen, dass sich überall am Körper ein Ausschlag entwickelt.

An zweiter Stelle folgen Duft- und Aromastoffe, von denen etwa 30 000 bekannt sind. Auch wenn nur 26 Substanzen als häufige Auslöser von Allergien in Betracht kommen (→ Kasten oben), reagieren in Deutschland mehr als eine Million Menschen empfindlich auf solche Stoffe, die aus natürlichen oder synthetischen Substanzen bestehen und die in zahlreichen Reinigungs- und Pflegeprodukten stecken.

Latex

Viele Beschäftigte des Gesundheitswesens (insbesondere Chirurgen) haben eine Latexallergie. Betroffen sind auch Pflegepersonal sowie Patienten, die schon mehrfach im Krankenhaus operiert wurden. Durch die konsequente Umstellung auf ungepuderte Handschuhe ging die Latexallergie bei Krankenhausbeschäftigten inzwischen deutlich zurück. Dagegen breitete sie sich im außermedizinischen Bereich in den vergangenen Jahren weiter aus. Die wichtigsten Auslöser sind Haushalts- sowie Einmal-

Die häufigsten Kontaktallergene – eine Übersicht

Eine umfassende Auflistung sämtlicher Kontaktallergene ist im Rahmen dieses Buches nicht möglich. Zu den wichtigsten Auslösern zählen jedoch

- **Duftstoffe** (vor allem in Körperpflegemitteln und Kosmetika), zum Beispiel Eichenmoos, Eukalyptusöl, Geraniol, Isoeugenol, Lemongrasöl, Moschus(verbindungen), Nelken-, Orangen-, Pfefferminz- und Zitronenöl, Vanillin, Zimtaldehyd,

- **weitere Substanzen in Körperpflegemitteln**, zum Beispiel Arnika- oder Kamillenblütenextrakt, Lanolin (etwa in Seifen und Lippenstiften), Propolis (das auch Bienenkitt oder Bienenharz genannt wird), Rizinusöl (in Pflegeprodukten und Wimperntusche), Schwermetalle wie Chromat, Nickel und andere (in Wimperntusche oder Mascara), Teebaumöl, Toluol (in Nagellack/-entfernern),

- **UV-Lichtfiltersubstanzen in Kosmetika**, zum Beispiel Isopropylphenyl-Phenylpropandion, Benzophenone-3, Benzophenone-4, PABA, Octyl Dimethyl PABA, 4-Methylbenzylidene Camphor,

- **Friseurchemikalien** (vorwiegend in Bleichmitteln, Dauerwellbestandteilen und Haarfarben), zum Beispiel Ammoniumpersulfat, Cocamidopropylbetain, 3-Aminophenol, Glycerylmonothioglykolat, Paraphenylendiam (PPD),

- **Putz- und Waschmittel**, zum Beispiel, wenn sie Enzyme, Chromat, Formaldehyd, Harze und Wachse (vor allem Propolis), Parabene, Lösemittel (wie Terpentin), Lanolin oder Triclosan enthalten,

- **Medikamente**, die Parastoffe enthalten (→ Seite 183),

- **Desinfektionsmittel**, zum Beispiel Aldehyde (Formaldehyd, Glyoxal oder Oxalaldehyd und Glutaraldehyd) und Benzalkoniumchlorid,

- **Konservierungsstoffe in Cremes und Salben**, zum Beispiel Parabene, Sorbinsäure oder Triclosan,

- **Farbstoffe in Textilien**, zum Beispiel die Azo-Farbstoffe, Dispers Orange 3, Dispers Gelb 3, Dispers Rot 1, Dispers Rot 17 und Anthrachinon-Farbstoffe Dispers Blau 1, Dispers Blau 3,

- **Metalle**, zum Beispiel Chromsalze (in Streichholzköpfen, Bohnerwachs, Schuhcremes, Wasch- und Bleichmitteln, Rost- und Holzschutzfarben sowie – als Folge der Chromatgerbung – in fast allen Ledererzeugnissen), Nickel- und Kobaltsalze (in Ohrklipps, Ringen, Halsketten, Piercings, Brillengestellen, Armbanduhren, Jeans- und Druckknöpfen, Reißverschlüssen, Haken, Schnallen, Haarnadeln, Puderdosen, Feuerzeugen, Füllfederhaltern, Scheren, Schubladen- und Türgriffen),

- **Gummi und Latex**, zum Beispiel in Haushalts- und anderen Schutzhandschuhen aus Gummi, in Bällen und Bändern, Klebegummierung auf Briefmarken und -umschlägen, Radiergummis, Kleidung und Matratzen aus Latex, Luftballons und Luftmatratzen, Schnullern, Kondomen, Tauchartikeln, Stiefeln und Wärmflaschen und vielen anderen Alltagsgegenständen,

- **Pflanzenbestandteile**, zum Beispiel Arnikablüten (Extrakt), Kamillenblüten (Extrakt), Korbblütler (Extrakt), Schafgarbenkraut (Extrakt), Primin (in Primeln).

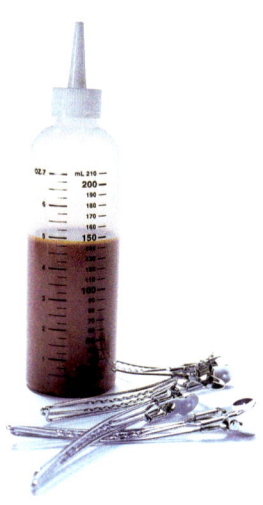

handschuhe im Lebensmittelhandel, Luftballons, Kondome und Wäschegummis. Darüber hinaus gibt es Hinweise, dass Schnuller, die Latex enthalten, ebenfalls Ekzeme hervorrufen können.

Weitere Stoffe

Weitere Auslöser sind Konservierungsstoffe (wie Formaldehyd), die nicht nur in Kosmetika, sondern in vielen anderen Produkten wie zum Beispiel in Putz- und Reinigungsmitteln, in Dispersionsfarben und -klebern sowie in Klimaanlagen eingesetzt werden.

Auch Parastoffe, zu denen zum Beispiel Parabene (PHB-Ester) zählen, sind bekannte Auslöser von Kontaktallergien. Sie finden sich in Medikamenten, Kosmetika und Färbemitteln.

Kleiderfarbstoffe, eine ganze Reihe von Pflanzen, Haarfärbemittel und Epoxidharze in Lacken, Farben und Klebern können ebenfalls sensibilisieren und Kontaktekzeme hervorrufen.

! Vorsicht bei Haarfärbemitteln

Haarfarben enthalten häufig Kontaktallergene wie zum Beispiel den Parastoff Paraphenylendiamin (PPD). Der farbintensivierende Stoff kann im Extremfall Rötungen und Schwellungen auslösen.

Er steckt in chemischen Haarfarben, ist dort aber relativ unproblematisch, weil er beim Mischen mit anderen größeren Farbpartikeln zu größeren Farbmolekülen oxidiert und damit kaum noch reaktiv ist. Anders, wenn PPD in „natürlichen" Haarfarben auftaucht, die nicht aus zwei Komponenten bestehen. Dann findet keine Oxidation statt, das PPD hat sich also nicht abreagiert, wenn die Farbe aufgetragen wird.

Achten Sie deshalb beim Kauf von Haarfärbemitteln auf die Deklaration der Inhaltsstoffe. Auf Kosmetika, die in der EU hergestellt wurden, müssen die Inhaltsstoffe vollständig angegeben sein. Bei anderen importierten Produkten ist dies nicht unbedingt der Fall. Dann eignet sich folgender Test: Wenn Sie Hennapulver mit Wasser verrühren und sich das Pulver schnell dunkel bis schwarz färbt, kann das ein Hinweis auf chemische Inhaltsstoffe wie PPD sein, die mit Sauerstoff reagieren.

Diagnose

Treten wiederholt Hautentzündungen auf, ist eine ärztliche Diagnose erforderlich. Eine gründliche Erhebung der Krankengeschichte, eine sorgfältige Untersuchung sowie verschiedene Hauttests (→ Seite 28) geben Aufschluss darüber, ob es sich tatsächlich um ein Kontakt- oder um ein atopisches Ekzem (Neurodermitis → Seite 111) handelt.

Der Verdacht auf berufsbedingte Ekzeme lässt sich in der Regel gut mit dem Epikutantest (→ Seite 30) absichern. Dabei werden neben der Standardreihe, die die häufigsten Kontaktallergene enthält, noch spezielle Testreihen zum Beispiel mit Textilfarben, Friseurstoffen, Arzneimittelsubstanzen, Metallen oder Stoffen aus der Lederindustrie eingesetzt. Die Untersuchung wird erst dann durchgeführt, wenn die Entzündungen abgeheilt sind, wenn Sie keine Glukokortikoide (kortisonhaltige Mittel) benutzen und keine Antihistaminika einnehmen, denn diese können zu einem falschen Untersuchungsergebnis führen. Bestimmte Medikamente wie zum Beispiel Psychopharmaka oder Kalziumantagonisten können einen Epikutantest ebenfalls beeinflussen. Wenn Sie sich kürzlich starkem Sonnenlicht oder künstlichen UV-Strahlen im Solarium ausgesetzt haben, müssen Sie rund vier Wochen warten, bevor Sie den Test durchführen lassen.

Das Testpflaster bleibt 24 oder 48 Stunden auf der Haut, wird dann entfernt und die Hautreaktion an den drei Folgetagen abgelesen. Hautrötungen, Pusteln oder Bläschen, die sich an den Teststellen gebildet haben, zeigen an, auf welche Stoffe Sie allergisch reagieren. Diese werden anschließend in Ihrem Allergiepass (→ Seite 34) notiert, den Sie (am besten bei Ihren Personalpapieren) aufbewahren und bei jedem Arzt- und Apothekenbesuch vorlegen sollten.

Selbsttests

Selbsttests mit Produkten, die Kontaktallergene enthalten, können manchmal mehr Schaden anrichten als helfen. So wird bei einigen Haarfarben aus der Drogerie ein Allergietest für zu Hause empfohlen: Vor dem Färben sollen Sie jedes Mal etwas Färbecreme hinter dem Ohr auftragen und 48 Stunden warten, ob eine Reaktion auftritt. Hautärzte raten von solchen Selbstversuchen ab, da wiederholte Tests, bei denen die Färbemittel so lange auf der Haut verbleiben, das Auftreten einer Allergie nicht nur beschleunigen können, sondern sie möglicherweise sogar erst hervorrufen.

Ein einmaliger Selbsttest ist nur in eng begrenzten Fällen sinnvoll, zum Beispiel dann, wenn Sie sich unbedingt temporäre Tattoos mit Henna machen lassen wollen. Da hier häufig allergieauslösende Farben beigemischt sind, kann ein Selbsttest helfen, eine heftige Reaktion zu vermeiden.

! Im Zweifelsfall zum Arzt

Wenn schon einmal etwa nach einem früheren Einsatz von Färbemitteln im Gesicht (an Augenlidern) und am Hals Rötungen oder an anderen Körperstellen Hautreaktionen aufgetreten sind, sollten Sie eine Hautarztpraxis aufsuchen. Nur ein Allergologe kann diagnostizieren, ob es sich um eine Allergie handelt und falls ja, um welche.

Behandlung

Vorbeugen ist besser als Heilen. Das gilt auch für Kontaktallergien, denn eine einmal erworbene Sensibilisierung lässt sich nicht mehr rückgängig machen – auch dann nicht, wenn der allererste Kontakt mit dem Allergen schon Jahre oder Jahrzehnte zurückliegt. Da die Auslöser von Kontaktekzemen so vielfältig sind, ist ein genereller Schutz nicht möglich. Umso wichtiger ist es, unnötige Sensibilisierungen, die zum Beispiel durch das Tragen von nickelhaltigem Modeschmuck und durch Piercings entstehen, von vornherein zu vermeiden.

Wenn Sie eine erhöhte Allergiebereitschaft besitzen oder schon einmal auf bestimmte Stoffe mit einem Kontaktekzem reagiert haben, sollten Sie diese Substanzen in Zukunft nicht mehr benutzen.

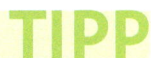

So können Sie vorbeugen

- Das oberste Gebot besteht (wie bei allen allergischen Krankheiten) darin, die Auslöser der Ekzeme ausfindig zu machen und konsequent zu meiden. Denn die beste Therapie kann nicht greifen, solange diese Allergene weiter auf den Körper einwirken.

- Waschen und duschen Sie sich nicht zu oft. Der ständige Kontakt mit Wasser, Seife oder Lösungsmitteln reizt die Haut und greift den Fett- und Säureschutzmantel an. Im Laufe der Zeit können Schäden wie kleine Risse an der Oberhaut entstehen, durch die sowohl Krankheitserreger als auch Allergene leicht in die Haut eindringen und Ekzeme hervorrufen können. Um das zu verhindern, sollten Sie zur Hautpflege synthetische Seifen (Syndets) mit einem pH-Wert zwischen 5 und 6,5 sowie beim Baden rückfettende Öle verwenden. Zur Reinigung ist nicht jedes Mal Seife erforderlich, häufig reicht reines Wasser völlig aus.

- Benutzen Sie nach dem Waschen, Duschen und Baden immer Pflegemittel (rückfettende Cremes und Salben), damit der Schutzmantel der Haut wieder aufgebaut wird. Öle sollten Sie nicht verwenden. Sie trocknen die Haut aus.

- Tragen Sie bei Arbeiten in Haushalt, Garten und Freizeit entweder latexfreie Handschuhe oder unter den üblichen Schutzhandschuhen noch dünne Handschuhe aus Baumwolle.

- Verzichten Sie auf (nickelhaltigen) Modeschmuck und achten Sie darauf, dass Ihr Kind keinen trägt (zumindest nicht direkt auf der Haut). Das ist besonders wichtig, wenn bereits eine Neurodermitis oder eine andere allergische Erkrankung besteht.

- Benutzen Sie keine Kosmetika, auf die Sie bereits mit einem Ekzem reagiert haben.

Fortsetzung auf Seite 164

Es ist gesetzlich geregelt, dass innerhalb der EU auf kosmetischen Produkten sämtliche Inhaltsstoffe deklariert sein müssen (inzwischen besteht auch eine Kennzeichnungspflicht für Duftstoffe → Kasten, Seite 159). Diese Deklarationspflicht kann Ihnen helfen, „Ihre" Allergene schneller ausfindig zu machen. Wählen Sie bei Bedarf parfümfreie Produkte und bedenken Sie auch, dass pflanzliche Zubereitungen, die als „natürlich" bezeichnet werden, nicht frei von Allergenen sind. Besonders Pflanzen wie Arnika, Hamamelis und Falsche Kamille (auch Geruchlose Kamille genannt) können Allergien auslösen.

- Wenn Sie bei Sonnenschutzmitteln die chemischen Lichtfilter nicht vertragen, können Sie Produkte mit Mikropigmenten (Titandioxid, Zinkoxid) verwenden. Achten Sie auch darauf, ob Sonnenschutzmittel Silikonverbindungen enthalten, die die Augen reizen können (die entsprechenden Substanzen erkennen Sie an den Endungen -methicone oder -siloxane).

- In zahlreichen Reinigungs-, Pflege- und Haarfärbemitteln, in Arznei- oder Desinfektionsmitteln verbergen sich Stoffe, die Allergien hervorrufen können (→ Die wichtigsten Kontaktallergene – eine Übersicht, Seite 160).

- Vorsicht vor der Substanz Triclosan. Der keimtötende Wirkstoff befindet sich nicht nur in zahlreichen Wasch- und Reinigungs-mitteln, sondern zum Beispiel auch in Kosmetika, Zahnpasta und Textilien. Triclosan eignet sich sehr gut zur Behandlung von Ekzemen, die mit Keimen besiedelt sind (Superinfektion). Die antibakterielle Substanz hat jedoch nichts in Wasch- und Pflegemitteln oder in Textilien zu suchen. Der unbedachte Einsatz kann die Hautflora schädigen und möglicherweise zu Antibiotika-Resistenzen führen. Bei Kosmetika muss Triclosan auf der Verpackung angegeben sein. Bei Textilien deuten Aussagen wie „antibakteriell" oder „sanitized" auf Triclosan hin.

- Waschen Sie neue Kleidung oder (Bett-)Wäsche, bevor Sie sie zum ersten Mal tragen oder verwenden. Dabei werden hautschädliche Stoffe, die bei der Produktion hinzugefügt wurden und nicht fest an das Gewebe gebunden sind, zumindest zum Teil herausgespült.

- Verzichten Sie auf Selbsttests mit verdächtigen Stoffen. Denn nur erfahrene Allergologen können eine richtige Diagnose stellen und eine erfolgreiche Therapie in die Wege leiten.

- Möglicherweise werden Sie Ihr Hobby (zum Beispiel Malen) aufgeben und unter Umständen sogar den Beruf wechseln müssen (→ Berufliche Rehabilitation, Seite 107), wenn Sie am Arbeitsplatz allergieauslösenden Stoffen ausgesetzt sind, auf die Sie immer wieder mit Kontaktekzemen reagieren.

Medikamente

Zur Behandlung von Kontaktekzemen eignen sich die gleichen Wirkstoffe, die beim atopischen Ekzem (→ Neurodermitis, Seite 125) eingesetzt werden. Sobald ein Kontaktekzem abgeheilt ist, brauchen Sie keine Medikamente mehr. Sie müssen jedoch Ihre Haut sorgfältig pflegen (→ Seite 123) und Ihre individuellen Auslöser meiden.

Weitere Maßnahmen

UV-Strahlen- und Klimatherapie, Entspannungsmethoden und Stressbewältigungstrainings, die den Verlauf einer Neurodermitis positiv beeinflussen können, haben bei Kontaktekzemen keine Wirkung.

Nesselsucht (Urtikaria) und Angioödem

Der Begriff Urtikaria ist abgeleitet von der lateinischen Bezeichnung für Brennnessel (Urtica urens) und erinnert an die Hautveränderungen, die nach der Berührung von Brennnesseln auftreten.

Nesselsucht ist eine sehr komplexe Hauterkrankung mit unterschiedlichen Formen und Auslösern. Sie ist häufig (pseudo)allergisch bedingt, kann aber auch durch physikalische Reize wie Kälte, Wärme, Licht, Druck auf die Haut, durch hormonelle, bakterielle und nicht zuletzt durch psychische Faktoren wie Stress und Depressionen entstehen. Schätzungsweise 15 bis 25 Prozent der Bevölkerung hierzulande erkranken mindestens einmal im Leben an Urtikaria.

Der Krankheitsprozess wird oft durch die Freisetzung von Histamin und anderen entzündungsfördernden Stoffen, die von den Mastzellen ausgeschüttet werden, in Gang gesetzt (→ Seite 16). Nicht immer ist das Immunsystem daran beteiligt. Weitverbreitet sind pseudoallergische Reaktionen (→ Seite 37), bei denen es nicht zur Bildung von Antikörpern gegen die auslösenden Stoffe kommt. Solche allergieähnlichen Reaktionen werden häufig durch Nahrungsmittelzusatzstoffe (→ Seite 145) und Arzneimittelunverträglichkeiten (→ Seite 180) hervorgerufen.

Symptome

Ein typisches Zeichen für Nesselsucht ist die Bildung von roten, juckenden, zirka ein bis 20 Zentimeter großen Erhebungen der Haut (Quaddeln), die von einem roten Hof umgeben sind. Normalerweise sind nur die oberen Hautschichten betroffen. Bilden sich Schwellungen in tiefer liegenden Hautbereichen, handelt es sich um Angioödeme (→ Kasten unten).

Häufig klingen die Beschwerden nach wenigen Stunden ab, treten aber über zwei bis drei Wochen täglich wieder auf. Es gibt auch eine chronische Verlaufsform, bei der die Symptome sechs Wochen und länger anhalten und spontan immer wiederkommen.

Angioödeme

Bei etwa 50 Prozent der an Nesselsucht Erkrankten entwickeln sich Angioödeme (= angioneurotisches Ödem, Quincke-Ödem). Diese Quaddeln ähneln denen der Nesselsucht, sie bilden sich jedoch in tieferen Hautschichten, besonders im Gesicht, an den Lippen und den Augen, und sie bleiben länger bestehen. Dabei kann es – durch die aufgedunsenen Lippen und zugeschwollenen Augen – zu vorübergehenden Entstellungen kommen.

Angioödeme jucken nicht, sie verursachen aber ein Spannungsgefühl und einen Druckschmerz (zum Beispiel wenn die Lippen aufeinandergepresst werden). Allergisch bedingte Angioödeme, die auf die Lippen- und Augenpartie begrenzt sind, stellen keine gesundheitliche Gefahr dar. In der Regel bilden sie sich nach einem bis fünf Tagen zurück. Wenn allerdings zusätzlich die Schleimhäute im Kehlkopfbereich anschwellen, kann eine lebensbedrohliche Situation entstehen, weil die Atmung behindert ist. Dann muss sofort ein Notarzt gerufen werden.

Angioödeme können als Teilbild einer Nesselsucht oder völlig unabhängig von einer solchen auftreten. Meist handelt es sich um Pseudoallergien – insbesondere auf Nahrungsmittelzusatzstoffe, biogene Amine (→ Seite 145) und Medikamente. Allergien spielen eine geringere Rolle.

Zur Behandlung allergisch bedingter Angioödeme sind Kortisonpräparate die Mittel der Wahl (→ Seite 225).

Auslöser

Für die **akute Nesselsucht** können neben Arzneimittelsubstanzen (→ Arzneimittelreaktionen, Seite 180) natürliche Nahrungsmittelbestandteile verantwortlich sein, die bestimmte Stoffe enthalten. Dazu zählen zum Beispiel Salizylsäure (unter anderem in verschiedenen Beerensorten, Gewürzen wie Kardamom, Curry, Paprika, Thymian, Dill, Rosmarin, Oregano, Kumin, Worcestersauce), Tomatenmark, Ketchup und grüne Oliven. Weitere Verursacher können eventuell natürliche Aromastoffe sein, die sich vor allem in zahlreichen Obst- und Gemüsesorten befinden. Eine Rolle könnten auch biogene Amine wie Histamin, Tyramin, Tryptamin, Dopamin, Serotonin, und Spermidin spielen. Diese Abbauprodukte von Aminosäuren kommen in geringen Mengen in fast allen Lebensmitteln vor (→ Kasten, Seite 145).

Hauptverursacher der **chronischen Nesselsucht** sind vor allem Nahrungsmittelzusatzstoffe: Farbstoffe, Konservierungsstoffe wie Sorbin- oder Benzoesäure, PHB-Ester, Propionsäure, Nitrit und Sulfite, Geschmacksverstärker wie Glutamat, Süßstoffe (wie Saccharin, Cyclamat, Aspartam) und Antioxidanzien. Diese Zusatzstoffe können Sie an unterschiedlichen E-Nummern erkennen (→ Seite 145). Weitere Auslöser sind wie bei der akuten Urtikaria biogene Amine, Salizylsäure und eventuell Aromastoffe.

Nesselsucht und Lebensalter

Bei Nahrungsmitteln spielt möglicherweise das Lebensalter eine wichtige Rolle. Aus Untersuchungen geht hervor, dass Kleinkinder sehr oft akute Nesselsucht bekommen, nachdem sie Kuhmilch getrunken haben. Dagegen können pseudoallergische Reaktionen auf Nahrungsmittelzusatzstoffe in jedem Lebensalter vorkommen.

Allergien auf natürliche Lebensmittelbestandteile sind meist vermittelt durch die Antikörper Immunglobulin-E (IgE → Seite 16). Sie können schon durch geringe Mengen ausgelöst werden. Die Symptome machen sich sehr schnell nach dem Verzehr bemerkbar (→ Nahrungsmittelallergien, Seite 131).

Dagegen rufen Nahrungsmittelzusatzstoffe überwiegend Pseudoallergien (→ Seite 37) hervor, die erst ab einer bestimmten Menge auftreten. Außerdem entstehen die Beschwerden

Beispiele für eine Kontakturtikaria

Bei der Kontakturtikaria treten die Hautveränderungen nur an denjenigen Körperstellen auf, die direkten Kontakt mit dem jeweiligen Auslöser hatten.

Das bekannteste Beispiel sind die Quaddeln, die sich nach der Berührung von Brennnesseln auf der Haut bilden und nichts mit einer Allergie zu tun haben.

Viele Allergiker reagieren mit Nesselausschlag, wenn sie Lebensmittel zubereiten: zum Beispiel beim Schälen von Kartoffeln, Möhren oder Sellerie. Andere, wenn sie bei einem Spaziergang am Meer versehentlich auf eine Qualle treten.

Der Kontakt mit Latex kann sowohl die Entstehung von Ekzemen (→ Kontaktekzeme, Seite 156) begünstigen, sehr oft aber auch eine Kontakturtikaria auslösen.

mit einer zeitlichen Verzögerung von einer halben bis zu mehreren Stunden, was die genaue Zuordnung zu den auslösenden Nahrungsmitteln erschwert.

Eine Übersicht über die wichtigsten Allergene in Nahrungsmitteln finden Sie auf Seite 144.

Weitere Faktoren

Das Spektrum der nicht allergischen Auslöser von Nesselsucht ist breit. In Betracht kommen vor allem

- Druck, der durch das Tragen von Taschen, Gürteln oder zu engen Kleidungsstücken auf den Körper einwirkt,
- Kälte und Wärme (etwa nach zu heißem oder zu kaltem Duschen), Hitze und intensives Sonnenlicht (zum Beispiel im Solarium),
- versteckte Entzündungsherde und Bakterien im Körper (besonders das im Magen vorkommende Bakterium Helicobacter pylori),

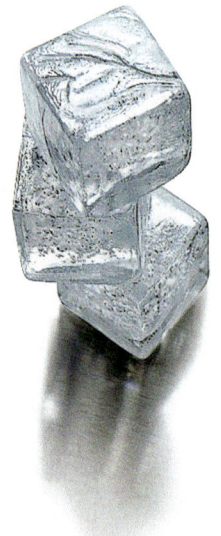

❗ Vorsicht bei Kälte-Kontakturtikaria

Wenn Sie auf Kälteeinwirkung mit Nesselsucht reagieren, sollten Sie sicherheitshalber auf sehr kalte Getränke und auf Eiscreme verzichten. Diese können im Extremfall zum Zuschwellen des Kehlkopfs und zu starker Atemnot führen. Vermeiden Sie unbedingt einen Sprung in kaltes Wasser, denn er kann lebensgefährlich sein.

- Insektenstiche (→ Seite 174),
- körperliche Anstrengung und Schwitzen,
- Stress und Depressionen.

Diagnose

Da die Auslöser so vielfältig sind, ist es meist nicht leicht, sie zu identifizieren. Hilfreich ist ein Allergie-Tagebuch (→ Seite 26), das Sie einige Wochen lang sorgfältig führen sollten. Notieren Sie darin alle Nahrungs- und Arzneimittel, die Sie einnehmen und schreiben Sie auf, welche Symptome sofort und welche mit zeitlicher Verzögerung aufgetreten sind.

Haut- und Bluttests (→ Seiten 28, 31) geben zunächst Aufschluss darüber, ob es sich um eine „echte" Allergie (mit der Bildung von Antikörpern des Immunglobulin E IgE → Seite 16) handelt. Eine pseudoallergische Reaktion (→ Seite 37), die nicht IgE-vermittelt ist, lässt sich hingegen nicht mit Haut- und Labortests nachweisen.

Auslassdiät

Für eine sichere Diagnose von Pseudoallergien gibt es bislang nur eine Möglichkeit: die Provokation (→ unten). Zunächst versucht man sich mit einer Auslassdiät (Eliminationsdiät) Klarheit zu verschaffen. Diese Diät müssen Sie nach Absprache mit dem Arzt und/oder einem Ernährungsberater für zirka vier Wochen einhalten und dabei auf alle wichtigen bisher bekannten Nahrungsmittelzusatzstoffe verzichten (insbesondere auf Farb- und Konservierungsstoffe, auf Antioxidanzien und Geschmacksverstärker, → Seite 145). Auch Lebensmittel, die reich an biogenen Aminen (→ Seite 145) sind, müssen Sie meiden.

Kostaufbau (Provokation)

An eine erfolgreiche Diät, während der die Auslöser gemieden wurden, schließt sich unter ärztlicher Kontrolle ein Kostaufbau an. Dabei wird die streng pseudoallergen- und biogenaminarme Diät schrittweise um die

---

TIPP

Ein Tagebuch und Geduld

Es ist sehr wichtig, dass Sie während einer Auslassdiät ein genaues Symptom-Tagebuch führen, damit der Zusammenhang zwischen Diät und Beschwerdefreiheit erkennbar wird.

Allerdings benötigen Sie viel Geduld, denn die Symptome gehen nicht auf einen Schlag, sondern langsam und wellenförmig zurück. In der Regel dauert es 10 bis 14 Tage, bis sich die ersten Erfolge einstellen. Manchmal kann es (zum Beispiel durch Diätfehler oder durch die Einnahme von Medikamenten) zu Rückfällen kommen. Diese sind kein Grund, die Diät abzubrechen. Wenn Sie durchhalten, haben Sie gute Chancen, die Auslöser herauszufinden und durch konsequentes Meiden künftigen Krankheitsschüben vorzubeugen.

> **! Keine Selbstversuche**
>
> Unternehmen Sie bei Verdacht auf Allergien gegen natürliche Lebensmittelbestandteile und/oder Lebensmittelzusatzstoffe keinerlei Selbstversuche. Ein Kostaufbau (Provokationstest) muss immer unter ärztlicher Aufsicht durchgeführt werden.

bis dahin verbotenen Nahrungsmittel erweitert. Etwa alle drei Tage wird ein neues Lebensmittel eingeführt und registriert, ob Sie es vertragen. Treten während des Kostaufbaus Symptome auf, lässt man das verdächtige Lebensmittel zunächst wieder weg und testet es zu einem späteren Zeitpunkt erneut. Ziel dieser allmählichen Erweiterung des Nahrungsmittelspektrums ist es, eine maßgeschneiderte, gut verträgliche Diät zusammenzustellen.

Zusätzliche Untersuchungen

Da Nesselsucht und Angioödeme durch eine Reihe unterschiedlicher Krankheiten ausgelöst werden können, sind meist weitere Untersuchungen notwendig. Wundern Sie sich also nicht, wenn der Allergologe Sie zur Abklärung der Beschwerden zusätzlich zum Zahnarzt, in eine Hals-Nasen-Ohren-Praxis und vor allem zum Internisten überweist. Nesselausschlag steht oft in Verbindung mit Erkrankungen der Schilddrüse oder des Verdauungstrakts. Wenn Sie Beschwerden im Magen-Darm-Bereich haben und/oder bereits bestimmte Bakterien wie Helicobacter pylori diagnostiziert wurden, ist eine Magenspiegelung (Gastroskopie) erforderlich, um ein Geschwür auszuschließen.

Behandlung

Wie bei allen allergischen Erkrankungen besteht auch bei Nesselsucht und Angioödemen das oberste Ziel darin, die jeweiligen Auslöser zu meiden. Sobald Sie wissen, welche Substanzen den Ausschlag hervorrufen, dürfen Sie keine Nahrungs- oder Arzneimittel mehr verwenden, in denen diese Stoffe vorkommen.

Ein akuter Krankheitsschub lässt sich meist gut mit Antihistaminika zum Einnehmen (→ Seite 203) behandeln. Dagegen sind Antihistaminikacremes und -salben zum Auftragen auf die Haut unsinnig, da sie zu keiner Besserung der Beschwerden führen, aber Überempfindlichkeitsreaktionen gegen die Wirkstoffe hervorrufen können. Bei besonders ausgeprägten Symptomen, die mit starkem Juckreiz, Atemnot und Blutdruckabfall einhergehen, kann der Arzt kurzfristig (für zirka drei Tage) die Einnahme eines hochdosierten Glukokortikoids („Kortison") verordnen. Droht bei einem akuten Angioödem die Gefahr, dass die Atemwege zuschwellen, müssen Adrenalin und Kortison gespritzt werden.

Wenn Sie bereits ein schweres Angioödem hatten oder zum Beispiel aufgrund einer Insektengiftallergie besonders gefährdet sind, sollten Sie sicherheitshalber immer ein Notfallset (→ Seite 140) bei sich tragen.

Sofort zum Arzt

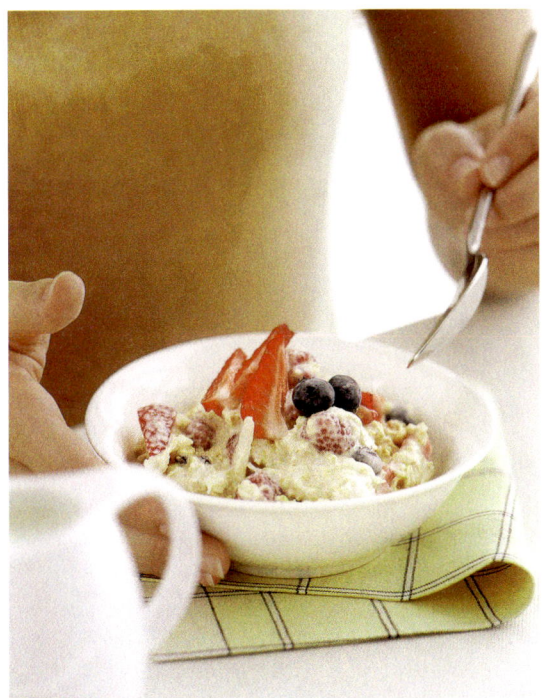

Beeren und Trockenobst im Müsli enthalten Salizylate, die Nesselsucht auslösen können.

Sobald es zu Schwellungen in Gesicht und Rachenraum kommt, dürfen Sie keine Zeit verlieren, denn wenn die Atemwege im Kehlkopfbereich zuschwellen, droht Lebensgefahr. Suchen Sie sofort den Arzt auf, der am schnellsten für Sie erreichbar ist.

Richtige Ernährung

Es wurden Studien an Patienten mit chronischer Nesselsucht durchgeführt. Sie haben gezeigt, dass eine pseudoallergenarme Diät, in der weitgehend auf Zusatzstoffe verzichtet wird und die wenig biogene Amine oder Salizylsäure enthält, in vielen Fällen vor neuen Krankheitsschüben schützt. Ein solcher Versuch kann sich also durchaus lohnen (→ Kasten, Seite 172).

Zusatzstoffe wie Farbstoffe (vorwiegend Azofarbstoffe), Konservierungsstoffe wie Sorbinsäure, PHB-Ester (Parabene), Propionsäure, Nitrit oder Sulfite und Süßstoffe wie Aspartam, Geschmacksverstärker und Antioxidanzien können Sie überwiegend an den E-Nummern erkennen.

Es gibt jedoch auch natürliche Konservierungsstoffe, die nicht mit E-Nummern gekennzeichnet sind. Dazu gehören Salizylate, die sich in Gewürzen und Getränken (wie Portwein und Rum) und vor allem in zahlreichen Obst- und Gemüsesorten befinden.

Zu diesen Obstsorten gehören zum Beispiel Ananas, Aprikosen, Blaubeeren, Brombeeren, Erdbeeren, Himbeeren, rote und schwarze Johannisbeeren, Orangen, Preiselbeeren und Trockenobst wie getrocknete Datteln, Feigen und Pflaumen, Rosinen und Sultaninen.

Zu den salizylatreichen Gemüsesorten zählen Oliven, Radieschen und Rettich sowie konzentrierte Produkte wie Tomatenmark und Ketchup.

TIPP

Einige Beispiele als Hilfe zur Lebensmittelauswahl

Die folgende Liste hilft Ihnen bei der Lebensmittelauswahl, wenn pseudoallergische Reaktionen oder Reaktionen auf biogene Amine auftreten.

Grundsätzlich sollten Sie möglichst zusatzstofffreie, besonders frische und unverarbeitete Produkte kaufen. Wählen Sie zum Beispiel bei Nudeln Vollkornprodukte oder andere Ware, die kein Hühnerei enthält.

Grund: Das verwendete Flüssigei wird mit Konservierungsstoffen haltbar gemacht. Vollkornnudeln sind immer frei von Hühnereiweiß. Insgesamt sind selbsthergestellte, frische Lebensmittel am verträglichsten. Auch tiefgekühltes Obst, Gemüse und Fleisch ohne Zusätze sind geeignet. Verzichten sollten Sie auf Fertiggerichte, kandierte Früchte oder industriell hergestellten Fruchtsaft und Fruchtnektar.

	nicht geeignet bzw. Verträglichkeit prüfen	geeignet
Milch und Milchprodukte	• „Light"-Produkte • Hartkäse • Schnittkäse • Weichkäse • Schmelzkäse • fertiger Kräuterquark • zubereiteter Fruchtjoghurt • fertiger Milchreis • Speiseeis	• Vollmilch, Magermilch • Buttermilch, Dickmilch • Naturjoghurt • Kefir • Molke • süße und saure Sahne • Frischkäse • Quark, Schichtkäse • Mozzarella • Mascarpone • selbstgemachtes Eis

Fortsetzung auf Seite 173

	nicht geeignet bzw. Verträglichkeit prüfen	geeignet
Fleisch/ Fleisch- erzeug- nisse/Eier	• gepökelte Fleischwaren/Speck • getrocknete Fleischerzeugnisse • Fleischerzeugnisse in Dosen • Fleisch in Aspik • Wurstwaren, Würstchen • Pastete, Terrine, Parfait	• alle Fleischarten, frisch oder tiefgefroren • selbsthergestellter Aufschnitt, zum Beispiel Bratenaufschnitt wie selbst- gemachtes Roastbeef, selbstzuberei- teter Schweine- oder Putenbraten • frische Eier
Getreide/ Getreide- produkte/ Kartoffeln	• Fertigbackmischungen • Back- und Feinbackwaren • abgepacktes Brot mit Zusatzstoffen • Fertigmüsli mit (Frucht) • Kartoffelerzeugnisse wie Kroketten, Chips, Gnocchi • Keimlinge	• Weizenbrot ohne Zusatzstoffe • Müsli ohne Trockenfrüchte • selbstzubereitete Teigarten (zum Beispiel Hefeteig) • frische Kartoffeln • Getreidemehl, -stärke, -grieß, -flocken • Naturreis, Parboiled-Reis • selbstgebackener (Hefe)Kuchen
Gemüse/ Obst	• Trockenfrüchte / kandierte Früchte • Zitrusfrüchte (wie Grapefruit, Orangen, Zitronen) • Beerenfrüchte sowie Aprikosen, Ananas, Feigen, Weintrauben • Nüsse • Oliven, Paprika, Rettich, Radies- chen, Spinat, Tomaten, Champig- nons, Sauerkraut, Gewürzgurken u. a., Trockenpilze, Avocado	• Obst und Gemüse frisch oder tiefgefroren (Ausnahme: die unter „nicht geeignet" links genannten Obst- und Gemüsesorten) • bei Reaktion auf Aromastoffe: auf **alles** Obst verzichten
Getränke	• „Light"-Getränke • flüssige Tee-, Kräuter- und Fruchtkonzentrate • alkoholische Getränke (auch Spi- rituosen, Obst- und Fruchtwein, Wein und Bier mit Zusatzstoffen) • Limonade, Brause • Heiß- und Kaltgetränke mit Zu- satzstoffen und andere nicht alko- holische aromatisierte Getränke • unvergorener Traubensaft	• Mineralwasser • Kakao • schwarzer Tee oder Kaffee • Saft (selbstzubereitet) aus den geeigneten Obst- und Gemüsesorten

Nach „Diät bei Nahrungsmittelallergien und -intoleranzen", 3. aktualisierte Auflage, Christine Behr-Völtzer, Michal Hamm, Dieter Vieluf, Johannes Ring (Hrsg.), Verlag Urban & Vogel, München, 2006.

Allergien auf Insektenstiche

Die meisten Insektenstiche sind nur lästig. Sie verursachen Hautreaktionen, die rasch wieder abklingen. Doch zirka 2 bis 4 Prozent der Bevölkerung reagieren allergisch auf das Gift der Insekten – in unseren Breitengraden besonders auf das Gift von (Honig)Bienen und (Falten)Wespen, seltener dagegen auf das von Hummeln, Hornissen, Ameisen, Mücken oder Bremsen. Die Sensibilisierung (Empfindlichkeit) lässt sich oft durch spezifische IgE-Antikörper im Blut nachweisen (→ Seite 116). Es kann aber auch zu allergischen Reaktionen kommen, die nicht IgE-vermittelt sind. Ob Menschen, die eine erblich bedingte Neigung zu Allergien (Atopie → Seite 36) haben, ein höheres Krankheitsrisiko tragen als andere, ist umstritten.

Allergien gegen Insektengift können auf die Stichstelle begrenzt sein (örtliche Reaktion) und sich zum Beispiel in Rötungen, Schwellungen oder Juckreiz äußern oder aber den ganzen Organismus erfassen (systemische Reaktion) und schlimmstenfalls einen anaphylaktischen Schock auslösen.

Nach Angaben des Statistischen Bundesamtes sterben in Deutschland jährlich zwischen 10 und 20 Menschen infolge schwerer Allgemeinreaktionen, die nach Insektenstichen auftreten. Die Dunkelziffer dürfte jedoch wesentlich höher sein, denn so manche plötzlichen Todesfälle, die sich im Freien ereignen und deren Ursache unklar ist, gehen möglicherweise auf das Konto von Insekten.

Bienen-, Wespen- und Hornissengift

Am besten untersucht sind die Gifte von Bienen und Wespen, die jeweils mehrere Allergene enthalten. Diese bestehen aus verschiedenen Eiweißverbindungen, vor allem aus Enzymen, die entzündungsfördernde Stoffe wie das Histamin aus den Mastzellen freisetzen (→ Seite 16). Da sich die Gifte von Bienen und Hummeln sowie die von Wespen und Hornissen ähneln und auch Kreuzreaktionen zwischen Bienen- und Wespengift bestehen können, müssen Sie vorsichtig sein, wenn Sie schon einmal überempfindlich auf einen Insektenstich reagiert haben.

Mit Bienenflug müssen Sie von Frühjahr bis Herbst und an milden Wintertagen rechnen, mit Wespen den ganzen Sommer über bis zum Herbst. Während sich Bienen vor allem in der Nähe von Bienenstöcken und Blüten aufhalten und ihren Stachel nach

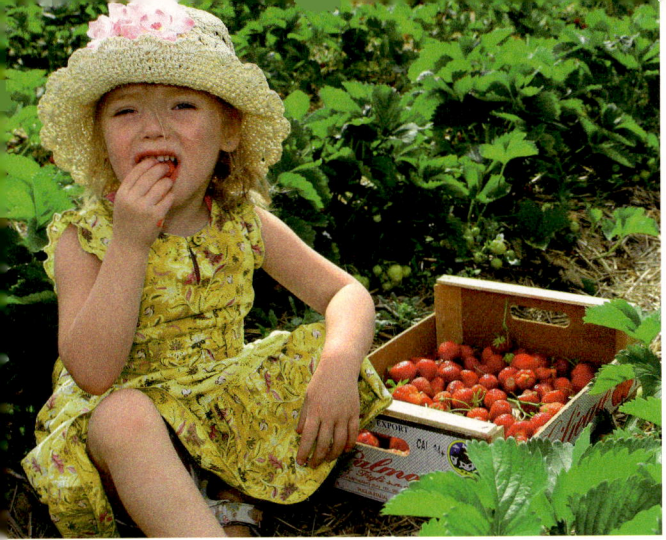

einem Stich in der Haut zurücklassen, kreisen Wespen gern um Nahrungsmittel und Abfälle und hinterlassen ihren Stachel nur selten in der Haut ihres „Opfers".

Insektengiftallergiker, die in bestimmten Berufen tätig sind, sind besonders gefährdet. Dazu zählen vor allem Landwirte, Imker, Förster, Waldarbeiter und Gärtner sowie das Verkaufspersonal von Obst- oder Gemüseständen und von Bäckereien.

Vorsicht: Bunte Kleidung und Obst ziehen Bienen und Wespen an.

Symptome

Bei Lokalreaktionen kommt es an der Stichstelle meist zu Rötungen und Schwellungen, die von Juckreiz, Brennen und Schmerzen begleitet sind. Ist der Durchmesser der Schwellung größer als 10 Zentimeter, handelt es sich um eine gesteigerte örtliche Reaktion, die oft länger als 24 Stunden anhält.

Bedrohlicher sind Allgemeinreaktionen, die meist innerhalb weniger Minuten nach dem Stich entstehen und nicht auf die Einstichstelle begrenzt sind, sondern sich am ganzen Körper entwickeln. Dabei gibt es unterschiedliche Schweregrade. Juckreiz und Nesselsucht (→ Seite 165) gehören zur schwächsten Form. Stärkere Reaktionen äußern sich in Erbrechen, Durchfall, Bronchialkrämpfen, Atemnot und Blutdruckabfall. Am gefährlichsten sind Bewusstlosigkeit, Stuhl- oder Urinabgang und ein Herz-/Kreislaufstillstand, der zum Tod führen kann. Bei schwangeren Frauen können solche anaphylaktischen Stichreaktionen das ungeborene Kind schädigen.

Wenn Kinder betroffen sind

Bekommen Kinder plötzlich starken Juckreiz, einen Hautausschlag und/oder schwillt ihr Gesicht an, kann das eine allergische Reaktion auf einen Insektenstich sein. Atemnot und lebensgefährliches Herz-Kreislauf-Versagen kann bei Kindern ebenfalls vorkommen.

Wenn Ihr Kind eine Insektengiftallergie hat, sollte es während der Bienen- und Wespensaison immer ein Notfallset (→ Seite 140) mit einer schriftlichen Dosierungsanweisung bei sich tragen. Informieren Sie unbedingt Erzieher, Lehrer und andere Betreuungspersonen über die Krankheit und erklären Sie ihnen, was sie im Notfall tun müssen.

Unter bestimmten Voraussetzungen ist das Risiko für eine schwere Allgemeinreaktion nach einem Insektenstich erhöht. Das gilt insbesondere, wenn Allergiker

- älter als 40 Jahre sind,
- schon einmal eine schwere Allgemeinreaktion infolge eines Insektenstichs hatten (zum Beispiel Erbrechen, Durchfall, Bronchialkrämpfe, Atemnot, Herz-/Kreislaufstillstand),
- an Asthma oder einer Herz-Kreislauf-Erkrankung leiden,
- körperlich und/oder psychisch sehr belastet sind,
- Medikamente wie zum Beispiel Betarezeptorenblocker (auch Augentropfen), ACE-Hemmer oder bestimmte entzündungshemmende Mittel (etwa gegen Rheuma) einnehmen oder
- häufig viel Alkohol trinken.

Sofort zum Arzt

Sobald Allgemeinreaktionen wie Hautrötungen am ganzen Körper, Erbrechen, Durchfall, Bronchialkrämpfe oder Atemnot auftreten, muss sofort ein Notarzt gerufen werden, da diese Symptome lebensbedrohlich sein können.

Diagnose

Nach jeder Stichreaktion, die entweder ungewöhnlich heftig ist oder mehrere Stunden anhält, sollten Sie einen Hautarzt aufsuchen, der auf die Behandlung von Allergien spezialisiert ist.

Mit einer ausführlichen Erhebung der Krankengeschichte sowie standardisierten Haut- und Bluttests (→ Seiten 28, 31) wird der Arzt versuchen, das ursächliche Insektengift ausfindig zu machen. Für Stiche, die nicht von Bienen oder Wespen stammen, sind die diagnostischen Möglichkeiten allerdings begrenzt, da es dafür bislang noch keine ausreichenden Testmethoden gibt. Eine Hilfestellung bildet jedoch die relativ enge Verwandtschaft zwischen Bienen- und Hummelgift sowie die zwischen Wespen- und Hornissengift (→ Seite 174).

Bei einer einmaligen Untersuchung sollten Haut- und Bluttests frühestens zwei Wo-

Insektengift und andere Allergene

Es besteht wahrscheinlich ein Zusammenhang zwischen der übermäßigen Reaktion auf Insektengift und auf andere Allergene: Ärztlichen Beobachtungen zufolge haben Patienten, die bei Hauttests allergisch auf Katzen, Hausstaubmilben und Gräser reagieren, häufig niedrigere Schwellen bei Hauttests auf Insektengift sowie eine höhere Konzentration von insektenspezifischem IgE (→ Seite 16) im Blut.

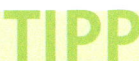

Vorbereitung auf den Arztbesuch

Ihre eigenen Beobachtungen rund um den Stich können dem Arzt wichtige Hinweise liefern. Notieren Sie deshalb vor dem Praxisbesuch die folgenden Punkte:

- Wann und wo wurden Sie gestochen?

- Konnten Sie das Insekt identifizieren?

- Blieb der Stachel in der Haut?

- In welchem Zeitraum nach dem Stich traten die ersten Symptome auf?

- Waren sie auf die Einstichstelle begrenzt (zum Beispiel Rötung, Schwellung, Juckreiz, brennender Schmerz) oder traten weitere Beschwerden auf – etwa Hautrötungen am ganzen Körper, Durchfall, Erbrechen, Atemnot oder Schock?

- Hatten Sie schon einmal einen allergischen Schock nach einem Insektenstich?

- Leiden Sie unter Asthma oder einer Herz-Kreislauf-Erkrankung?

- Welche Medikamente nehmen Sie derzeit ein?

chen nach dem letzten Insektenstich durchgeführt werden. Aussagekräftiger sind zwei Untersuchungen, von denen die erste unmittelbar nach dem Stich und die zweite etwa zwei bis drei Wochen später erfolgt. Während dieser Zeit steigt die Konzentration der Antikörper auf das jeweilige Gift im Blut an. Dies liefert wichtige Hinweise auf das verursachende Insekt.

Patienten, die ein erhöhtes Risiko für lebensbedrohliche Reaktionen auf Insektenstiche tragen (→ links), müssen die Hauttests sicherheitshalber in einer Tagesklinik durchführen lassen.

Behandlung

Am wichtigsten ist es, Bienen, Wespen, Hummeln und Hornissen so weit wie möglich aus dem Weg zu gehen. Wenn Sie bestimmte Vorsichtsmaßnahmen beachten (→ Kasten, Seite 178), können Sie das Risiko von Insektenstichen erheblich reduzieren.

Selbstbehandlung im Notfall

Für die Behandlung schwerer Schockreaktionen infolge von Insektengiften (sowie Nahrungs- und Arzneimittelunverträglichkeiten) gibt es wirksame Notfallpräparate, die in Deutschland bislang viel zu selten verordnet – und noch seltener von den Betroffenen selbst angewendet werden. Dadurch kommt es zu zahlreichen Todesfällen, die vermeidbar gewesen wären.

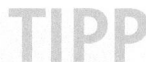

So schützen Sie sich vor Insekten

- Tragen Sie keine wehende, weite und farbig gemusterte Kleidung, denn zahlreiche Insekten „fliegen" auf bunte Farben.

- Steigen Sie nie ohne geschlossenen Helm auf einen fahrbaren Untersatz.

- Machen Sie einen Bogen um Abfallkörbe und Müllkübel im Freien. Sorgen Sie dafür, dass der Abfalleimer im und am Haus immer gut verschlossen ist.

- Fliegengaze vor Fenstern versperrt nicht nur Fliegen und Mücken, sondern auch Bienen und anderen Insekten den Weg in die Wohnung.

- Bei allen Freizeitaktivitäten ist Vorsicht angesagt: bei Arbeiten im Garten, beim Schwimmen, (Sonnen)Baden und allen Sportarten im Freien.

- Laufen Sie im Garten und in freier Natur nicht barfuß: Insekten schwirren nicht nur durch die Luft, sondern sitzen oft im Gras und am Boden.

- Seien Sie besonders vorsichtig beim Pflücken von Obst oder Blumen. Beide sind ein Paradies für Bienen und Wespen.

- So schade es auch ist: Auf Essen im Garten und auf der Terrasse von Cafés und Restaurants sollten Sie besser verzichten. Verzehren Sie zumindest im Freien keine süßen Speisen, kein Bier und keine Süßgetränke.

- Trinken Sie nie direkt aus einer Flasche oder einer Dose, sondern benutzen Sie sicherheitshalber einen Strohhalm, denn eine Wespe kann unbemerkt in den Behälter gekrochen sein.

- Verzichten Sie im Freien auf Parfüms und stark parfümierte Kosmetika wie Haut- und Sonnenschutzcremes, Körperlotionen oder Haarshampoos.

- Hat sich ein Bienen- oder Wespenschwarm in Ihrer Umgebung niedergelassen, sollten Sie einen Imker oder die Feuerwehr rufen, die die Nester entfernen.

- Wenn Sie von Bienen oder Wespen belästigt werden, dürfen Sie keine hastigen, schlagenden Bewegungen machen. Gehen Sie langsam aus dem Gefahrenbereich oder schütteln Sie Insekten, die sich zum Beispiel auf Kleidungsstücken, Tischdecke oder Sitzkissen niedergelassen haben, vorsichtig ab.

- Bei Reisen in andere Länder sollten Sie sich ebenfalls vorsehen. In vielen Ländern gibt es Insekten, deren Gift dem der heimischen Bienen und Wespen ähnelt, sodass es zu Kreuzreaktionen kommen kann. Nehmen Sie sicherheitshalber immer Ihr Notfallset (→ Seite 140) mit.

Hatten Sie in der Vergangenheit nach einem Insektenstich bereits eine Allgemeinreaktion (→ Seite 175), müssen Sie ein ärztlich verordnetes Notfallset (→ Seite 140) immer bei sich tragen. Dieses besteht aus einem schnell wirkenden Antihistaminikum, einem trinkbaren Glukokortikoid sowie Adrenalin als Pumpspray zur Inhalation, gegebenenfalls auch zur Selbstinjektion. Die Mittel

! Vorsicht bei Betablockern und ACE-Hemmern

Wenn Sie schon einmal nach einem Insektenstich schwere Allgemeinreaktionen wie Hautrötungen am ganzen Körper, Durchfall, Erbrechen, Bronchialkrämpfe, Atemnot, Blutdruckabfall oder einen Herz-/Kreislaufstillstand hatten, dürfen Sie grundsätzlich keine Betarezeptorenblocker oder ACE-Hemmer einnehmen. Während einer Therapie mit diesen Mitteln kann es zu besonders bedrohlichen Reaktionen kommen, die nur schlecht auf eine Behandlung ansprechen.

Sollte die Einnahme von Betarezeptorenblockern oder ACE-Hemmern unbedingt erforderlich sein, brauchen Sie eine intensive internistische und allergologische Betreuung.

gibt es für Erwachsene, in niedriger Dosierung auch für Kinder.

Zerkauen Sie unmittelbar nach einem Insektenstich zwei Tabletten des Antihistaminikums und trinken Sie das Kortisonpräparat. Es ist sehr wichtig, dass Sie das Fläschchen ganz austrinken. Sobald es zu Atemnot oder einer Zungenschwellung kommt, nehmen Sie zwei bis drei und bei Kreislaufbeschwerden 15 bis 20 Sprühstöße Adrenalin ein. Dabei müssen Sie langsam und tief inhalieren. Trotz dieser Erstmaßnahmen muss sofort ein Notarzt gerufen werden.

Spezifische Immuntherapie (SIT)

Die spezifische Immuntherapie oder Hyposensibilisierung (→ Allergischer Schnupfen, Seite 70) ist das Mittel der ersten Wahl zur vorbeugenden Behandlung von Insektengiftallergien. Das gilt allerdings nur für Patienten, die nach einem Insektenstich bereits eine schwere Allgemeinreaktion wie Atemnot, Blutdruckabfall oder Schock hatten oder ein erhöhtes Risiko für solche Reaktionen tragen (→ Seite 176). Sie sollten sich unbedingt einer SIT unterziehen.

Für wen kommt eine SIT infrage?

- Bei älteren Menschen kann eine SIT besonders wichtig sein, weil bestimmte Krankheiten (zum Beispiel Herz-Kreislauf-Erkrankungen), die mit steigendem Lebensalter zunehmen, selbst ein Risiko für schwere Allgemeinreaktionen nach Insektenstichen sind.

- Bei Kindern, die nach einem Stich nur Hautreaktionen entwickeln, ist keine Hyposensibilisierung erforderlich, da bei erneuten Stichen keine schweren Allgemeinreaktionen zu erwarten sind.

- Auch Erwachsene, bei denen nur gesteigerte örtliche Reaktionen wie starke Schwellungen, Juckreiz und brennender Schmerz an der Stichstelle auftreten, brauchen sich keiner SIT zu unterziehen.

- Patienten, die nicht auf die Einnahme von Betablockern oder ACE-Hemmern verzichten dürfen und dennoch eine Hyposensibilisierung benötigen, müssen während der Impfung apparativ überwacht werden.

- Schwangere Frauen dürfen sich keiner Hyposensibilisierung unterziehen.

> **! Ein Notfallset ist unverzichtbar!**
>
> Auch wenn Sie erfolgreich eine Hyposensibilisierung abge-
> schlossen haben und keine IgE-Antikörper gegen Insektengift
> mehr im Blut nachweisbar sind, müssen Sie Ihr Notfallset
> sicherheitshalber immer bei sich tragen. Sie brauchen es aber
> erst dann anzuwenden, wenn es nach einem Insektenstich –
> wider Erwarten – doch zu Allgemeinreaktionen kommen
> sollte.

Die Impfung führt bei erneuten Stichen in fast 100 Prozent aller
Fälle zu einem wirksamen Schutz vor allergischen Symptomen.
Die monatliche Erhaltungstherapie dauert in der Regel drei Jahre
und kann mehrfach wiederholt werden. Bei Patienten mit einem
hohen Risiko für einen allergischen Schock kann eine lebens-
lange Therapie erforderlich sein.

Arzneimittelunverträglichkeiten

Schätzungen zufolge haben rund ein Viertel aller Erwachsenen
in ihrem Leben eine allergische Reaktion auf Arzneimittel. Da
sich die Beschwerden überwiegend in unterschiedlichen Hauterkrankungen äußern, wird die Haut auch als „Signalorgan" für
Arzneimittelunverträglichkeiten bezeichnet: Sie offenbart, dass
im Inneren des Körpers eine Abwehrreaktion stattfindet.

Grundsätzlich kann jedes Medikament, das Sie benutzen, eine
Überempfindlichkeitsreaktion hervorrufen. Kinder sind insgesamt

> **! Vorsicht, wenn es schon einmal zu
> Unverträglichkeiten kam**
>
> Wenn Sie schon einmal überempfindlich auf ein Arzneimittel
> reagiert haben, haben Sie ein zehnfach erhöhtes Risiko, auch
> auf andere Medikamente allergisch zu reagieren – selbst wenn
> es sich dabei um völlig andere chemische Substanzen handelt.
> Informieren Sie deshalb vor jeder Anwendung eines neuen
> Arzneistoffs Ihren Arzt und Ihre Apotheke. Legen Sie am besten
> immer Ihren Allergiepass vor.

weniger gefährdet. Nach einer Studie aus dem Jahr 1991 tragen sie jedoch ein 26-prozentiges Risiko, bis zum 16. Lebensjahr eine Arzneimittelallergie zu entwickeln, wenn ihre Eltern bestimmte Medikamente nicht vertragen.

Warum mit zunehmendem Alter generell die Gefahr von Arzneimittelreaktionen steigt, ist bislang noch nicht hinreichend geklärt. Wahrscheinlich werden Unverträglichkeiten durch erblich bedingte Stoffwechselkrankheiten, durch die gleichzeitige Einnahme mehrerer unterschiedlicher Medikamente, die Ernährung, aber auch durch psychische Faktoren wie Stress und Depressionen begünstigt.

Symptome

Die Symptome einer Medikamentenunverträglichkeit äußern sich meist in Form von Nesselsucht und Angioödemen, Kontaktekzemen, Arzneimittelexanthemen (→ Seite 182), aber auch als Asthma und im Extremfall im allergischen Schock.

Nesselsucht, Angioödem und allergischer Schock zählen zu den Sofortreaktionen (→ Aufruhr im Immunsystem, Seite 17), die innerhalb von Sekunden bis Minuten (seltener erst einigen Stunden) nach der Anwendung eines Medikaments auftreten. Kontaktekzeme und Arzneimittelexantheme gehören dagegen zu den

Sofort zum Arzt

Bei den ersten Anzeichen von Atembeschwerden müssen Sie sich unverzüglich in ärztliche Behandlung begeben, da sie einen schweren Asthmaanfall ankündigen können.

Dehnen sich Exantheme auf die Schleimhäute aus – zum Beispiel auf den Mund und die Augen –, ist ebenfalls rasche ärztliche Hilfe erforderlich.

Sobald sich auf der Haut Symptome bilden, die denen einer verbrühten Haut ähneln (Rötung, Blasenbildung, Ablösung von großen Hautfetzen), ohne dass es zu einer Verbrennung kam, müssen Sie sofort den Notarztwagen rufen. Der Betroffene muss auf schnellstem Weg zur intensivmedizinischen Behandlung in ein Krankenhaus gebracht werden. Denn das Syndrom der verbrühten Haut (toxische, epidermale Nekrolyse/TEN) ist die gefährlichste aller Arzneimittelreaktionen. Es kann rasch auf die inneren Organe übergreifen und zum Tode führen.

Reaktionen vom Spättyp (→ Seite 17), die sich oft erst nach Tagen bilden.

Arzneimittelexantheme

Der aus dem Griechischen stammende Begriff „Exanthem" (ex-anthein = aufblühen) beschreibt das Auftreten von „Hautblüten" (Effloreszenzen). Der Ausschlag kann sich in Form von stark juckenden Flecken, Quaddeln, Blasen, Bläschen, Pusteln oder Knöt-chen äußern. Diese entstehen meist innerhalb von zehn Tagen nach Beginn einer Therapie mit Medikamenten. Sie sind oft sym-metrisch am Körper angeordnet und bilden sich insbesondere an den Streckseiten von Armen und Beinen. Die Symptome können denen von Infektionskrankheiten wie zum Beispiel Masern, Röteln oder Scharlach ähneln.

In vielen Fällen gehen die Exantheme innerhalb weniger Tage oder Wochen von selbst wieder zurück. Greift der Ausschlag je-doch auf die inneren Organe über, besteht Lebensgefahr.

Schmerzmittel

Wer schon einmal auf ein Schmerzmittel allergisch reagiert hat, sollte diese Substanz meiden. Aber Vorsicht: Schmerzstillende Wirkstoffe stecken nicht nur in ausgewiesenen Schmerzmitteln, sondern auch in zahlreichen anderen Präparaten wie zum Beispiel in Mitteln gegen Erkältungen. Zum Schutz vor unangenehmen Überraschungen sollten Sie vor jeder Medikamentenanwendung sorgfältig den Beipackzettel lesen und grundsätzlich Mittel wäh-len, die nur einen Wirkstoff enthalten.

Auch wenn Sie Schmerzmittel bislang problemlos vertragen haben, kann sich plötzlich eine akute Unverträglichkeit entwickeln. Dann handelt es sich oft jedoch nicht um eine „echte" Allergie, sondern um eine pseudoallergische Reaktion (→ Seite 37), die (im Unterschied zu „echten" Allergien) von der Menge des Wirk-stoffs abhängig ist.

Auslöser

Es gibt eine Vielzahl von Arzneistoffen, die allergische oder aller-gieähnliche Reaktionen hervorrufen können. Zu den häufigsten Auslösern zählen bestimmte Schmerzmittel (besonders Salizy-late wie Azetylsalizylsäure, also ASS), Antibiotika, ACE-Hemmer gegen Bluthochdruck und Kontrastmittel, die vor Röntgenaufnah-men verabreicht werden. Eine Sonderrolle spielen Hilfs-, Farb- und Konservierungsstoffe (→ Seite 135).

Parastoffe

Viele Menschen entwickeln eine Allergie gegen Parastoffe. Parastoff ist die Bezeichnung für eine chemische Gruppe. Zu ihr zählen unter anderen PPD (Paraphenylendiamin), Parabene (PHB-Ester) und auch bestimmte Arzneimittel wie

- Benzokain in Präparaten gegen Halsschmerzen und
- Prokain in Stärkungsmitteln oder lokal wirkenden Schmerzmitteln (Lokalanästhetika), die sich unter anderem auch in Zäpfchen gegen Hämorrhoiden befinden können.

Sie können vor allem Kontaktallergien auslösen.

Wenn Sie auf einen Parastoff allergisch reagieren, vertragen Sie auch keinen anderen Parastoff. Das heißt: Wenn Sie zum Beispiel auf Benzokain allergisch reagieren, haben Sie auch Probleme mit Parabenen, die sich oft als Konservierungsstoffe in Lebensmitteln verbergen.

Parabene werden auch zur Konservierung von Medikamenten eingesetzt. In den Tabellen ab Seite 240 können Sie nachschlagen, welche Mittel gegen Allergien Parabene enthalten. Bei allen anderen Arzneimitteln sollten Sie sicherheitshalber in der Apotheke nachfragen, bevor Sie sie anwenden.

Wechselwirkungen von Medikamenten und UV-Strahlen

Die Anwendung von Arzneimitteln kann die Sonnenempfindlichkeit der Haut verstärken: Wenn Sie sich während einer Therapie mit bestimmten Medikamenten starkem UV-Licht (in der Natur oder in Sonnenstudios) aussetzen, besteht die Gefahr, dass es zu Wechselwirkungen zwischen dem Arzneistoff und UV-Strahlen (fototoxische oder fotoallergische Reaktionen) kommt.

> **! Beim Röntgen vorbeugen**
>
> Informieren Sie vor einer notwendigen Röntgenuntersuchung unbedingt den Arzt, falls Sie schon einmal auf ein Kontrastmittel reagiert haben. Er kann Ihnen dann vor der Gabe des Kontrastmittels ein Medikament spritzen (Antihistaminika oder Glukokortikoide), das die Ausschüttung von Histamin blockiert und dadurch mögliche Unverträglichkeitsreaktionen dämpft oder ganz verhindert.

Diese äußern sich in Hautveränderungen, die von Rötungen, Flecken- bis hin zur Blasenbildung reichen.

Zu den bekanntesten Verursachern fotoallergischer Reaktionen zählen bestimmte Präparate aus den folgenden Arzneimittelgruppen:

- Johanniskraut (Hypericum perforatum)
- Psychopharmaka (wie Schlaf-/Beruhigungsmittel und Antidepressiva)
- Hormonpräparate
- Antibiotika
- Antipilzmittel
- Mittel gegen Diabetes
- Herzmedikamente
- entzündungshemmende Mittel (Antiphlogistika)

Mit Ausnahme von Johanniskraut sind es aus den genannten Medikamentengruppen aber jeweils nur einzelne Mittel, die die

---

Übersicht über die wichtigsten Arzneimittelallergene

Die folgenden Medikamente lösen besonders häufig (pseudo)allergische Reaktionen aus:

- Salizylate wie Azetylsalizylsäure, die in vielen Schmerzpräparaten wie zum Beispiel ASS, *Aspirin* und in Erkältungsdämpfern enthalten ist, aber auch andere schmerzstillende Wirkstoffe wie Propyphenazon, Metamizol, Parazetamol sowie nichtsteroidale Rheumamittel (NSAR) wie etwa Ibuprofen, Naproxen oder Diclofenac,

- bestimmte Antibiotika (insbesondere Penizillin),

- Sulfonamide zur Bekämpfung von Infektionserregern,

- ACE-Hemmer, die gegen Bluthochdruck verordnet werden,

- örtliche Betäubungsmittel (Lokalanästhetika),

- Mittel gegen Krampfanfälle (Antikonvulsiva),

- Kontrastmittel, die bei Computertomografien (CT) und Magnetresonanztomografien (MRT) verabreicht werden,

- Hilfsstoffe wie Farbstoffe (besonders Tartrazin) oder Konservierungsmittel (vor allem Parabene), die sich in vielen Arzneimitteln befinden.

Sonnenempfindlichkeit der Haut und der Augen erhöhen. Lesen Sie sicherheitshalber im Beipackzettel nach, ob dieser einen entsprechenden Hinweis enthält. Falls ja, sollten Sie intensive Sonnenbestrahlung meiden – oder mit Ihrem Arzt klären, ob Sie das Medikament durch ein anderes ersetzen können. Wenn das nicht geht, sollten Sie sich mit einem hohen Lichtschutzfaktor und Sonnenbrille schützen. Bedenken Sie dabei, dass Glasscheiben (zum Beispiel Fenster- und Autoscheiben) UV-A-Strahlen nicht abhalten.

Nach dem Absetzen der Arzneimittel verschwinden die allergischen Reaktionen wieder.

Diagnose

Da grundsätzlich jedes Medikament eine allergische Reaktion hervorrufen kann, ist es oft nicht leicht, das verantwortliche Allergen zu identifizieren. Erschwerend kommt hinzu, dass nicht immer der Arzneistoff selbst der Verursacher ist, häufig sind es Abbauprodukte, die sich während des Stoffwechsels im Körper bilden. Auch Hilfsmittel wie zum Beispiel Farb- und Konservierungsstoffe, die bei der Herstellung von Medikamenten hinzugefügt werden, können pseudoallergische Reaktionen hervorrufen (→ Kasten links).

Unabdingbar ist eine sorgfältige Erhebung der Krankengeschichte. Notieren Sie am besten vor dem Arztbesuch, welche Arzneimittel Sie in den letzten zwei Wochen angewendet haben. Ergibt sich daraus kein konkreter Hinweis, wird der Arzt verschiedene Hauttests und eine Blutuntersuchung veranlassen, um die Auslöser zu ermitteln.

Behandlung

Die Therapie von Arzneimittelunverträglichkeiten unterscheidet sich nicht grundlegend von der Therapie anderer Allergien. An erster Stelle steht auch hier das Vorbeugen: Wenn Sie gegen bestimmte Arzneimittel allergisch sind, dürfen Sie diese in Zukunft nicht mehr anwenden.

Sobald die spezifischen Allergene feststehen, wird der Arzt die entsprechende(n) Stoffgruppe(n) in Ihrem Allergiepass (→ Seite 34) vermerken. Diesen sollten Sie stets bei sich tragen und bei jedem Arztbesuch oder Krankenhausaufenthalt sowie beim Kauf von (auch rezeptfreien) Medikamenten in der Apotheke vorlegen.

Die Behandlung akuter Beschwerden hängt vom jeweiligen Krankheitsbild ab, das sich nach der Medikamentenanwendung entwickelt hat. Antihistaminika zum Einnehmen (→ Medikamente, Seite 203) wirken gut gegen Juckreiz. Bei großflächigen Haut- oder Schleimhautschäden kann jedoch auch eine kurzfristige Behandlung mit Glukokortikoiden (Kortison → Seite 225) erforderlich sein.

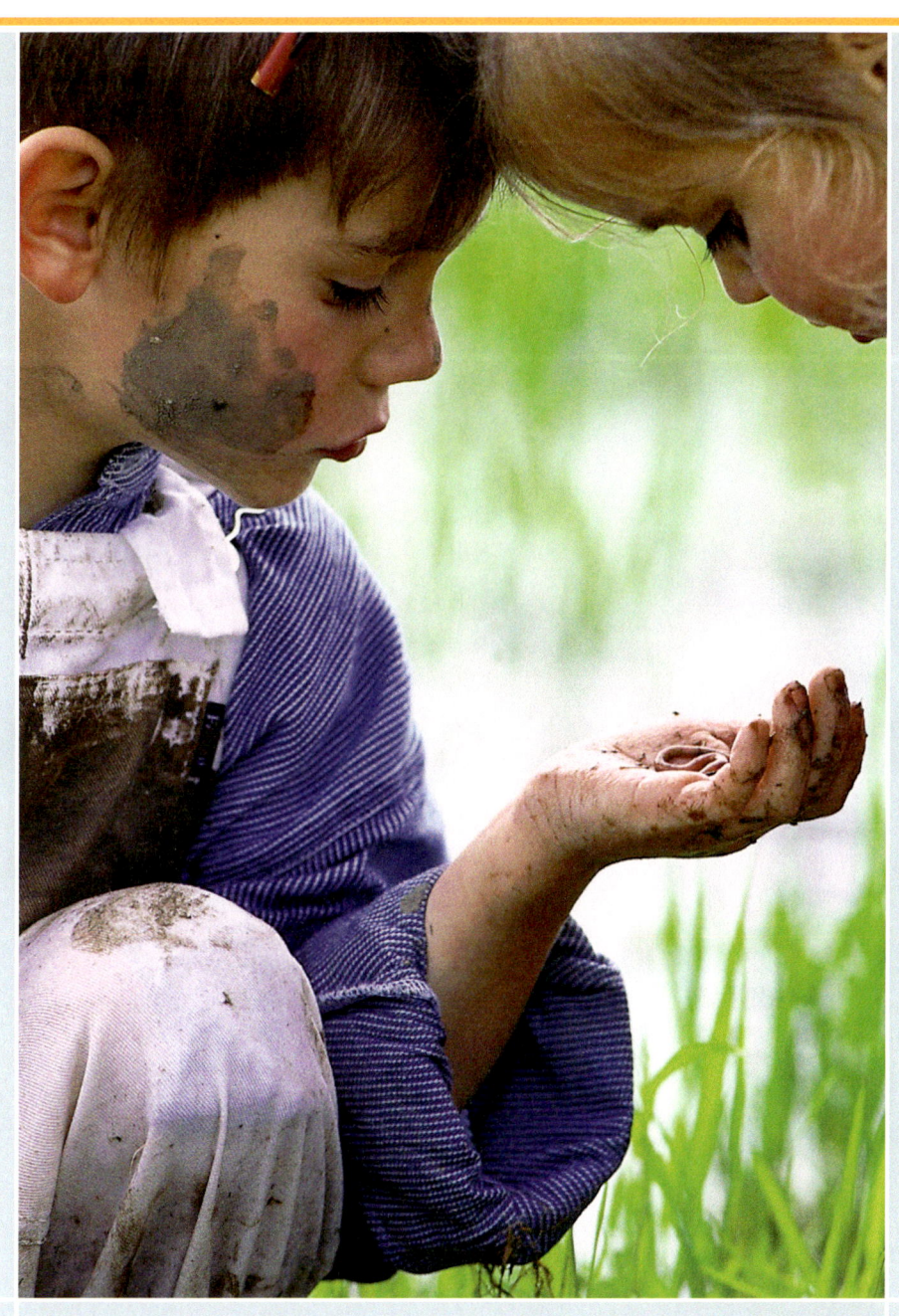

Vorbeugen ist bei Allergien besonders wichtig, denn sie gehören zu den Krankheiten, die bislang nur schwer heilbar sind. Da das Krankheitsrisiko für erblich bedingte Allergien wie Neurodermitis, allergischen Schnupfen, Asthma und Nahrungsmittelallergien steigt, wenn bereits Eltern oder Geschwister betroffen sind, muss alles getan werden, um gefährdete Kinder so früh wie möglich zu schützen. Denn nicht allein die Gene, sondern auch viele Umwelteinflüsse und die Lebensweise wirken an der Entstehung von Allergien mit.

Maßnahmen in der Schwangerschaft

Die gute Nachricht zuerst: Während der Schwangerschaft dürfen Sie essen, was Ihnen schmeckt und was Ihnen gut bekommt. Es macht keinen Sinn, Nahrungsmittelallergene zu meiden und bestimmte Diäten einzuhalten, denn nach heutigem Erkenntnisstand haben Auslassdiäten keinen schützenden Effekt. Wenn Sie auf eine ausgewogene Ernährung achten, reicht das völlig aus.

Auf etwas sollten Sie jedoch unbedingt verzichten: auf das Rauchen. Aus mehreren Untersuchungen geht hervor, dass Kinder deutlich häufiger an Allergien erkranken, wenn ihre Mütter während der Schwangerschaft geraucht haben. Grundsätzlich neigen Kinder rauchender Mütter stärker zu überschießenden Immunreaktionen (→ Seite 11) als Kinder von Nichtraucherinnen. Bei einer erblichen Vorbelastung für Allergien steigt das Krankheitsrisiko des Kindes um das 20-fache. Auch Passivrauchen ist gefährlich. Meiden Sie deshalb Raucherzonen in öffentlichen Einrichtungen und Verkehrsmitteln, und sorgen Sie dafür, dass weder an Ihrem Arbeitsplatz noch in Ihrer Wohnung, Ihrem Auto oder Ihrem sonstigen Umfeld geraucht wird.

Wissenschaftliche Untersuchungen des Umweltforschungszentrums Leipzig-Halle wiesen nach, dass eine erhöhte Konzentration von Chemikalien in der Raumluft das Immunsystem des ungeborenen Kindes beeinflussen und sein späteres Allergierisiko erhöhen kann. Die Schadstoffkonzentration ist häufig infolge von Renovierungsarbeiten deutlich erhöht. Damit die Ausdünstungen aus Anstrichen, Klebstoffen, Möbeln, Teppichen und anderen Einrichtungsgegenständen entweichen können, sollten werdende Eltern das künftige Kinderzimmer wenige Woche vor oder nach der Geburt ihres Kindes nicht renovieren.

Die richtige Ernährung

Stillen – das A und O

Stillen ist ein hochwirksames Mittel, um das Risiko einer atopischen Allergie (→ Seite 36), also einer Allergie, bei der die erbliche Veranlagung eine Rolle spielt, zu senken – darauf deuten viele Studien hin. Die Wissenschaftler vermuten, dass bestimmte Immunfaktoren in der Muttermilch den Säugling vor Allergien schützen. Wenn Sie Ihr Kind volle vier – besser sechs – Monate ausschließlich stillen, geben Sie ihm die beste und gesündeste Ernährung. Verzichten Sie während dieser Zeit auf jegliche Zufütterung von Fremdeiweiß (beispielsweise Kuhmilch).

Sollte sich bei dem Baby während der Stillphase eine Neurodermitis bilden oder verstärken, ist es wichtig, den Kinderarzt zu informieren. Möglicherweise muss dann ein RAST-Test (→ Seite 32) auf Nahrungsmittelallergien durchgeführt werden.

Falls Sie nicht oder nur teilweise stillen können, sollten Sie Flaschennahrungen wählen, die kaum Allergene enthalten, sogenannte hypoallergene Säuglingsnahrungen (HA-Nahrungen) – zum Beispiel *Aletemil* HA, *Aponti* HA, *Aptamil* HA, *Humana* HA, *Hipp* HA, *Milasan* HA, *Milumil* HA, *Nestlé Alfare*, *Nutramigen* und andere. Dies gilt aber nur für stark allergiegefährdete Kinder. Gesunde Eltern sollten ihrem Kind nicht „vorbeugend" HA-Nahrung füttern. Der behandelnde Kinderarzt wird Sie bei der Wahl der geeigneten Flaschennahrung beraten.

Normalerweise dürfen auch stillende Frauen (mit Ausnahme der Nahrungsmittel, gegen die sie selbst allergisch sind) alles essen. Trägt ein Kind ein sehr hohes Allergierisiko, kann es sinnvoll sein, während der Stillphase hochallergene Nahrungsmittel (→ Kasten, Seite 190) zu meiden, da diese in die Muttermilch übergehen können. Das ist jedoch nur in Ausnahmefällen erforderlich. Halten Sie deshalb vor jeder Auslassdiät zunächst Rücksprache mit dem Kinderarzt.

Besonders wichtig:
Allergene meiden und Stillen

Nach den derzeit vorliegenden Studien sind das Stillen und das Vermeiden von potenten Allergenen in der Säuglingszeit besonders wichtig. Mit diesen Maßnahmen können Sie das Risiko für Neurodermitis und Nahrungsmittelallergien bei Ihrem Kind (zumindest während der ersten beiden Lebensjahre) verringern.

! Während der Stillphase nicht rauchen

Nicht nur während der Schwangerschaft, sondern auch während der Stillzeit sollten Sie nicht rauchen, um das Allergierisiko Ihres Kindes zu senken.

Geeignete Beikost

Nach dem vierten, möglichst erst nach dem sechsten Lebensmonat sollte allmählich Beikost zugefüttert werden, denn ab diesem Zeitpunkt können Muttermilch oder Milchersatznahrung den Nährstoffbedarf des wachsenden Kindes nicht mehr decken. Die Säuglinge benötigen dann Beikost aus verschiedenen Lebensmittelgruppen (Gemüse, Obst, Getreide, Fleisch, Fette und Getränke).

> **! Keine hochallergenen Lebensmittel während des ersten Lebensjahres**
>
> Bestimmte Nahrungsmittel haben eine hohe allergene Potenz und rufen häufig Sensibilisierungen oder Unverträglichkeiten hervor: Dazu zählen vor allem Eier, Fisch, Nüsse und Soja(-Produkte). Diese sollten Sie Ihrem Kind erst schrittweise nach dem ersten Lebensjahr geben und dann darauf achten, ob es sie verträgt.

Gut als Beikost geeignet sind allergenarme Nahrungsmittel, die selten Sensibilisierungen hervorrufen, zum Beispiel bei

- **Gemüse:** Kartoffeln, Kürbis, Blumenkohl, Broccoli, Zucchini, Karotten, Spinat, Mangold, Gurken,
- **Obst:** Äpfel, Birnen, Bananen, Beeren,
- **Getreide:** Hirse, Hafer, Dinkel, Reis, später dann Roggen und Weizen,
- **Fleisch:** Geflügel, Lamm, Kalb und Rind,
- **Fetten:** Raps-, Sonnenblumen-, Maiskeimöl, Butter und Margarine.

Empfehlenswerte Getränke sind Mineralwasser, das zur Säuglingsnahrung geeignet ist, verdünnte Obst- und Gemüsesäfte sowie Tee (besonders Kamillentee und Stiefmütterchentee).

Gehen Sie bei der Einführung von Beikost am besten schrittweise vor und geben Sie Ihrem Baby die einzelnen Lebensmittel zunächst in gegarter Form und löffelweise, später als vollständigen Brei. Nachdem Sie ein neues Nahrungsmittel eingeführt haben, müssen Sie mindestens zwei (besser drei bis vier) Tage abwarten, um zu sehen, wie Ihr Kind darauf reagiert. Bei guter Verträglichkeit können Sie die Kost anschließend auf weitere Produkte ausdehnen. Kommt es dagegen zu Unverträglichkeiten (zum Beispiel zu Blähungen oder zu Neurodermitis), muss das jeweilige Lebensmittel abgesetzt und das weitere Vorgehen mit dem behandelnden Kinderarzt (oder einer Ernährungsfachkraft) besprochen werden.

Das häusliche Umfeld

Allergieauslösende Substanzen stecken nicht nur in Nahrungsmitteln, sie schwirren auch durch die Luft und verbergen sich unter anderem in Einrichtungsgegenständen, Reinigungs- und Körperpflegeprodukten und nicht zuletzt im Fell von Haustieren. Achten Sie auf die folgenden Allergiequellen und versuchen Sie, diese zu meiden – so gut es geht:

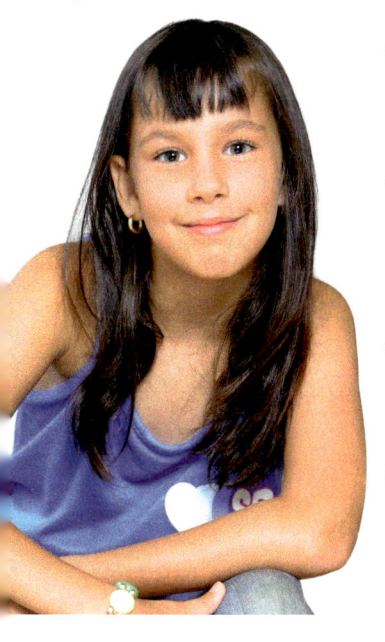

Modeschmuck ist nichts für Kinder.

- Die Haut von Säuglingen ist sehr empfindlich und braucht deshalb eine sanfte, schonende Pflege. Verwenden Sie zum Waschen und Baden reines, nicht zu warmes Leitungswasser und wählen Sie zur **Hautpflege** nur solche Produkte, die keine Zusatzstoffe (wie zum Beispiel Duft- oder Konservierungsstoffe → Seiten 159, 160) enthalten. Hat Ihr Kind besonders trockene Haut oder bereits Ekzeme, benötigt es die vom Arzt empfohlenen oder verordneten Mittel (→ Neurodermitis, Seite 125).
- **Hausstaubmilben** zählen zu den häufigsten Allergieauslösern. Sorgen Sie deshalb dafür, dass die Milben möglichst wenig „Nahrung" in Ihrer Wohnung finden. (Tipps zur Reduzierung der Milben → Allergischer Schnupfen, Seite 55.)
- Beugen Sie **Schimmelpilzen** vor. Das schützt sowohl die Gesundheit Ihres Kindes als auch die aller anderen Familienangehörigen. (Tipps zur Vorbeugung und Bekämpfung von Pilzen → Seite 59.)
- Halten Sie Ihr Kind von **Tabakrauch** fern. Auch Passivrauchen wirkt sich negativ auf die Atemwege aus. Erklären Sie Ihre Wohnung, Ihr Haus und Ihr Auto zur rauchfreien Zone und sorgen Sie dafür, dass jeder Rücksicht auf die Gesundheit Ihres Kindes nimmt.
- „Schmücken" Sie Ihr Kind nicht mit **Modeschmuck**, der häufig Spuren von Nickel und/oder anderen Metallen enthält, die Kontaktekzeme (→ Seite 56) hervorrufen können. Ohrstecker und Piercings sind für kleine Kinder ein absolutes Tabu.
- **Haustiere** (→ Seite 52) können, müssen aber keine Allergien auslösen. Es gibt unterschiedliche Studienergebnisse: Einige deuten darauf hin, dass Haustiere (insbesondere Katzen) grundsätzlich problematisch sind, andere, dass der Umgang mit bestimmten Tieren sogar einen schützenden Effekt haben kann.

Aller Wahrscheinlichkeit nach kommt es auf die Tierart an: Hunde sensibilisieren deutlich seltener als Katzen, Meerschweinchen, (Gold)Hamster, Kaninchen und andere Nagetiere. Ob ein Kind allerdings eine Allergie entwickelt, lässt sich kaum vorhersagen. Sicherheitshalber sollten Sie aber besser auf Haustiere verzichten, wenn bereits ein Mitglied der Familie an einer allergischen Erkrankung (allen voran an Asthma) leidet.

Ein bisschen Dreck darf sein

Eine Reihe von Studien weist nach, dass Kinder, die in extrem sauberen Haushalten aufwachsen, ein deutlich höheres Risiko haben, an einer erblich bedingten Allergie zu erkranken (→ Dreck- und Urwaldhypothese, Seite 20), als Kinder, die in einer weniger sterilen Umgebung groß werden. Schuld daran ist vermutlich ein „verweichlichtes" Immunsystem, das in den ersten Lebensjahren zu selten mit Bakterien und Viren konfrontiert wird – und deshalb später überempfindlich auf harmlose Substanzen wie Blütenpollen, Nahrungsmittel oder Tierhaare reagiert.

Da unser Immunsystem offenbar ein gewisses Training im Umgang mit Keimen und Viren braucht, stiftet zu viel Sauberkeit mehr Schaden als Nutzen. Übertreiben Sie es deshalb nicht mit der Körperpflege. Wenn sich Ihr Kind nach dem Besuch der Toilette, nach dem Kontakt mit Menschen, die eine ansteckende Erkrankung haben, und vor dem Essen die Hände wäscht, reicht das völlig aus. Lassen Sie es ruhig auf dem Boden sowie in Sand und Matsch spielen. Selbst wenn es gelegentlich etwas davon in den Mund bekommt, richtet das in aller Regel keinen Schaden an. Schnuller, die auf den Boden gefallen sind, brauchen Sie nicht zu desinfizieren, sondern nur mit Wasser abzuspülen oder abzuwischen. Im Kontakt mit solchen Stoffen „lernt" das Immunsystem, Krankheitskeime abzuwehren. Dann wird es auch mit anderen Fremd- und Reizstoffen, die von außen auf den Körper einwirken, besser fertig.

Verzichten Sie beim Hausputz auf aggressive Putz- und Desinfektionsmittel (zum Beispiel mit Triclosan), die allergische Reaktionen hervorrufen können und deshalb nur in Ausnahmefällen, aber nicht routinemäßig in Haus und Wohnung verwendet werden sollten. Auch Dämpfe aus Lösungsmitteln in Farben oder Lacken können die Entstehung von Allergien begünstigen. Achten Sie darauf, dass vor allem Babys nicht in Kontakt mit solchen Stoffen kommen (→ Maßnahmen in der Schwangerschaft, Seite 188).

Machen Sie sich keine übertriebenen Sorgen, wenn sich Ihr Kind zum Beispiel im Kindergarten oder in der Vorschule mit Husten, Schnupfen oder einer anderen harmlosen Infektionskrankheit ansteckt. In der Regel besteht kein Grund, das Kind zum Beispiel während einer Erkältungswelle vom Kindergarten fernzuhalten. Eine gewisse Einschränkung ist nur erforderlich, wenn Ihr Kind zu Asthma neigt: Dann sollte es sich nicht unnötig häufig und lange in der Nähe von Kindern aufhalten, die an einer Virusinfektion erkrankt sind.

Grundsätzlich gilt: Ein früher Kontakt mit Mikroben schützt vor späteren Allergien. Aus mehreren wissenschaftlichen Studien – unter anderem an der Berliner Charité – geht hervor, dass kleine Kinder, die häufig Schnupfen und Fieber haben, im Schulalter seltener Asthma und andere allergische Erkrankungen entwickeln.

! Antibiotika mit Bedacht einsetzen

Kinder, die in den ersten sechs Lebensmonaten mit Antibiotika behandelt werden, erkranken bis zum siebten Lebensjahr häufiger an Allergien und Asthma. Das ist das Resultat einer US-amerikanischen Untersuchung. Die Forscher stellten fest, dass diese Kinder im Alter von sieben Jahren 2,5-mal häufiger Asthma bekamen als diejenigen, die keine Antibiotika erhalten hatten.

Ähnliche Ergebnisse liefert die Auswertung mehrerer kanadischer Studien: Die Behandlung mit einem Antibiotikum verdoppelt offensichtlich das Asthmarisiko, und mit jeder zusätzlichen Therapie steigt das Krankheitsrisiko weiter an.

Antibiotika, so die Forderung der Mediziner, sollten deshalb bei Kleinkindern nur in begründeten Fällen eingesetzt werden – und nicht etwa gegen Viruserkrankungen wie Erkältung oder Grippe, gegen diese Mittel ohnehin wirkungslos sind.

Schutzimpfungen

Eine Zeitlang ging man davon aus, dass Impfungen das Allergie-risiko von Kindern erhöhen. Neuere wissenschaftliche Studien haben diese Annahme jedoch widerlegt.

Deshalb raten Kinderärzte und Allergologen, unbedingt so-wohl allergiegefährdete Kinder impfen zu lassen als auch solche, die bereits allergische Reaktionen gezeigt haben. Jedes Kind hat ein Recht auf Impfschutz. Darunter fallen Maßnahmen gegen

- Diphtherie,
- Keuchhusten,
- Kinderlähmung (Poliomyelitis),
- Masern,
- Mumps,
- Röteln sowie
- Tetanus.

Schluckimpfungen gegen Allergien

Die „Dreckhypothese" (→ Seite 20) veranlasste die Forscher, beim Vorbeugen von Allergien neue Wege einzuschlagen: Wenn Kin-der, die auf traditionellen Bauernhöfen aufwachsen und früh Kon-takt mit Tieren und Schmutz in Ställen haben, später tatsächlich seltener an Allergien erkranken, was liegt dann näher, als das Immunsystem gefährdeter Kinder von Anfang an mit Bestand-teilen von Bakterien aus Stallschmutz zu stimulieren?

Erste Tierversuche, bei denen schwangere Mäuse Bestandteile von Stallstaub einatmeten, waren erfolgreich: Das Immunsystem der Mäuseembryos wurde gegen Allergien trainiert.

Zurzeit wird in mehreren Ländern getestet, ob Schluckimpfun-gen mit bestimmten Stallbakterien Kinder vor Allergien schüt-zen können. Dazu zählen auch zwei größere Studien an der Berli-ner Charité. Bei der ersten bekamen Säuglinge, die bereits an Neurodermitis erkrankt waren, Lactobazillen (Lactobazillus GG) auf die Zunge. Dabei zeigte sich, dass die Bazillen den natürli-chen Krankheitsverlauf nicht günstig beeinflussen konnten. Eine zweite Studie wird derzeit an gesunden Babys durchgeführt, deren Eltern Allergiker sind. Erste Ergebnisse dieser Studie lie-gen voraussichtlich Ende 2007 vor.

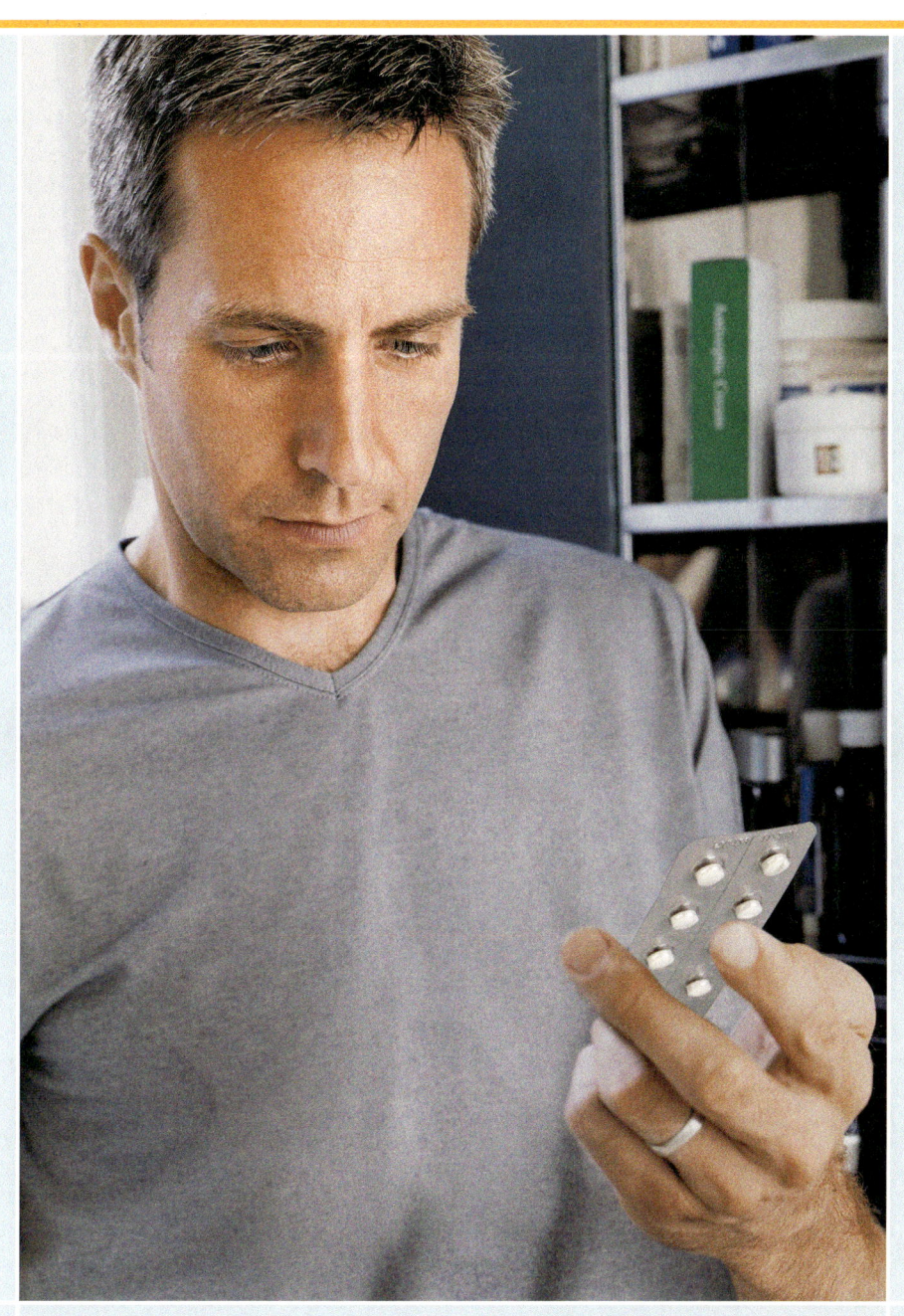

So nutzen Sie dieses Kapitel

Falls Sie einen Behandlungsplan suchen, in dem erläutert wird, welche Wirkstoffe bei welcher Allergieform sinnvollerweise eingesetzt werden, so finden Sie diesen in den Kapiteln, in denen die einzelnen Krankheitsbilder vorgestellt werden, unter der Überschrift „Behandlung". Im vorliegenden Kapitel geht es noch detaillierter darum, was beim Einsatz dieser Medikamente zu beachten ist: um Dosierungen, mögliche Gegenanzeigen, Wechsel- oder Nebenwirkungen. Wenn es Besonderheiten bei der Anwendung der Mittel bei Kindern, in der Schwangerschaft oder bei älteren Menschen gibt, erhalten Sie ebenfalls hier die nötigen Hinweise. Wir haben diese Informationen bewusst ausführlich gestaltet, damit Sie im Bedarfsfall nachschlagen können.

Um das Kapitel nicht unnötig auszuweiten, haben wir uns dabei jedoch auf die Beschreibung der Wirkstoffe beschränkt, die die Experten der STIFTUNG WARENTEST mit „geeignet" bewerten. Nur für die Behandlung der Neurodermitis haben wir auch „mit Einschränkung geeignete" Wirkstoffgruppen einbezogen, weil bei diesem Anwendungsgebiet oft Alternativen zu den geeigneten Mitteln erforderlich sind. Auf die Wirkstoffgruppe der Glukokortikoide (Kortison) zum Einnehmen haben wir hingegen verzichtet, da diese Substanzen nur in sehr schweren Fällen unter ärztlicher Aufsicht zum Einsatz kommen.

Zu jedem Wirkstoff nennen wir als Beispiele die drei am häufigsten verkauften oder verschriebenen Präparate in Kursivschrift. Sollten Sie Ihr Präparat nicht darunter finden, können Sie in den Tabellen im Serviceteil (→ Seite 240) nachschlagen. Dort können Sie sich auch einen Überblick darüber verschaffen, welche konkreten Präparate als „geeignet" bewertet werden und welche nur „mit Einschränkung geeignet" oder „wenig geeignet" sind.

Die nebenstehende Tabelle ist ein Wegweiser für dieses Kapitel. Sie zeigt, welche Wirkstoffgruppen und Wirkstoffe Sie auf welchen Seiten finden und bei welchen Anwendungsgebieten sie eingesetzt werden.

TIPP

Beim Medikamentenkauf sparen

Informationen zu Medikamenten gegen Allergien mit den aktuellen Preisen für die Präparate und Preisvergleichen von wirkstoffgleichen Mitteln finden Sie im Internet unter www.medikamente-im-test.de, einem Angebot der STIFTUNG WARENTEST. Der Abruf eines Anwendungsgebiets mit allen Bewertungen und Preisvergleichen kostet 2,50 Euro.

Wirkstoffgruppe	Wirkstoff	Anwendungsgebiete
Mastzellstabilisatoren als Tropfen und Spray für Augen und Nase (→ Seite 198)	Cromoglizinsäure Lodoxamid Nedocromil	allergischer Schnupfen Asthma
Antihistaminika als Tropfen und Spray für Augen und Nase (→ Seite 201)	Azelastin Levocabastin	allergischer Schnupfen
Antihistaminika zum Einnehmen (→ Seite 203)	Cetirizin Clemastin Desloratadin Dimetinden Doxylamin Fexofenadin Hydroxyzin Levocetirizin Loratadin Mizolastin Terfenadin	allergischer Schnupfen Neurodermitis Nahrungsmittelallergie Kontaktekzem Nesselsucht
Glukokortikoide (kortisonhaltige Mittel) als Nasenspray (→ Seite 212)	Beclometason Budesonid Dexamethason Flunisolid Fluticason Mometason Triamcinolon	allergischer Schnupfen
Glukokortikoide (kortisonhaltige Mittel) zum Inhalieren (→ Seite 215)	Beclometason Budesonid Fluticason	Asthma
Beta-2-Sympathomimetika als Spray (→ Seite 217)	Fenoterol Formoterol Salbutamol Salmeterol Terbutalin	Asthma
harnstoffhaltige Cremes und Salben (→ Seite 222)	Harnstoff	Neurodermitis Kontaktekzem
synthetischer Gerbstoff (→ Seite 223)	synthetischer Gerbstoff	Neurodermitis Kontaktekzem

Fortsetzung auf Seite 198

Fortsetzung

Wirkstoffgruppe	Wirkstoff	Anwendungsgebiete
örtlich betäubende Mittel zur äußeren Anwendung (→ Seite 224)	Benzokain Polidocanol	Neurodermitis Kontaktekzem
Glukokortikoide (kortisonhaltige Mittel) als Creme, Gel oder Salbe (→ Seite 225)	Amcinonid Betamethason Clobetasol Clocortolon Desoximetason Dexamethason Flumetason Fluocinolon Fluocinonid Hydrokortison Hydrokortisonbuteprat Hydrokortisonbutyrat Methylprednisolonaceponat Mometason Prednicarbat Prednisolon Triamcinolon	Neurodermitis Kontaktekzem Angioödem
Immunsuppressiva (→ Seite 230)	Pimecrolimus Tacrolimus	Neurodermitis

Mastzellstabilisatoren als Tropfen und Spray für Augen und Nase

Mastzellstabilisatoren reichern sich in den Mastzellen im Gewebe an und behindern die Freisetzung von Histamin und anderen Entzündungsstoffen, die bei Allergien eine wichtige Rolle spielen.

Die Wirkstoffe sind: Cromoglizinsäure (als Nasenspray zum Beispiel in *Vividrin Nasenspray, Cromohexal Nasenspray, Cromoratiopharm Nasenspray;* als Augentropfen zum Beispiel in *Vividrin antiallergische Augentropfen, Cromohexal Augentropfen, Cromoratiopharm Augentropfen*), Lodoxamid (in *Alomide Augentropfen*) und Nedocromil (in *Irtan Nasenspray*). Die hier genannten Präparate sind rezeptfrei erhältlich.

Konservierungsmittel in Tropfen und Sprays für Augen und Nase

Augen- und Nasentropfen sowie Nasensprays enthalten häufig Konservierungsmittel. Wenn möglich, sollten Sie Produkte ohne Konservierungsstoffe vorziehen.

Häufig verwendete Konservierungsstoffe sind Benzalkoniumchlorid und Chlorhexidin. Da sich beide Substanzen in weiche Kontaktlinsen einlagern und dadurch die Augenhornhaut schädigen können, sollten Sie während der Anwendung von Augentropfen keine weichen Kontaktlinsen tragen. An der Nasenschleimhaut können Konservierungsmittel die Bewegung der Flimmerhärchen behindern und dadurch die Selbstreinigungskraft der Nase verringern.

Benzalkoniumchlorid kann den natürlichen Tränenfilm beeinträchtigen und bei längerer Anwendung die Augen austrocknen sowie Hornhautschäden hervorrufen. In Nasensprays kann es die Nasenschleimhaut schädigen. Wenden Sie deshalb Augen- und Nasentropfen oder -sprays, die Benzalkoniumchlorid enthalten, nicht länger als fünf bis sieben Tage an.

Das Konservierungsmittel Chlorhexidin kann selbst allergische Reaktionen auslösen.

Präparate, in denen sich Konservierungsmittel befinden, bleiben zirka vier Wochen keimfrei. Danach sollten Sie die angebrochene Packung nicht weiter benutzen – auch wenn noch Reste darin enthalten sind. Notieren Sie am besten das Datum der ersten Anwendung auf der Packung, damit Sie die Frist nicht überschreiten. Mittel ohne Konservierungsstoffe sind in der Regel eine Woche lang anwendbar.

Anwendung

Die Behandlung muss zirka zwei Wochen vor dem Beginn der Pollensaison (oder dem Kontakt mit anderen allergieauslösenden Stoffen) begonnen und so lange fortgesetzt werden, wie Sie den Allergenen ausgesetzt sind: Dazu träufeln Sie viermal täglich – morgens, mittags, abends und vor dem Schlafengehen – einen Tropfen des Präparats in den Bindehautsack des Auges und/oder geben einen Sprühstoß in jedes Nasenloch.

Unerwünschte Wirkungen

- Der Wirkstoff, der teilweise über die Nase in den Rachen gelangt, kann vorübergehend einen bitteren Geschmack hinterlassen. Außerdem kann es unmittelbar nach der Anwendung zu Juckreiz, Brennen oder Stechen in der Nase oder zu Kopfschmerzen kommen. Diese Reizerscheinungen vergehen wieder und sind unbedenklich.
- In Einzelfällen traten nach der Anwendung von Cromoglizinsäure Nasenbluten oder Schleimhautgeschwüre in der Nase auf. Wenn Ihr Taschentuch nach dem Naseputzen blutig ist, sollten Sie einen Hals-Nasen-Ohren-Arzt aufsuchen und mit ihm die weitere Behandlung besprechen.

Kinder unter 14 Jahren

Der Wirkstoff Nedocromil sollte bei Kindern unter zwölf Jahren nicht eingesetzt werden, weil für diese Altersgruppe noch keine ausreichenden Erfahrungen vorliegen.

Schwangerschaft und Stillzeit

Bislang gibt es keine Anhaltspunkte für eine schädliche Wirkung von Mastzellstabilisatoren auf das Ungeborene. Auch für gestillte Säuglinge besteht wahrscheinlich kein Risiko, da die Arzneistoffe nur in sehr geringen Mengen in die Muttermilch gelangen. Vorsichtshalber sollten Sie im Bedarfsfall aber Präparate mit dem Wirkstoff Cromoglizinsäure wählen. Denn für diese Substanz gibt es die längsten Erfahrungen.

Tragen von Kontaktlinsen

Solange Ihre Augen entzündet sind, sollten Sie besser keine Kontaktlinsen tragen, um die Augen nicht zusätzlich zu belasten. Wenn Sie dennoch nicht darauf verzichten möchten, sollten Sie stabile Linsen vor der Anwendung der Augentropfen entfernen und frühestens nach einer Viertelstunde wieder einsetzen.

Weiche Linsen sollten Sie nicht tragen: Da sich die Tropfen in den Poren des Materials einlagern können, bleiben sie länger am Auge haften, sodass das Risiko von unerwünschten Wirkungen steigt.

Verkehrstüchtigkeit

Nach der Anwendung von Augentropfen können Sie fünf bis zehn Minuten lang schlechter sehen. Während dieser Zeit dürfen Sie keine Fahrzeuge lenken, keine Maschinen bedienen und keine Arbeiten ohne sicheren Halt verrichten. Diese Einschränkungen müssen Sie ebenfalls beachten, wenn Ihre Augen durch die Tropfen lichtempfindlicher werden.

Besser keine Konservierungsstoffe

Wählen Sie möglichst Präparate ohne Konservierungsstoffe: Bei **Augentropfen** beispielsweise *Vividrin Iso EDO* Augentropfen, bei den **Nasensprays** kommen zum Beispiel *Cromohexal sanft Nasenspray* und *Cromo-ratiopharm Nasenspray* infrage.

Die folgenden Präparate enthalten den Konservierungsstoff Benzalkoniumchlorid:

- **Augentropfen:** *Alomide* Augentropfen, *Cromohexal* Augentropfen, *Cromohexal Kombi* (Augentropfen), *Cromo-ratiopharm* Augentropfen, *Cromo-ratiopharm* Kombipackung (Augentropfen), *Vividrin Heuschnupfen Kombi-Packung* (Augentropfen).

- **Nasenspray:** *Irtan* Nasenspray

Antihistaminika als Tropfen und Spray für Augen und Nase

Antihistaminika sind lang erprobte und bewährte Mittel gegen Allergien. Sie besetzen die Bindestellen für das Gewebehormon Histamin, das bei allergischen Prozessen eine wichtige Rolle spielt. Allerdings können sie die allergische Reaktion nicht immer vollständig unterdrücken, da außer Histamin noch weitere Substanzen an der Entwicklung von Allergien beteiligt sind. Augentropfen und Nasensprays wirken direkt auf der Bindehaut oder der Nasenschleimhaut und gelangen nur in geringem Umfang in den Blutkreislauf.

Die Wirkstoffe sind Azelastin (in *Allergodil Augentropfen*) sowie Levocabastin (in *Livocab/-direkt Nasenspray, Livocab/-direkt Augentropfen*). Beide zählen zu den nicht oder nur wenig müdemachenden Antihistaminika. Die genannten Präparate sind rezeptfrei erhältlich.

> ### Besser keine Konservierungsstoffe
>
> Das folgende Präparat enthält keinen Konservierungsstoff, der die Schleimhaut schädigen kann: *Allergodil akut Nasenspray*.
>
> Konservierungsstoffe enthalten zum Beispiel *Allergodil Augentropfen, Allergodil Kombipackung* (Augentropfen), *Livocab/-direkt*.

Anwendung

- **Augentropfen:** Sie tropfen ein- bis zweimal täglich 1 Tropfen des Mittels in den Bindehautsack des Auges. Steigern Sie die Dosis nicht auf mehr als 4 Tropfen täglich.

  Allergodil Augentropfen: Wenden Sie dieses Mittel nicht länger als sechs Wochen an, denn Verträglichkeit und Wirksamkeit der Substanz sind bislang nur für diesen Zeitraum in klinischen Studien nachgewiesen.
- **Nasenspray:** Geben Sie zweimal täglich einen Sprühstoß in jedes Nasenloch. Nach wenigen Minuten, spätestens jedoch nach einer halben Stunde sollte der Niesreiz abklingen und die Nase wieder frei sein.

  Wenden Sie die Mittel nicht länger als fünf bis sieben Tage an, da sie die Nasenschleimhaut leicht reizen und bei längerfristigem Gebrauch selbst allergische Reaktionen hervorrufen können.

Unerwünschte Wirkungen

Die folgenden unerwünschten Wirkungen sind unbedenklich und treten in der Regel nur vorübergehend auf:

- **Augentropfen:** Bei mehr als 1 von 100 Behandelten werden die Augen durch die Tropfen gereizt und sie brennen und stechen vorübergehend. Zusätzlich können sie sich trocken und klebrig anfühlen oder tränen, die Augenlider können anschwellen und das Sehen kann verschwommen sein.

  Augentropfen mit Azelastin können über den Tränenkanal in den Mund gelangen und dort einen unangenehmen Geschmack verursachen.
- **Nasenspray:** Die Mittel können die Nasenschleimhaut reizen (bei Azelastin sind 6 bis 7 von 100 Behandelten betroffen): Es kommt zu Brennen und Jucken in der Nase und zu Niesreiz.

  Nasenspray mit Azelastin: Zirka 18 von 100 Behandelten empfinden den Geschmack als unangenehm bitter, wenn das Mittel über die Nase in Mundraum und Rachen gelangt.

Bei folgenden unerwünschten Wirkungen kann eine Rücksprache mit dem Arzt erforderlich sein:

- **Augentropfen:** Die Bindehautentzündung sollte sich innerhalb von drei bis sieben Tagen nach Behandlungsbeginn gebessert haben. Wenn dies nicht der Fall ist oder sogar eine Verschlechterung eintritt, sollten Sie einen Augenarzt aufsuchen. Möglicherweise hat das Antihistaminikum dann selbst eine allergische Reaktion ausgelöst.
- **Nasenspray:** Treten Abgeschlagenheit, Müdigkeit (bei 2 von 100 Behandelten), Erschöpfung, Schwächegefühl immer wieder auf, sollten Sie mit dem Arzt darüber sprechen, ob Sie die Behandlung mit diesen Mitteln fortsetzen sollen.

Kinder unter 14 Jahren
- **Augentropfen** mit Azelastin: Bei Kindern ab vier Jahren kann das Mittel bei saisonalen Allergien (zum Beispiel bei Heuschnupfen) angewendet werden, bei Kindern ab zwölf Jahren auch ganzjährig.
- **Nasenspray** mit Azelastin: Bei Kindern ab sechs Jahren können Sie das Mittel anwenden.

Schwangerschaft und Stillzeit
- **Augentropfen:** Bei Azelastin liegen bislang noch keine ausreichenden Erfahrungen zur Anwendung während der Schwangerschaft vor. Deshalb sollte ein Arzt Nutzen und Risiken – insbesondere für die ersten drei Schwangerschaftsmonate – sorgfältig abwägen.

Bei Levocabastin fehlen entsprechende Erfahrungen. Daher sollte der Wirkstoff während der ersten drei Monate der Schwangerschaft nicht und im weiteren Verlauf nur dann angewendet werden, wenn es unvermeidlich ist.

- **Nasenspray:** Da die Wirkstoffe durch die Nasenschleimhaut ins Blut gelangen, sollten Sie die Mittel in der Schwangerschaft vorsichtshalber nicht benutzen. Während der Stillzeit können Sie Levocabastin anwenden. Bei Azelastin ist Vorsicht geboten.

Tragen von Kontaktlinsen

Tragen Sie besser keine Kontaktlinsen, solange Ihre Augen entzündet sind, da sie sonst noch zusätzlich belastet werden.

Wenn Sie dennoch nicht auf die Linsen verzichten möchten, sollten Sie stabile Linsen herausnehmen, bevor Sie die Tropfen einträufeln, und frühestens nach einer Viertelstunde wieder einsetzen. Benutzen Sie keine weichen Kontaktlinsen, denn bei der Anwendung von Augentropfen steigt das Risiko unerwünschter Wirkungen (→ Seite 201).

Verkehrstüchtigkeit

- **Augentropfen:** Nach dem Einträufeln können Sie fünf bis zehn Minuten lang schlechter sehen. Während dieser Zeit dürfen Sie keine Fahrzeuge lenken, keine Maschinen bedienen und keine Arbeiten ohne sicheren Halt verrichten. Das Gleiche gilt, wenn Ihre Augen durch die Tropfen lichtempfindlicher werden.
- **Nasenspray:** Wenn Sie die Mittel (entgegen den Empfehlungen) häufiger als zweimal täglich und mehrere Monate lang benutzen, können diese müde machen und die Konzentrationsfähigkeit beeinträchtigen. In diesem Fall dürfen Sie keine Fahrzeuge lenken, keine Maschinen bedienen und keine Arbeiten ohne sicheren Halt verrichten.

Antihistaminika zum Einnehmen

Ist eine längerfristige Behandlung erforderlich – zum Beispiel bei Allergien gegen unterschiedliche Blütenpollen oder Tierhaare –, sind Antihistaminika zum Einnehmen besser geeignet als Tropfen oder Sprays. Sie beeinflussen die Allergie über den Blutkreislauf und können Heuschnupfen und andere allergische Beschwerden bessern. Darunter gibt es Mittel, die nicht oder nur wenig müde machen, und solche, die müde machen.

Wenig bis nicht müdemachende Wirkstoffe sind: Cetirizin (zum Beispiel *Reactine, Cetirizin Hexal, Cetirizin-ratiopharm*), Desloratadin (*AERIUS*), Fexofenadin (*Telfast*), Levocetirizin (*XUSAL*), Loratadin (*Lorano, Loratadin-ratiopharm, Loratadin STADA*), Mizolastin (*zolim, Mizollen*) und Terfenadin.

Die älteren Substanzen – Clemastin (*Tavegil*), Dimetinden (*Fenistil*), Doxylamin (*Mereprine*), Hydroxyzin (*AH3 N, ATARAX*) – zählen zu den Antihistaminika der ersten Generation. Sie machen häufig schläfrig, unaufmerksam, träge und benommen. Diese Präparate gelten als Mittel der zweiten Wahl, da der müdemachende Effekt tagsüber sehr störend sein kann. Werden die Medikamente jedoch zur Nacht eingenommen, kann die schlafanstoßende Wirkung (für begrenzte Zeit) nützlich sein.

Die neueren Wirkstoffe Cetirizin, Desloratadin, Levocetirizin und Loratadin, die nur wenig oder kaum müde machen, sind zur Linderung allergischer Reaktionen geeignet und die Mittel der Wahl.

Fexofenadin ist bislang weniger erprobt. Es sollte daher nur eingesetzt werden, wenn die geeigneten Wirkstoffe nicht infrage kommen.

Mizolastin kann hinsichtlich seiner Verträglichkeit am Herzen noch nicht abschließend bewertet werden und sollte daher nur angewendet werden, wenn die geeigneten Wirkstoffe und Fexofenadin nicht eingesetzt werden können.

Terfenadin ist wegen möglicher Störwirkungen am Herzen wenig geeignet. Da die geeigneten Antihistaminika, die nicht oder wenig müde machen, vorzuziehen sind, werden im Folgenden keine weiteren Angaben zu Mizolastin und Terfenadin gemacht.

TIPP

Ohne Rezept?

Nicht alle Antihistaminika zum Einnehmen sind rezeptpflichtig. Ohne Rezept bekommen Sie: Cetirizin, Clemastin, Dimetinden, Doxylamin und Loratadin. Für Desloratadin, Fexofenadin, Hydroxyzin, Levocetirizin, Mizolastin und Terfenadin benötigen Sie ein Rezept. Sie sollten sich jedoch auch bei den rezeptfreien Mitteln vor der Anwendung wegen möglicher Gegenanzeigen von einem Arzt beraten lassen.

Anwendung

Die einzelnen Mittel wirken unterschiedlich schnell, und ihr Effekt hält unterschiedlich lange an: Bei manchen Präparaten genügt eine einmalige Dosis pro Tag, andere müssen Sie zwei- bis dreimal täglich einnehmen. Die folgenden Dosisempfehlungen sind nur Anhaltspunkte, denn die Wirkung der jeweiligen Substanzen hängt auch davon ab, wie gut der Organismus sie aufnimmt und verarbeitet. Deshalb müssen Sie selbst ausprobieren, wie viele Tabletten Sie brauchen, um die Allergiesymptome zu unterdrücken.

Arzneimittel richtig einnehmen und aufbewahren

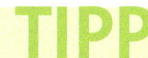

Medikamente sollten Sie grundsätzlich mit reichlich Wasser einnehmen. Wenn Sie zu wenig trinken, können vor allem Kapseln, aber auch Tabletten in der Speiseröhre stecken bleiben. Dann lösen sich die Mittel an einem Ort auf, an dem sie sich nicht auflösen sollen, und können die Speiseröhre reizen.

Spülen Sie Arzneimittel statt mit Wasser mit einer anderen Flüssigkeit wie Saft, Tee, Kaffee oder gar Alkohol herunter, kann dies die Wirkung negativ beeinflussen.

Lassen Sie Medikamente nicht in der Sonne (und an heißen Tagen nicht im Auto) liegen. Da die meisten Arzneistoffe auf Temperaturen bis 20 °Celsius ausgelegt sind, verlieren sie bei Hitze ihre Wirkung. Das gilt nicht nur für Tabletten und Kapseln, sondern auch für Tropfen, Cremes und Salben. Bei Sprays besteht zudem Explosionsgefahr.

- Cetirizin und Levocetirizin nehmen Sie einmal täglich, am besten abends. Die Wirkung setzt nach 20 bis 30 Minuten ein und hält bis zu 24 Stunden an.
- Clemastin nehmen Sie zweimal täglich (morgens und abends). Die Wirkung setzt nach 20 bis 30 Minuten ein und hält bis zu 12 Stunden an.
- Desloratadin nehmen Sie einmal täglich ein.
- Dimetinden nehmen Sie dreimal täglich ein, von den Retardkapseln genügt eine pro Tag. Die Wirkung setzt nach 30 bis 60 Minuten ein und hält 4 bis 6 Stunden, bei Retardkapseln 24 Stunden an.

! Worauf Sie achten müssen

Wenn Sie einen Hauttest machen lassen wollen, um herauszufinden, gegen welche Stoffe Sie allergisch sind, dürfen Sie keine Antihistaminika einnehmen, da sie das Testergebnis verfälschen können. Setzen Sie deshalb die Mittel 3 bis 4 Tage vor dem Test ab.

Alle Wirkstoffe werden über die Nieren ausgeschieden. Wenn Ihre Nieren nicht richtig funktionieren, passiert dieser Vorgang nur langsam, sodass eine Überdosierung droht. Lassen Sie sich deshalb auch bei der Einnahme rezeptfreier Antihistaminika von einem Arzt beraten.

Fenistil Tropfen und Sirup: Da diese Präparate Alkohol enthalten, dürfen Personen mit Alkoholproblemen sie nicht einnehmen. Auch Leberkranke und Menschen mit Anfallleiden sollten den Alkoholgehalt berücksichtigen. Darüber hinaus kann Alkohol die Wirkung vieler Arzneimittel (zum Beispiel Schlaf- und Beruhigungsmittel, Psychopharmaka, starke Schmerzmittel, einige Mittel bei hohem Blutdruck) verstärken.

- Doxylamin nehmen Sie ein- bis dreimal täglich ein, vorzugsweise abends, da das Mittel sehr stark müde macht. Die Wirkung setzt nach 30 Minuten ein und hält 3 bis 6 Stunden an.
- Fexofenadin nehmen Sie einmal täglich. Die Wirkung tritt nach etwa einer Stunde ein und hält bis zu 24 Stunden an.
- Hydroxyzin nehmen Sie zwei- bis dreimal täglich. Die Wirkung tritt nach zirka 30 Minuten ein. Die Wirkdauer schwankt zwischen 6 und 20 Stunden.
- Loratadin nehmen Sie nur einmal täglich ein. Die Wirkung setzt nach 30 bis 60 Minuten ein und hält bis zu 24 Stunden an.

Gegenanzeigen

Unter folgenden Bedingungen sollten Sie Antihistaminika nur nach Rücksprache mit einem Arzt einsetzen, der Nutzen und Risiken sorgfältig abgewogen hat:

> **! Vorsicht Parastoffe**
>
> Wenn Sie bereits auf Parastoffe allergisch reagieren, sollten Sie Präparate ohne Parabene verwenden, wie zum Beispiel *Cetirizin HEXAL Filmtabletten*, *Loratadin-ratiopharm bei Allergien* Tabletten, *Lorano akut* Tabletten, *Reactine Filmtabletten*, *Fenistil* Dragees.
>
> Die folgenden Präparate enthalten als Konservierungsmittel Parabene, die selbst Allergien auslösen können: *Cetirizin HEXAL Saft bei Allergien, Cetirizin-ratiopharm-Saft, Fenistil* Sirup/Tropfen, *Mereprine* Sirup, *Tavegil* Sirup, *Zyrtec P* Tropfen, *Zyrtec* Saft/Tropfen.

- Die Funktion Ihrer Leber ist erheblich gestört.
- Sie hatten schon einmal ein Geschwür im Magen oder Zwölffingerdarm.
- Ihr Blutdruck ist zu hoch.
- Wenn Ihre Leber- oder Nierenfunktion eingeschränkt ist, muss der Arzt gegebenenfalls die Dosis der Mittel verringern.
- Clemastin, Dimetinden, Doxylamin und Hydroxyzin: Diese Mittel dürfen Sie nicht einnehmen, wenn Sie einen erhöhten Augeninnendruck (Engwinkelglaukom) haben oder Ihre Blase nicht mehr vollständig entleeren können (bei Männern mit Beschwerden aufgrund einer vergrößerten Prostata).
- Cetirizin, Desloratidin, Levocetirizin: Präparate mit diesen Wirkstoffen dürfen Sie nicht einnehmen, wenn Ihre Nierenfunktion stark eingeschränkt ist oder wenn Sie wegen eines Nierenversagens dialysepflichtig sind.
- Doxylamin: Dieses Mittel dürfen Sie außerdem unter folgenden Bedingungen nicht oder nur nach Rücksprache mit einem Arzt einnehmen, der Risiken und Nutzen sorgfältig abwägen muss:
  - Sie haben einen akuten Asthmaanfall. Dann kann der Schleim in den Bronchien so zäh werden, dass Sie das Sekret kaum noch abhusten können.
  - Sie haben einen Tumor an den Nebennieren.
  - Sie leiden an Epilepsie.

Wechselwirkungen mit Medikamenten

Für Cetirizin, Desloratadin, Levocetirizin und Loratadin wurden bislang keine relevanten Wechselwirkungen festgestellt.

Bei Clemastin, Dimetinden und Doxylamin müssen Sie auf folgende Wechselwirkungen mit anderen Medikamenten achten:

- Die Mittel verstärken die Wirkung vieler Arzneistoffe, die auf das zentrale Nervensystem (Gehirn und Rückenmark) einwirken. Dazu gehören unter anderem Anticholinergika (bei Parkinsonkrankheit), Barbiturate (bei Epilepsie), Schlaf- und Beruhigungsmittel aus der Gruppe der Benzodiazepine, Chloralhydrat (bei Angst- und Schlafstörungen), Clozapin, Phenothiazine (bei Schizophrenie), Dopamin, Etilefrin, Gepefrin, Mephentermin, Midondrin, Norfenefrin, Oxedrin und Oxilofrin (alle bei niedrigem Blutdruck), Kodein (bei Husten, Schmerzen), Reserpin (bei hohem Blutdruck), Scopolamin (bei Reisekrankheit).
- Wenn Sie diese Substanzen in Kombination mit kortisonhaltigen Mitteln oder mit Mitteln aus der Gruppe der trizyklischen Antidepressiva mit Wirkstoffen wie zum Beispiel Amitriptylin, Doxepin, Imipramin (bei Depressionen) benutzen, kann sich der Augeninnendruck erhöhen, sodass ein Glaukomanfall droht. Außerdem kann es sein, dass Sie kein Wasser lassen können (Harnverhalt).
- In Kombination mit Wirkstoffen aus der Gruppe der MAO-Hemmer wie zum Beispiel Moclobemid (bei Depressionen) kann sich der Blutdruck irreversibel erhöhen.

Wechselwirkungen mit Speisen und Getränken

Wenn Sie Antihistaminika einnehmen und Alkohol trinken, werden Sie rascher und stärker müde. Dies kann auch für Mittel, die normalerweise kaum müde machen, zutreffen. Bei Präparaten, die den Wirkstoff Doxylamin enthalten, ist dieser Effekt besonders stark ausgeprägt.

Unerwünschte Wirkungen

Die folgenden unerwünschten Wirkungen sind unbedenklich:

- Es kann zu Mundtrockenheit (bei bis zu 5 von 100 Behandelten), Kopfschmerzen (bei bis zu 12 von 100 Behandelten) und Übelkeit (bei bis zu 3 von 200 Behandelten) kommen.
- Levocetirizin: Schnupfen wurde bei 2,2 Prozent der Behandelten beobachtet, Rachenentzündung bei 1,9 Prozent, Abgeschlagenheit bei 1,3 Prozent, Bauchschmerzen bei 1,3 Prozent und Migräne bei 1,1 Prozent.

Bei den folgenden unerwünschten Wirkungen kann eine Rücksprache mit einem Arzt erforderlich sein:

- Antihistaminika machen müde. Das gilt besonders für die Wirkstoffe Clemastin, Dimetinden und Doxylamin. Auch bei wenig müdemachenden Antihistaminika wie Cetirizin und Loratadin tritt bei mehr als 1 von 100 Behandelten Müdigkeit auf. Dann ist Ihre Reaktionsfähigkeit eingeschränkt, und Sie sollten keine Fahrzeuge lenken, keine Maschinen bedienen und keine Arbeiten ohne sicheren Halt verrichten.
- Wenn die Haut sich rötet und juckt, deutet das auf eine allergische Reaktion auf das Mittel hin. Dann sollten Sie es absetzen. Gehen die Hauterscheinungen nicht innerhalb von 24 Stunden zurück, sollten Sie einen Arzt aufsuchen.
- Tritt Schwindel auf, der sich nicht nach 24 Stunden wieder legt, ist ebenfalls ein Arztbesuch erforderlich.
- Clemastin, Dimetinden, Doxylamin, Hydroxyzin: Wenn Sie Beschwerden beim Wasserlassen mit Harnverhalt oder Sehstörungen (verschwommenes Sehen, kein „Scharfstellen" möglich) bekommen, müssen Sie zum Arzt gehen.
- Desloratadin, Loratadin: Diese Wirkstoffe können die Leber schädigen. Treten Übelkeit, Erbrechen und/oder dunkel gefärbter Urin auf und ist der Stuhl auffällig hell, ist eine ärztliche Untersuchung notwendig.

Sofort zum Arzt

- Wenn sich nach der Einnahme von Antihistaminika Hautausschlag und Juckreiz verstärken und außerdem Herzrasen, Atemnot, Schwäche und Schwindel auftreten, müssen Sie die Anwendung sofort abbrechen und unverzüglich den Notarzt rufen, weil eine solche allergische Reaktion rasch lebensbedrohlich werden kann.

- Clemastin, Dimetinden, Doxylamin, Hydroxyzin: Der Augeninnendruck kann sich erhöhen (bis hin zum akuten Glaukomanfall). Wenn die Augen schmerzen, Sie nur noch unscharf sehen können, die Außenwelt plötzlich in unwirkliche Farben getaucht ist, die Augen sich röten und der Augapfel sich hart anfühlt, sollten Sie unverzüglich einen Augenarzt aufsuchen. Ferner kann es in sehr seltenen Fällen und besonders bei Kindern zu paradoxen Reaktionen wie Unruhe, Erregung,

Fortsetzung auf Seite 209

Schlaflosigkeit, Angstzuständen oder Zittern kommen. Auch dann ist ein Arztbesuch erforderlich.

- Desloratadin: Bei etwa 4 Prozent der behandelten Patients reichert sich der Wirkstoff im Blut an. Die Hälfte der eingenommenen Menge ist bei ihnen nicht – wie sonst üblich – bereits nach durchschnittlich 29 Stunden wieder ausgeschieden, sondern erst nach 89 Stunden. Werden die Mittel dann wie im Beipackzettel empfohlen eingenommen, entstehen schon nach wenigen Tagen extrem hohe Wirkstoffspiegel, wodurch die Leber geschädigt werden kann. Ungewöhnliche Müdigkeit und verfärbter Urin deuten auf eine solche Schädigung der Leber hin.

- Loratadin: Auch bei diesem dem Desloratadin verwandten Wirkstoff gibt es mit 3 bis 92 Stunden große Schwankungen in der Wirkdauer. Bei täglicher Einnahme können sich dann Wirkung und unerwünschte Wirkungen verstärken (zum Beispiel Kopfschmerzen, Mundtrockenheit oder Müdigkeit).

Kinder unter 14 Jahren

Mittel mit den Wirkstoffen Cetirizin, Doxylamin und Loratadin können Sie bei Kindern ab zwei Jahren anwenden. Clemastin können Sie auch schon Kindern ab einem Jahr geben. Alle anderen Substanzen können oder sollten Sie erst später, wie in den folgenden Empfehlungen angegeben, einsetzen:

- Cetirizin: Kinder von zwei bis zwölf Jahren mit einem Körpergewicht unter 30 Kilogramm erhalten eine halbe Tablette oder zehn Tropfen. Kinder, die mehr wiegen als 30 Kilogramm, erhalten eine Tablette oder 20 Tropfen. Länger als 2 bis 4 Wochen sollten Kinder nicht mit diesem Wirkstoff behandelt werden.
- Clemastin: Kindern von ein bis drei Jahren geben Sie zweimal täglich 5 bis 10 Milliliter Saft, Kindern von drei bis sechs Jahren zweimal täglich 10 Milliliter und Kindern von sieben bis zwölf Jahren 20 Milliliter Saft. Jugendliche ab zwölf Jahren nehmen die Erwachsenendosis. Da das Mittel müde macht, sollten Sie es vorwiegend abends geben.
- Desloratadin: Kinder zwischen drei und fünf Jahren erhalten einmal täglich 2,5 Milliliter Sirup, Kinder zwischen sechs und elf Jahren einmal täglich 5 Milliliter Sirup. Jugendliche ab zwölf Jahren nehmen die Erwachsenendosis. Kinder unter zwölf

Jahren sollten nicht mit Tabletten behandelt werden, da es dazu keine klinischen Erfahrungen gibt.

- Dimetinden: Kinder ab drei Jahren erhalten dreimal täglich ein Dragee mit 1 Milligramm. Tropfen sind für Kinder ab einem Jahr zugelassen. Die Tropfen und der Sirup des einzigen Präparats mit Dimetinden, das derzeit erhältlich ist (*Fenistil*), enthalten jedoch Alkohol. Für Kinder sollten Sie alkoholfreie Dragees oder Tabletten vorziehen. Die Retardkapseln dürfen Sie Kindern nicht verabreichen.
- Doxylamin: Kinder von zwei bis fünf Jahren erhalten ein- bis zweimal täglich ein bis zwei Teelöffel Sirup, Kindern ab sechs Jahren können Sie die gleiche Dosis bis zu dreimal täglich geben.
- Fexofenadin: Dieses Mittel dürfen Kinder unter zwölf Jahren nicht bekommen.
- Hydroxyzin: Diese Mittel dürfen Kinder unter sechs Jahren nicht bekommen.
- Levocetirizin: Kinder ab sechs Jahren erhalten die Erwachsenendosis (5 Milligramm einmal täglich). Bei Kindern unter sechs Jahren sollte das Mittel nicht angewendet werden, weil die Dosis altersgemäß verringert werden muss, die Filmtabletten sich aber nicht teilen lassen.
- Loratadin: Kindern ab zwei Jahren mit einem Körpergewicht unter 30 Kilogramm geben Sie einmal täglich eine Tablette mit 5 Milligramm. Kinder, die mehr als 30 Kilogramm wiegen, dürfen einmal täglich eine Tablette mit 10 Milligramm bekommen. Länger als 2 Wochen sollten Kinder nicht mit diesem Mittel behandelt werden.

Frauen

Levocetirizin: Bei Frauen mit eingeschränkter Nierenfunktion muss die Dosis anders als sonst üblich berechnet – bei gestörter Nierenfunktion sogar deutlich verringert werden.

Schwangerschaft und Stillzeit

In den ersten drei Monaten der Schwangerschaft sollten Sie keine Antihistaminika einnehmen. Für die restliche Schwangerschaftszeit liegen keine ausreichenden Erkenntnisse über die Sicherheit der Mittel vor. Deshalb müssen Nutzen und Risiken sorgfältig abgewogen werden. Halten Sie Rücksprache mit einem Arzt, bevor Sie ein Mittel gegen Allergien einnehmen.

Ist der Einsatz von Antihistaminika erforderlich, sollten die älteren Mittel, die schon lange erprobt sind, bevorzugt werden.

Dazu gehören die Wirkstoffe Clemastin und Dimetinden. Wollen Sie ein nicht oder wenig müdemachendes Medikament nehmen, ist der Wirkstoff Cetirizin akzeptabel. Loratadin sollten Sie sicherheitshalber nicht anwenden, da bei diesem Wirkstoff ein erhöhtes Risiko für Fehlbildungen der Harnröhre beim Neugeborenen bestehen kann. Doxylamin sollten Sie ebenfalls während der gesamten Schwangerschaft meiden.

Während der Stillzeit sollten Sie sicherheitshalber keine Antihistaminika einnehmen, da keine ausreichenden Erkenntnisse vorliegen. Nach Rücksprache mit Ihrem Arzt können Sie allenfalls die Wirkstoffe Dimetinden und Clemastin verwenden.

Ältere Menschen

Levocetirizin: Falls Ihre Nierenfunktion eingeschränkt ist, sollte der Arzt die Dosis dieses Mittels in Abhängigkeit von der Kreatinin-Clearance (= Messwert in Blut und Urin) reduzieren. Liegt die Clearance über 50 Milliliter pro Minute (Milliliter/min), erhalten Sie die normale Dosis (eine Filmtablette täglich). Bei Werten zwischen 30 und 50 Milliliter/min nehmen Sie nur alle zwei Tage eine Filmtablette, bei Werten unter 30 Milliliter/min nur alle drei Tage.

Grundsätzlich sollten ältere Menschen eher die wenig müdemachenden Wirkstoffe anwenden, da diese weniger unerwünschte Wirkungen auslösen, die bei älteren Menschen häufiger eintreten, wie zum Beispiel Harnverhalt oder Beeinträchtigung der Sehschärfe (Akkomodationsstörungen).

Verkehrstüchtigkeit

Cetirizin, Desloratadin, Fexofenadin, Levocetirizin, Loratadin: Diese Wirkstoffe zählen zu den nicht oder nur wenig müdemachenden Antihistaminika, die die Verkehrstüchtigkeit nicht oder nur wenig beeinträchtigen. Trotzdem sollten Sie vorsichtig sein, da auch bei diesen Präparaten das Reaktionsvermögen individuell vermindert sein kann.

Alle anderen Antihistaminika zum Einnehmen können mehr oder weniger müde machen. Wie stark dieser Effekt ist, hängt davon ab, wie Sie persönlich auf die Mittel reagieren. Sobald Sie merken, dass ein Präparat Sie müde oder schläfrig macht, dürfen Sie keine Fahrzeuge lenken, keine Maschinen bedienen und keine Arbeiten ohne sicheren Halt verrichten.

Glukokortikoide (Kortison) als Nasenspray

Glukokortikoide hemmen oder unterdrücken die Entzündung in der Nasenschleimhaut. Die folgenden Substanzen werden von der Nasenschleimhaut aufgenommen und treten nur in geringer Menge in den Kreislauf über. Ihre therapeutische Wirksamkeit bei allergischem Schnupfen ist belegt. Dennoch sollten Sie diese Mittel nur benutzen, wenn Mastzellstabilisatoren (→ Seite 198) oder Antihistaminika (→ Seiten 201, 203) nicht ausreichend wirken. Bei Daueranwendung können Schäden an der Nasenschleimhaut entstehen.

Die Wirkstoffe sind: Beclometason (zum Beispiel *Beclorhinol, Beclomet Nasal/Aqua Orion, Beclometason-ratiopharm*), Budesonid (*Pulmicort Topinasal, Budes Nasenspray, Aquacort Nasenspray*), Dexamethason (*Dexa-Rhinospray Mono, Dexa Siozwo mit Dexamethason, Solupen N*), Flunisolid (*Syntaris*), Fluticason (*Flutide Nasal*), Mometason (*NASONEX*), Triamcinolon (*Rhinisan, NASACORT*). Alle Präparate sind rezeptpflichtig.

Besser keine Konservierungsstoffe

Wählen Sie möglichst Präparate ohne Konservierungsstoffe wie zum Beispiel *Pulmicort Topinasal, Aquacort Nasenspray, Dexa Siozwo mit Dexamethason Nasensalbe.*

Die folgenden Präparate enthalten als Konservierungsstoff Benzalkoniumchlorid (→ Seite 199), das die Nasenschleimhaut beeinträchtigen kann: *Beclomet Nasal Aqua Orion, Beclorhinol aquosum, Beclometason-ratiopharm nasal, Dexa-Rhinospray Mono, Flutide Nasal, NASACORT 55 Mikrogramm/Dosis, NASONEX, Rhinisan Nasenspray, Syntaris.*

Anwendung

Je nachdem, wie stark die Beschwerden sind, geben Sie bis zu viermal täglich ein bis zwei Sprühstöße des Mittels in jedes Nasenloch. Vorher sollten Sie sich die Nase putzen. Vor der ersten Anwendung müssen Sie den Sprühkopf mehrfach betätigen, bis ein gleichmäßiger Sprühnebel austritt. Falls Sie das Spray über längere Zeit nicht benutzen, sollten Sie dies bei einer erneuten Anwendung wiederholen.

Die volle Wirkung der Mittel tritt in der Regel erst innerhalb von zwei Stunden ein. Wenn Sie unter schwerem Heuschnupfen leiden und wissen, auf welche Pollen Sie allergisch reagieren, ist es daher sinnvoll, das Spray schon anzuwenden, bevor Sie mit diesen Pollen in Kontakt kommen.

Achtung!

Bei langfristiger Daueranwendung können die Mittel die Nasenschleimhaut schädigen. Deshalb sollte der Arzt Risiken und Nutzen der Therapie immer wieder sorgfältig abwägen. Achten Sie darauf, dass nichts von dem Wirkstoff ins Auge gelangt, da es sonst zu Augenreizungen kommen kann.

Kortisonhaltige Medikamente können die körpereigene Abwehr schwächen und deshalb gelegentlich Infektionen fördern. Wenn Sie einen Virus-Schnupfen oder eine Infektion der Nasenschleimhaut bekommen, sollten Sie die Therapie mit kortisonhaltigen Präparaten so lange unterbrechen, bis der Infekt auskuriert ist. Während dieser Zeit können Sie die allergische Reaktion mit anderen Mitteln lindern.

Gegenanzeigen

Unter den folgenden Bedingungen dürfen Sie die Mittel nicht anwenden:

- Sie haben eine durch Bakterien, Pilze oder Viren ausgelöste Naseninfektion (zum Beispiel Schnupfen, Nebenhöhlenentzündung).
- Sie haben Nasenbluten.
- Ihre Nasenschleimhaut ist verletzt oder Sie mussten an der Nase operiert werden (zum Beispiel Entfernung von Polypen).

Bei Dexamethason ist zusätzlich zu beachten:

- Sie dürfen es nicht bei erhöhtem Augeninnendruck (Engwinkelglaukom) anwenden.
- Wenn Sie Diabetes haben, muss der Arzt Risiken und Nutzen der Behandlung sorgfältig abwägen.

Unerwünschte Wirkungen

Wenn Sie kortisonhaltige Nasensprays über lange Zeit benutzen und die Nasenschleimhaut trocken wird, kann es sein, dass die Mittel sie bereits geschädigt haben. Dann sollten Sie sie absetzen und den behandelnden Arzt aufsuchen.

Sofort zum Arzt

Wenn kortisonhaltige Nasensprays lange in hoher Dosierung angewendet werden, können die gleichen unerwünschten Wirkungen auftreten wie bei kortisonhaltigen Tabletten. Anzeichen dafür sind Wasseransammlungen, häufige Infektionen, schlechtheilende Wunden, erhöhter Blutzucker (erkennbar an häufigem Wasserlassen, Gewichtsabnahme). Sobald Sie solche Symptome bemerken, sollten Sie unverzüglich Ihren Arzt informieren.

In Einzelfällen können die Mittel die Nasenscheidewand schädigen (Nasenseptum-Perforation) oder den Augeninnendruck bis hin zum Glaukom erhöhen.

Kinder unter 14 Jahren
Bei langfristiger und hochdosierter Anwendung kann es zu Wachstumsstörungen kommen (die Mittel können das Längenwachstum der Kinder vorübergehend beeinträchtigen). Achten Sie bei langjähriger Anwendung darauf, dass die Dosisbegrenzung genau eingehalten und das Wachstum des Kindes in regelmäßigen Abständen kontrolliert wird.

- Beclometason, Dexamethason, Mometason: Kinder unter sechs Jahren dürfen nicht mit diesen Präparaten behandelt werden.
- Flunisolid: Kinder unter fünf Jahren dürfen diesen Wirkstoff nicht bekommen.
- Fluticason: Kindern unter zwölf Jahren darf diese Substanz nicht zur Dauerbehandlung eines allergischen Schnupfens verabreicht werden. Sie dürfen es höchstens über einen Zeitraum von 4 bis 8 Wochen nehmen. Kinder unter vier Jahren dürfen gar kein Fluticason erhalten.

Schwangerschaft und Stillzeit
Grundsätzlich sollten kortisonhaltige Medikamente in der Schwangerschaft nur angewendet werden, wenn der Arzt Risiken und Nutzen sorgfältig abgewogen hat. Ist eine Therapie zwingend erforderlich, sind erprobte Wirkstoffe wie Beclometason vorzuziehen.

In den ersten drei Schwangerschaftsmonaten sollten Sie möglichst keine Kortisonpräparate anwenden. Bei einer langfristigen Behandlung besteht das Risiko für Wachstumsstörungen beim Ungeborenen. Eine Therapie am Ende der Schwangerschaft kann dazu führen, dass die Nebennierenrinde des Ungeborenen nicht richtig ausgebildet wird.

Die Wirkstoffe gehen in die Muttermilch über. Wenn Sie Glukokortikoide in höherer Dosierung und über lange Zeit anwenden müssen, sollten Sie vorher abstillen.

Glukokortikoide (Kortison) zum Inhalieren

Kortisonhaltige Arzneimittel zum Inhalieren hemmen oder unterdrücken die Entzündung in den Bronchien. Sie gehören deshalb zu den Basismedikamenten bei Asthma. Alle Präparate sind rezeptpflichtig.

Die Wirkstoffe sind: Beclometason (zum Beispiel *Ventolair, Junik, Sanasthmax*), Budesonid (*Pulmicort, Budiair, Novopulmon*), Fluticason (*Flutide, atemur*).

Der Standardwirkstoff unter den Kortisonpräparaten zum Inhalieren ist Beclometason. Budesonid und Fluticason wirken stärker und können deshalb meist niedriger dosiert werden.

Anwendung
Sie inhalieren den Wirkstoff zweimal, höchstens jedoch viermal täglich – am besten jeweils vor einer Mahlzeit, sodass die Wirkstoffreste mit den Speisen aus der Mundhöhle entfernt werden. Wenn sie über längere Zeit auf Mundhöhle und Rachen einwirken, begünstigen sie das Wachstum von Pilzen (→ unerwünschte Wirkungen, Seite 216). Das können Sie auch verhindern, indem Sie Mund und Rachen nach dem Inhalieren gründlich mit Wasser ausspülen.

Für Kinder gibt es spezielle Zubereitungen mit niedriger Dosierung: Kinder ab vier Jahren dürfen zum Beispiel Präparate mit Fluticason, Kinder ab fünf Jahren Präparate mit Flunisolid nehmen.

Achtung!
Sämtliche Mittel zum Inhalieren können in Einzelfällen krampfartige Verengungen in den Bronchien hervorrufen (Bronchospasmen), die mit bronchienerweiternden Medikamenten wie Beta-2-Sympathomimetika zum Inhalieren (→ Seite 217) akut behandelt werden müssen.

Unerwünschte Wirkungen

Anders als bei Präparaten zum Einnehmen treten bei Kortisonpräparaten zum Inhalieren kaum unerwünschte Wirkungen auf, weil die Arzneistoffe überwiegend örtlich begrenzt und nicht im Blutkreislauf wirken. Außerdem ist die bei Inhalationen eingesetzte Dosis wesentlich niedriger als bei Kortisontabletten. Die weitverbreitete Kortisonangst ist deshalb bei der Anwendung von Sprays zum Inhalieren unbegründet. Sie verhindert eine wirksame und nebenwirkungsarme Behandlung.

Bei zirka 5 bis 10 Prozent der Behandelten kommt es zu Heiserkeit und Pilzinfektionen in Mund und Rachen (Soor). Den Pilzbefall können Sie an weißen Stippchen oder Flecken auf den Schleimhäuten erkennen. Heiserkeit und Pilzinfektionen lassen sich vermeiden, wenn der Mundraum nach dem Inhalieren mit Wasser ausgespült wird. Ist das nicht möglich, können Sie die Mittel unmittelbar vor dem Essen anwenden. Dann werden die Wirkstoffreste auf den Schleimhäuten durch Speisen und Getränke verdünnt.

Bei einem Pilzbefall sollten Sie Ihren Arzt aufsuchen, der ein wirksames Pilzmittel verordnen wird. Das Kortisonspray können Sie während dieser Therapie weiter benutzen.

Kinder unter 14 Jahren

Für Kinder gibt es spezielle Zubereitungen mit reduzierter Wirkstoffmenge (→ Anwendung, Seite 215). Inhaliertes Kortison wird bei langfristiger Anwendung – nur in sehr geringer Menge – in den Körper aufgenommen und kann dadurch das Längenwachstum vorübergehend beeinträchtigen. Bei langfristiger Therapie muss deshalb die Dosisbegrenzung genau eingehalten und das Wachstum des Kindes regelmäßig kontrolliert werden. Erfahrungen bei langjähriger Anwendung im Kindesalter haben jedoch gezeigt, dass selbst bei zeitweise verzögertem Wachstum die Kinder am Ende der Pubertät ebenso groß sind wie Gleichaltrige, die nicht mit Glukokortikoiden behandelt wurden.

Schwangerschaft und Stillzeit

Kortisonpräparate zum Inhalieren dürfen Sie auch während der Schwangerschaft und Stillzeit anwenden. Sie belasten den gesamten Organismus deutlich weniger als kortisonhaltige Nasensprays und Tabletten (→ Asthma, Seite 96).

Beta-2-Sympathomimetika (als Inhalationsspray gegen Asthma)

Beta-2-Sympathomimetika binden an spezielle Stellen in den Zellen der glatten Muskulatur (Beta-2-Rezeptoren), die dadurch erschlafft. Bei einem Asthmaanfall sind die Muskelfasern der Bronchien stark angespannt. Die Inhalation von Beta-2-Sympathomimetika führt dazu, dass sich die Verkrampfung löst und die Atemwege sich erweitern. Da es ähnliche Rezeptoren auch am Herzmuskel und an der Skelettmuskulatur gibt, wirken die Mittel zum Teil auch dort, was unerwünschte Folgen haben kann.

Die Wirkstoffe sind: Fenoterol (*Berotec/N*), Formoterol (*Foradil, Oxis*), Salbutamol (zum Beispiel *Salbutamol-ratiopharm, Sultanol* inhalativ, *Apsomol Dosieraerosol*), Salmeterol (*Serevent, aeromax*), Terbutalin (*Aerodur Turbohaler*). Alle Präparate mit den genannten Wirkstoffen sind rezeptpflichtig.

Es gibt kurz- und langwirkende Beta-2-Sympathomimetika zum Inhalieren. Bei einem akuten Asthmaanfall gelten die kurzwirkenden Substanzen Fenoterol, Salbutamol und Terbutalin als Mittel der Wahl.

Der Effekt der langwirkenden Substanzen Formoterol und Salmeterol hält etwa zwölf Stunden an. Diese Mittel sollen zur Dauertherapie erst bei Asthma der Stufe 3 vorbeugend eingesetzt werden, wenn Glukokortikoide zum Inhalieren (Kortison → Seite 215) nicht ausreichend wirken. Zur Behandlung eines akuten Asthmaanfalls sind die beiden Arzneistoffe nicht geeignet.

> **! Keine entzündungshemmende Wirkung**
>
> Beta-2-Sympathomimetika wirken nicht entzündungshemmend und können bei einer Monotherapie sogar die Empfindlichkeit der Bronchien erhöhen. Deshalb ist es in der Regel sinnvoll, gleichzeitig Glukokortikoide (Kortison → Seite 215) zu inhalieren, damit sich die Bronchien wieder stabilisieren.

Anwendung

- Fenoterol, Salbutamol, Terbutalin: Sobald sich ein Asthmaanfall ankündigt, sprühen Sie zwei Hübe aus dem Dosieraerosol in den Mund und atmen dabei tief ein. Die Wirkung setzt in der Regel sofort ein: Sie können leichter aus- und einatmen. Kommt es nicht innerhalb von zehn Minuten zu einer Besserung, können Sie weitere zwei Hübe sprühen. Mehr als acht bis zehn Hübe pro Tag sollten Sie nicht nehmen, weil sonst die Gefahr besteht, dass die Bronchialmuskulatur immer größere Mengen des Wirkstoffs braucht, um zu erschlaffen: Auf lange Sicht wirkt das Mittel dann nicht mehr ausreichend. Außerdem steigt bei hoher Dosierung das Risiko für unerwünschte Wirkungen am Herzen (→ Seite 219).

- Formoterol, Salmeterol: Diese Mittel wenden Sie morgens und abends an. Setzen Sie sie nicht häufiger als zweimal täglich ein, da es sonst zu unerwünschten Wirkungen wie Herzrasen, Herzrhythmusstörungen und Muskelkrämpfen kommen kann. Darüber hinaus kann der Blutdruck ansteigen.

Achtung!

Fenoterol, Salbutamol, Terbutalin: Wenn Sie diese Mittel häufiger als empfohlen inhalieren müssen, um die Atemnot zu lindern, ist das ein Hinweis auf eine nicht ausreichend dosierte Basistherapie (zum Beispiel mit kortisonhaltigen Mitteln zum Inhalieren → Seite 215). Dann ist es wichtig, dass Sie mit Ihrem Arzt über eine Veränderung der Asthmatherapie sprechen.

Bei Herzschwäche (Herzinsuffizienz) und/oder koronarer Herzkrankheit oder Herzrhythmusstörungen sollte der Arzt die Herztätigkeit mit einem EKG kontrollieren, um unerwünschte Wirkungen möglichst früh zu erkennen.

Gegenanzeigen

Unter den folgenden Bedingungen müssen Nutzen und Risiken der Behandlung besonders sorgfältig abgewogen werden:

- Sie haben eine Schilddrüsenüberfunktion (Hyperthyreose).
- Sie haben hohen Blutdruck.
- Ihr Blut enthält zu wenig Kalium (Hypokaliämie).
- Sie haben Diabetes, und es ist schwierig, die Blutzuckerwerte gut zu regulieren.
- Sie haben einen Tumor des Nebennierenmarks (Phäochromozytom).
- Ihr Herz arbeitet nicht effektiv, da sich die Herzwände immer weiter verdicken (hypertrophe obstruktive Kardiomyopathie).
- Sie hatten einen Herzinfarkt.
- Ihr Herz schlägt zu schnell (Tachykardie).

Natürlich muss auch bei den oben genannten Krankheiten das Asthma ausreichend mit Medikamenten behandelt werden, und bei einem Asthmaanfall müssen auch Herzkranke ein Notfallmedikament benutzen. Wegen der möglichen unerwünschten Wirkungen auf das Herz sollte bei herzkranken Patienten die Dauertherapie des Asthmas – zum Beispiel mit Glukokortikoiden (Kortison zum Inhalieren → Seite 215) – unbedingt so gut eingestellt sein, dass möglichst keine oder nur sehr selten Asthmaanfälle auftreten, die den Einsatz von Notfallsprays erfordern.

Wechselwirkungen mit Medikamenten

- Werden Beta-2-Sympathomimetika zusammen mit entwässernden Arzneimitteln (Diuretika wie zum Beispiel Furosemid bei hohem Blutdruck), Digitalis-Glykosiden (bei Herzschwäche), Abführmitteln (Laxantien, bei Verstopfung), Glukokortikoiden (Kortison) als Tabletten (bei Entzündungen, Immunreaktionen), Xanthinen (zum Beispiel Theophyllin bei Asthma) angewendet, kann der Kaliumgehalt des Blutes stark absinken. Das kann vor allem passieren, wenn die Beta-2-Sympathomimetika hoch dosiert sind. Wird bei einem Asthmaanfall der Organismus nicht ausreichend mit Sauerstoff versorgt, steigt das Risiko für durch Kaliummangel bedingte Herzrhythmusstörungen. Deshalb sollte der Arzt bei mittelschwerem und schwerem Asthma zwei bis drei Tage nach der ersten Anwendung der Medikamenten den Kaliumspiegel im Blut kontrollieren.
- Betablocker (bei hohem Blutdruck) können die Wirkung der Beta-2-Sympathomimetika zum Inhalieren abschwächen oder hemmen, sodass es zu akuten Anfällen kommen kann. Diese Wechselwirkung kann auch bei Augentropfen mit Betablockern auftreten. Betablocker dürfen bei Asthma generell nicht verabreicht werden, da sie selbst einen Krampf der Bronchialmuskulatur auslösen können.
- Bei gleichzeitiger Einnahme von MAO-Hemmern (bei Depressionen, Parkinsonkrankheit), trizyklischen Antidepressiva (bei Depressionen), Chinidin, Disopyramid (bei Herzrhythmusstörungen), Terfenadin (Antihistaminikum bei Allergien → Seite 204) können Herzrhythmusstörungen auftreten und der Blutdruck kann abfallen.
- Beta-2-Sympathomimetika verringern die Wirkung von Metformin und Sulfonylharnstoffen (bei Typ-2-Diabetes). Wenn Sie diese Mittel anwenden, sollten Sie den Blutzucker häufiger als sonst messen. Gegebenenfalls muss der Arzt die Dosis der Mittel anpassen.

Unerwünschte Wirkungen

Die meisten unerwünschten Wirkungen von Beta-2-Sympathomimetika sind dosisabhängig.

Es kommt vor, dass sich die Atemfunktion durch die Behandlung nicht verbessert, sondern verschlechtert, sodass vermehrt Atemnot auftritt. In diesem Fall sollten Sie möglichst rasch einen Arzt aufsuchen und mit ihm besprechen, ob Sie besser ein anderes Medikament nehmen.

Wenn Kinder während der Therapie so unruhig werden, dass sie nicht mehr schlafen können, sollten Sie mit dem Arzt die Fortsetzung der Behandlung klären.

Die folgenden unerwünschten Wirkungen sind unbedenklich:

- In seltenen Fällen können die Wirkstoffe die Atemwege reizen und Husten auslösen.
- Muskelzittern, Herzklopfen, Nervosität und Unruhe bilden sich oft in den ersten ein bis zwei Wochen der Behandlung wieder zurück.

Wenn die folgenden unerwünschten Wirkungen auftreten, kann eine Rücksprache mit einem Arzt erforderlich sein:

- Herzrasen: Steigt der Puls dauerhaft auf über 100 Schläge pro Minute, müssen Sie einen Arzt aufsuchen.
- Herzrhythmusstörungen treten nur sehr selten auf: Typisch sind ein schneller und regelmäßiger Herzschlag (Tachyarrhyth-

---

Beta-2-Sympathomimetika in Kombination mit anderen Mitteln

Es gibt verschiedene Präparate, in denen sich außer Beta-2-Sympathomimetika noch weitere Arzneistoffe befinden. Sie sind ebenfalls verschreibungspflichtig. Geeignet sind jedoch nur:

- **Beta-2-Sympathomimetikum + Glukokortikoid zum Inhalieren.** Die Wirkstoffe sind: Formoterol + Budesonid (*Symbicort*) und Salmeterol + Fluticason (*Viani, atmadisc*).
  Wenn bei Asthma ab Stufe 3 eine Dauertherapie mit langwirkenden Beta-2-Sympathomimetika erforderlich ist, ist diese Kombination sinnvoll, da sich beide Substanzgruppen in ihrer Wirkung ergänzen.

- **Beta-2-Sympathomimetikum + Anticholinergikum zum Inhalieren.** Die Wirkstoffe sind: Fenoterol + Ipratropiumbromid (*Berodual/-N*).

Das Mittel sollte nur genommen werden, wenn der Einsatz von kurzwirkenden Beta-2-Sympathomimetika nicht möglich ist, oder in Kombination mit kurzwirkenden Beta-2-Sympathomimetika, wenn sich das Asthma akut stark verschlimmert und kurzwirkende Beta-2-Sympathomimetika allein nicht ausreichend wirken.
Die Anwendung des Mittels kann auch bei älteren Menschen sinnvoll sein, wenn Fenoterol allein unerwünschte Wirkungen am Herzen ausgelöst hat und die fixe Kombination in der vorgegebenen Dosierung ausreichend wirkt und sie sie gut vertragen.
Als Dauermedikament bei Asthma ist das Präparat wenig geeignet, weil es im Gegensatz zu Kortisonsprays nicht gegen Entzündungen wirkt.

mie) oder Herzstolpern (ventrikuläre Extrasystolen). Wenn Sie solche Störwirkungen bemerken, sollten Sie sich innerhalb von 24 Stunden an den behandelnden Arzt wenden.

- Muskelkrämpfe kommen ebenfalls sehr selten vor: Halten sie an oder treten wiederholt auf, sollten Sie innerhalb der folgenden ein bis drei Tage zu Ihrem Arzt gehen.
- Bei weniger als 1 Prozent der Behandelten kann der Blutdruck ansteigen oder sinken. Niedriger Blutdruck lässt sich typischerweise daran erkennen, dass Sie müde sind, Ihnen öfter schwindlig wird, Sie Anlaufschwierigkeiten beim Aufstehen haben und Ihnen hin und wieder schwarz vor Augen wird. Bei Ohnmachtsanfällen sollte sofort der zuständige Arzt benachrichtigt werden. Gegebenenfalls müssen Sie mit einem anderen Medikament behandelt werden. Ein erhöhter Blutdruck bleibt oft lange Zeit unbemerkt. Wenn er relativ hoch ist, können Kopfschmerzen, Sehstörungen und Schwindel auftreten. Halten die Beschwerden an oder bleibt der Blutdruck dauerhaft erhöht, müssen Sie den Arzt informieren.

Sofort zum Arzt

Ist Ihr Herz vorgeschädigt und kommt es nach der Inhalation von Beta-2-Sympathomimetika zu Herzstolpern – eventuell mit Schwindel, Ohnmacht und Krampfanfällen –, müssen Sie sofort den Arzt aufsuchen.

In Einzelfällen können die Mittel Engegefühl und Schmerzen in der Brust (Angina Pectoris) hervorrufen. Dann müssen Sie umgehend zum Arzt.

Kinder unter 14 Jahren
Für die Behandlung von Kindern gibt es spezielle Zubereitungen (zum Beispiel Salbutamol zur Inhalation in einem Spacer-System oder als Inhalationslösung, *aeromax Aerosol* und *Oxis Turbohaler*).

Schwangerschaft und Stillzeit
Die Mittel können die Wehen hemmen. Deshalb sollten Sie während einer Entbindung nur verabreicht werden, wenn es zwingend erforderlich ist – etwa bei einem akuten Asthmaanfall. Ansonsten bestehen keine Bedenken zur Anwendung in Schwangerschaft und Stillzeit.

Harnstoffhaltige Cremes und Salben

Harnstoff erhöht den Feuchtigkeitsgehalt der Haut und hilft, sie weich und geschmeidig zu erhalten. Da er das Eindringen anderer Wirkstoffe in die Haut verstärkt, wird Harnstoff bei Neurodermitis und Kontaktekzemen gleichzeitig oder im Wechsel mit kortisonhaltigen Cremes eingesetzt (→ Seite 225).

Harnstoff ist zum Beispiel enthalten in den Präparaten *Basodexan, Elacutan* und *Linola Urea*. Das Präparat *Remederm* enthält neben Harnstoff noch verschiedene andere hautpflegende Substanzen wie Vitamin A, Vitamin E und Dexpanthenol. Die genannten Präparate sind rezeptfrei erhältlich.

Anwendung
Sie cremen die Haut ein- bis zweimal täglich dünn ein.

Achtung!
Da Harnstoff die Haut „durchlässiger" für alle Stoffe macht, die auf die Haut aufgetragen werden, sollten Sie Kosmetika benutzen, die möglichst wenig Konservierungsmittel, Farb- oder Duftstoffe enthalten.

Gegenanzeigen
Auf entzündete oder verletzte Hautstellen dürfen Sie keine harnstoffhaltigen Cremes auftragen.

Unerwünschte Wirkungen
Die Haut kann sich röten, brennen und schuppen. Das geschieht vor allem an entzündeten Stellen. Bei einer Harnstoffkonzentration über 10 Prozent, kann das Brennen schmerzhaft sein. Wenn die Haut gerötet bleibt und juckt und sich zusätzlich Bläschen bilden, kann es sein, dass Sie das Mittel nicht vertragen. Dann sollten Sie einen Arzt aufsuchen und das weitere Vorgehen mit ihm besprechen.

Sofort zum Arzt

Kommt es nach einer Behandlung mit harnstoffhaltigen Mitteln zu starkem Hautausschlag, Juckreiz, Herzrasen, Atemnot, Schwäche und Schwindel, müssen Sie die Anwendung sofort abbrechen und unverzüglich den Notarzt rufen, da diese Symptome Anzeichen einer lebensbedrohlichen Allergie sein können.

Kinder unter 14 Jahren

Harnstoffhaltige Cremes und Salben können brennen, was vor allem kleine Kinder als sehr unangenehm empfinden. Dies liegt meist daran, dass dem Präparat Milchsäure zugesetzt wurde. Das ist beispielsweise bei *Linola Urea Creme* und *Ureotop Creme* der Fall. Dann kann es helfen, eine Creme ohne Milchsäure zu verwenden, wie *Basodexan Softcreme* oder *Elacutan Creme*. Falls sie trotzdem brennt, sollten Sie ausprobieren, ob Sie ein anderes Produkt finden, das besser verträglich ist. Von Vorteil ist es, wenn die Creme nicht zu zäh ist. Dann lässt sie sich leichter und schmerzfreier verteilen.

Synthetischer Gerbstoff

Synthetischer Gerbstoff bewirkt, dass die Haut sich etwas zusammenzieht und nässende Wunden trocknen. Bakterien und Pilzen wird der Nährboden entzogen. Außerdem wirkt Gerbstoff leicht entzündungshemmend, schmerzlindernd und juckreizstillend. Die Wirksamkeit des Mittels bei leichten Hautentzündungen und juckenden Hauterkrankungen ist erwiesen. Synthetischer Gerbstoff ist zum Beispiel enthalten in den Präparaten *Tannolact*, *Tannosynt* und *Delagil*. Sie sind rezeptfrei erhältlich.

Anwendung

Es gibt unterschiedliche Zubereitungsformen, die je nach Hautzustand angewendet werden: Lotion, Puder und Creme sind angebracht, wenn die Haut nicht nässt. Pulver als Badezusatz ist bei allen Ausschlägen geeignet. Trocknen Sie nach dem Bad die Haut mit einem Handtuch nur leicht. Seife dürfen Sie nicht verwenden, da sonst der Gerbstoff nicht mehr wirkt.

Waschen Sie sich nach der Anwendung sorgfältig die Hände und achten Sie darauf, dass keine Gerbstoffe in die Augen geraten. Sollte es versehentlich passieren, müssen Sie das Auge 10 bis 15 Minuten lang mit klarem Wasser spülen und anschließend möglichst bald einen Augenarzt aufsuchen.

Alle Präparate können Sie nach Bedarf einsetzen.

Achtung!

Gerbstoffe als Badezusatz sollten Sie nur in Wannen verwenden, die kein Metall enthalten. Sie müssen voll emailliert oder aus Kunststoff sein, da sich Metall verfärben kann, wenn es mit Gerbstoff in Berührung kommt.

Unerwünschte Wirkungen

Die Haut kann sich röten und brennen oder stark austrocknen. Wenn die Haut gerötet bleibt und juckt und sich zusätzlich Bläschen bilden, kann es sein, dass Sie das Mittel nicht vertragen. Dann sollten Sie einen Arzt aufsuchen und das weitere Vorgehen mit ihm besprechen.

Kinder unter 14 Jahren

Achten Sie vor allem bei Kleinkindern sorgfältig darauf, dass die Mittel nicht ins Auge gelangen (→ Seite 223 „Anwendung").

> **! Vorsicht Parastoffe**
>
> Wenn Sie bereits auf Parastoffe allergisch reagieren, sollten Sie Präparate ohne Parabene verwenden, wie zum Beispiel *Delagil Pulver, Tannolact Lotio/Puder, Tannosynt Creme/Bad*.
>
> Die folgenden Präparate enthalten als Konservierungsmittel Parabene, die Allergien auslösen können: *Delagil Creme, Tannolact Fettcreme, Tannosynt Lotio*.

Örtlich betäubende Mittel zur äußeren Anwendung

Die Wirkstoffe Benzokain (*Anaesthesin*) und Polidocanol (*Anaesthesulf*) sind oberflächlich betäubende Mittel, die die Empfindlichkeit der Nervenenden und -fasern für Schmerzen und Juckreiz verringern. Die Präparate sind rezeptfrei erhältlich.

Benzokain löst häufig Allergien aus und sollte deshalb nicht verwendet werden. Dagegen verursacht Polidocanol seltener allergische Reaktionen. Die folgenden Ausführungen beziehen sich daher nur auf den geeigneten Wirkstoff Polidocanol.

Anwendung

Tragen Sie die Lotion je nach Bedarf auf die betroffenen Hautpartien auf.

Unerwünschte Wirkungen

Die Haut kann sich röten und brennen.

Sofort zum Arzt

> Kommt es nach der Anwendung von Polidocanol zu starkem Hautausschlag, Juckreiz, Herzrasen, Atemnot, Schwäche und Schwindel, müssen Sie sie sofort abbrechen und unverzüglich den Notarzt rufen, da diese Symptome Anzeichen einer lebensbedrohlichen Allergie sein können.

Schwangerschaft und Stillzeit
Während Sie stillen, dürfen Sie keine örtlich betäubenden Mittel auf die Brust auftragen.

Glukokortikoide (Kortison) als Creme, Gel, Lotion und Salbe

Kortisonpräparate helfen gegen Hautentzündungen und Juckreiz. Ihre therapeutische Wirksamkeit bei Neurodermitis und Kontaktekzemen ist erwiesen.

Da Glukokortikoide durch die Haut in den Blutkreislauf eindringen, entfalten sie ihre Wirkung nicht nur an der Haut, sondern im ganzen Körper – wenn auch in sehr viel geringerem Maße als bei Tabletten. Wie gut der Wirkstoff in die Haut aufgenommen wird und wie viel davon in den Blutkreislauf gerät, hängt von unterschiedlichen Faktoren ab: von der Art des Wirkstoffs, seiner Zubereitung, den Zusätzen, dem Ausmaß der Hauterkrankung und der Hautdicke. An Hautstellen, die besonders dünn sind (zum Beispiel an der Innenseite der Oberarme, an den Lippen oder im Genitalbereich), wirken die Mittel besonders stark. Der Zusatz von Propylenglykol oder Harnstoff unterstützt das Eindringen in die Haut.

Kortisonhaltige Mittel gibt es in vier Wirkklassen von „schwach" (Klasse 1) bis „sehr stark wirkend" (Klasse 4). Welche der folgenden Wirkstoffe geeignet sind, muss der Arzt im Einzelfall entscheiden. Alle Präparate sind verschreibungspflichtig, bis auf niedrig dosierte Mittel mit Hydrokortison.

Schwach wirkende Glukokortikoide (Klasse 1):
Hydrokortison (zum Beispiel *Hydrogalen, Hydro-Wolff, Hydrocutan*), Prednisolon (*Linola-H N, Prednisolon LAW, Lygal Kopftinktur N*).

Wirkung und Wirkstoffkonzentration

Glukokortikoide werden nicht nur in vier Wirkklassen eingeteilt, die meisten Wirkstoffe sind auch in unterschiedlich starker Verdünnung im Handel. Bei Hydrokortison gibt es zum Beispiel Präparate mit einer niedrigen Konzentration (0,1 bis 0,25 Prozent) oder mit hoher Dosierung. Je höher die Konzentration, desto wirksamer ist das Präparat – desto größer aber auch das Risiko für unerwünschte Wirkungen (→ Seite 228).

Mittelstark wirkende Glukokortikoide (Klasse 2):
Clocortolon (*Kaban/Kabanimat*), Dexamethason (*Dexamethason LAW, Dexa Loscon mono*), Flumetason (*Cerson*), Hydrokortison-butyrat (*Alfason, Laticort Salbe/Creme*), Hydrokortisonbuteprat (*Pandel*), Methylprednisolonaceponat (*Advantan*), Prednicarbat (*Dermatop, Prednitop*), Triamcinolon (*Triamgalen, TriamSalbe/Creme Lichtenstein, Kortikoid-ratiopharm/F*).

Stark wirkende Glukokortikoide (Klasse 3):
Amcinonid (*Amciderm*), Betamethason (*Betagalen, Betnesol-V, Soderm*), Desoximetason (*Topisolon Salbe* etc.), Fluocinolon (*JELLIN/JELLISOFT, Flucinar*), Fluocinonid (*TOPSYM/-F*), Mometason (*ECURAL*).

Sehr stark wirkendes Glukokortikoid (Klasse 4):
Clobetasol (*Dermoxin/Dermoxinale, Karison, Clobegalen*).

Anwendung

Sobald Entzündung und Juckreiz nachlassen, sollten Sie das Kortisonpräparat ausschleichend absetzen und andere Mittel anwenden (Anwendungsschemata → Seite 127). Es ist wichtig, dass Sie die Behandlung nicht abrupt beenden, sondern die Konzentration täglich ein wenig verringern. Andernfalls blüht die gerade abgeklungene Entzündung schlagartig und umso heftiger wieder auf (Rebound-Effekt).

Es kann sinnvoll sein, mit einem stark oder sehr stark wirkenden Präparat zu beginnen und nach einigen Tagen auf ein schwächer wirksames Mittel zu wechseln. Der umgekehrte Weg (von schwach auf stark) ist nicht empfehlenswert, da sich dadurch die Behandlungszeit verlängert und das Risiko für unerwünschte Wirkungen steigt.

Mittel der Klassen 1 und 2 sollten Sie nicht länger als vier Wochen, Mittel der Klassen 3 und 4 nicht länger als zwei Wochen anwenden.

TIPP

Was tun bei starker Neurodermitis im Gesicht?

Der Einsatz von kortisonhaltigen Mitteln im Gesicht sollte möglichst vermieden werden. Was jedoch tun, wenn ein Kind starke Neurodermitis im Gesicht hat? In diesem Fall können gerbstoffhaltige Mittel (→ Seite 223) eingesetzt werden. Oder man verwendet kurzzeitig doch kortisonhaltige Cremes, Gele oder Salben, aber in sehr niedriger Verdünnung, zum Beispiel mit Flumetason oder Betamethason, oder auch Mittel mit Hydrokortison (0,5 bis 1 Prozent). Bei Kindern ab zwei Jahren kann man auch kurzzeitig Pimecrolimus (*Douglan, Elidel*) oder Tacrolimus (*Protopic* → Seite 230) dünn auf die betroffenen Hautstellen auftragen. Welches Mittel für Ihr Kind das richtige ist, sollte ein Arzt entscheiden, der Erfahrung mit der Behandlung einer solchen Neurodermitis hat.

Achtung!

- Wenn Sie einen luftdichten Verband tragen, können Glukokortikoide verstärkt durch die Haut in den Blutkreislauf gelangen und unerwünschte Wirkungen hervorrufen.
- Die Mittel dürfen nicht regelmäßig in die Augen gelangen, da Glukokortikoide den Augeninnendruck stark erhöhen können.
- Wenn Sie die Mittel über längere Zeit am Mund auftragen, kann sich die Haut um den Mund herum entzünden (periorale Dermatitis). Setzen Sie das Präparat dann ab, blüht die Entzündung erst richtig auf. Wenden Sie es erneut an, um die Entzündung zu bekämpfen, verschlimmert sie sich weiter. Dagegen hilft nur, das Mittel konsequent wegzulassen. Sie können dann versuchen, die Beschwerden mit gerbstoffhaltigen Präparaten (→ Seite 223) zu lindern – oder aber warten, bis sie von allein wieder abklingen.
  Da eine solche „Sucht" nach Kortison im Gesicht besonders häufig vorkommt, sollten Sie Glukokortikoide dort möglichst nicht anwenden (→ Kasten oben).
- Wenn Sie die Mittel direkt auf der Schleimhaut auftragen, können sie leichter in den Blutkreislauf gelangen, sodass das Risiko für unerwünschte Wirkungen steigt.

Gegenanzeigen

Unter den folgenden Bedingungen dürfen Sie keine kortisonhaltigen Cremes, Gele, Lotionen oder Salben anwenden:

- Sie oder Ihr Kind haben eine bakterielle Hautentzündung.
- Es handelt sich bei dem Ausschlag um eine Impfreaktion, Pilzinfektion oder „Kupferfinne" (Rosacea).

- Sie oder Ihr Kind haben einen Trommelfellriss. Dann dürfen die Mittel nicht am Ohr angewendet werden.
- Sie oder Ihr Kind haben Windpocken oder eine Gürtelrose (Herpes zoster).
- Es besteht eine Hautentzündung im Windelbereich.

> **! Vorsicht Parastoffe**
>
> Wenn Sie bereits auf Parastoffe allergisch reagieren, sollten Sie Präparate ohne Parabene verwenden, wie zum Beispiel *Hydrogalen Creme/Lösung/Salbe*, *Linola-H N* Creme, *Kaban Creme/Salbe*, *Dexa Loscon mono*, *Alfason Salbe*, *Triam Creme/Salbe Lichtenstein*, *Amciderm Creme/Lotion/Salbe*.
>
> Die folgenden Präparate enthalten als Konservierungsmittel Parabene, die Allergien auslösen können: *Alfason Creme/Emulsion*, *Betnesol-V Lotio*, *Cerson Salbe*, *Dexamethason Creme/Salbe LAW*, *Flucinar Creme*, *JELLIN Creme*, *JELLISOFT Creme*, *Karison Creme*, *Laticort Creme*, *Pandel Creme*, *Prednisolon Creme/Salbe LAW*, *Soderm Lotio*.

Unerwünschte Wirkungen

Die nachfolgend genannten unerwünschten Wirkungen treten bei allen schwach wirksamen Substanzen (Klasse 1) bei kurzfristiger Anwendung nur sehr selten auf. Am größten ist die Gefahr für Nebenwirkungen bei Säuglingen und Kleinkindern.

Durch Pigmentverschiebungen kann die Haut blasser oder dunkler werden. Diese Erscheinung bildet sich wieder zurück, wenn Sie das Mittel absetzen. Kommt es zu einer oder mehreren der folgenden Veränderungen, sollten Sie Ihren Arzt aufsuchen und mit ihm die Fortsetzung der Behandlung klären:

- Die Haut wird dünn und leicht verletzlich (Pergamenthaut).
- Im Bindegewebe bilden sich Risse, ähnlich wie Schwangerschaftsstreifen (Striae).
- Sie bekommen Pickel, ähnlich wie bei Akne (Steroid-Akne), oder eine bestehende Akne verschlimmert sich.
- Die feinen Äderchen in der Haut erweitern sich oder platzen. Dabei entstehen rote Punkte oder kleine Streifen auf der Haut.
- Wunden heilen verzögert, vor allem offene Stellen am Unterschenkel im Zusammenhang mit einer Venenschwäche (Ulcus cruris). Dort können sich auch durch die Therapie mit kortisonhaltigen Mitteln Geschwüre bilden.

- Sie bekommen häufig Pilz- oder Herpesinfektionen.
- Wenn Sie die Mittel über längere Zeit am Auge anwenden und verschwommen oder schlechter sehen, hat sich möglicherweise die Linse im Auge getrübt (Grauer Star) oder der Augeninnendruck erhöht. Suchen Sie dann umgehend einen Augenarzt auf.
- Wenn Sie die Mittel unter einem Verband auftragen und Diabetes haben, kann sich die Blutzuckereinstellung verschlechtern. Dann sollten Sie häufiger als sonst den Blutzucker kontrollieren.

Sofort zum Arzt

Wenn nach der Anwendung von kortisonhaltigen Cremes, Gelen, Lotionen oder Salben das Auge plötzlich schmerzt und sich das Sehvermögen verschlechtert, müssen Sie unverzüglich einen Augenarzt aufsuchen. Es kann sich um einen akuten Glaukomanfall handeln, bei dem Sie erblinden können.

Bei Hautausschlag, Juckreiz, Herzrasen, Atemnot, Schwäche und Schwindel müssen Sie die Therapie sofort abbrechen und unverzüglich den Notarzt rufen, da sich eine lebensbedrohliche Allergie entwickeln kann.

Kinder unter 14 Jahren

Bei Säuglingen und Kleinkindern kann sich bei einer Anwendung, die länger als vier Wochen dauert, das Knochenwachstum verlangsamen. Mit stark wirkenden Glukokortikoiden der Klasse 3 sollten Kinder nur in begründeten Ausnahmefällen und nicht länger als fünf Tage behandelt werden. Sehr stark wirkende Mittel der Klasse 4 sollten bei Kindern überhaupt nicht eingesetzt werden.

Bei Kindern kommen anstelle von Kortison Mittel infrage, die Gerbstoff (→ Seite 223) enthalten oder die Wirkstoffe Pimecrolimus oder Tacrolimus (→ Seite 230). Diese beiden Wirkstoffe darf der Arzt bei Kindern ab zwei Jahren verschreiben. Eine Langzeitanwendung sollte vermieden werden.

Schwangerschaft und Stillzeit

In der Schwangerschaft sollten Sie möglichst keine kortisonhaltigen Mittel anwenden. Hält der Arzt eine Therapie dennoch für erforderlich, sollten die schwach wirkenden Substanzen der Klasse 1 (Hydrokortison oder Prednisolon) eingesetzt werden, weil bei ihnen die Gefahr für unerwünschte Wirkungen vergleichsweise gering ist. Aber auch diese Mittel sollten Sie nicht länger als vier Wochen und nicht auf Körperflächen auftragen, die größer sind als ein Bein.

Während der Stillzeit dürfen Sie die Mittel nicht auf der Brust auftragen.

Immunsuppressiva

Immunsuppressiva unterdrücken bestimmte Abwehrreaktionen des Immunsystems. Sie können die entzündliche Hautreaktion bei Neurodermitis abschwächen. Bisher fehlen jedoch Langzeituntersuchungen zu diesen relativ neuen Wirkstoffen, sodass die Risiken noch nicht geklärt sind. Nach Tierversuchen und einigen Berichten zu Krebsfällen im Zusammenhang mit der Anwendung am Menschen stehen sie im Verdacht, krebserregend wirken zu können. Daher sollten Immunsuppressiva nur eingesetzt werden, wenn kortisonhaltige Mittel die Hautausschläge nicht ausreichend eindämmen können oder als Medikamente nicht infrage kommen.

Die Wirkstoffe sind Pimecrolimus (*Douglan, Elidel*) und Tacrolimus (*Protopic*). Tacrolimus wird bei mittelschwerer Neurodermitis eingesetzt, das schwächer wirkende Pimecrolimus bei leichten bis mittelschweren Erkrankungsformen. Beide Wirkstoffe sind rezeptpflichtig.

Anwendung
Sie tragen die Creme zweimal täglich (morgens und abends) für einen Zeitraum von ein bis drei Wochen dünn auf die erkrankten Hautbereiche auf. Innerhalb dieser Zeit sollten die Hautausschläge abklingen oder ganz verschwinden. Ist nach sechs Wochen noch keine Besserung zu erkennen, sollten die Mittel nicht weiter angewendet werden.

Achten Sie darauf, dass die Substanzen nicht mit Schleimhäuten in Kontakt kommen. Nach der Anwendung sollten Sie sich deshalb sorgfältig die Hände waschen.

Achtung!
Während der Anwendung sollten Sie die Haut nicht der Sonne aussetzen und auch nicht ins Solarium gehen, weil unklar ist, ob die Wirkstoffe die Haut empfindlicher für UV-Strahlung machen. Wenn Sie sich an sonnigen Tagen im Freien aufhalten, sollten Sie ein Sonnenschutzmittel mit ausreichend hohem

Lichtschutzfaktor einsetzen. Sie dürfen Sonnencremes und andere Kosmetika aber nicht innerhalb von zwei Stunden vor und nach der Anwendung von Pimecrolimus oder Tacrolimus auftragen.

Unter abgeschlossenen Verbänden dürfen Sie beide Wirkstoffe nicht anwenden, weil die Mittel dann besser in die Haut eindringen und die Gefahr unerwünschter Wirkungen im Organismus steigt.

Gegenanzeigen

Wenn Sie auf eine bestimmte Art von Antibiotika (sogenannte Makrolide, dazu gehört zum Beispiel der Wirkstoff Erythromyzin) allergisch reagieren, dürfen Sie die Mittel nicht anwenden.

Unter folgenden Bedingungen sollte der Arzt Nutzen und Risiken einer Anwendung von Pimecrolimus oder Tacrolimus sorgfältig abwägen:

- Sie haben eine Organtransplantation hinter sich und müssen mit Immunsuppressiva (zum Beispiel Tacrolimus in Tablettenform) behandelt werden, um eine Abstoßungsreaktion zu vermeiden. Dann können die Lymphknoten anschwellen, zum Beispiel aufgrund von Infektionen auf der Haut, in den Atemwegen oder an den Zähnen. Außerdem ist das Risiko, dass sich Lymphdrüsenkrebs (Lymphom) ausbildet, erhöht.
- Ihre Leberfunktion ist beeinträchtigt.
- Ihre Haut ist unnatürlich durchlässig (Netherton-Syndrom).
- Sie neigen zu Herpesinfektionen.

Wechselwirkungen mit Medikamenten

Zu Beginn und bis zu zwei Wochen nach Abschluss der Behandlung sollten Sie sich nicht impfen lassen, weil beide Wirkstoffe die Wirksamkeit des Impfstoffes stark abschwächen oder ganz zunichte machen.

Wechselwirkungen mit Speisen und Getränken

Wenn Sie Alkohol trinken, können sich die unerwünschten Wirkungen von Pimecrolimus und Tacrolimus auf die Haut verstärken.

Unerwünschte Wirkungen

- Bei etwa der Hälfte der Behandelten kann sich die Haut röten oder brennen. Diese Hautreizung ist leicht bis mäßig stark ausgeprägt und klingt meist innerhalb der ersten Behandlungswoche von selbst wieder ab. Wenn sich die Haut nicht nur rötet, sondern der Juckreiz zunimmt und sich zusätzlich Bläschen bilden, vertragen Sie vermutlich den Wirkstoff nicht. Dann sollten Sie einen Arzt aufsuchen.

- Das Risiko für Hautinfektionen, wie beispielsweise Herpes, Akne oder Entzündungen am Haarbalg steigt. Wenn sich wässrige Bläschen oder Pickel bilden, sollten Sie mit dem Arzt besprechen, ob Sie die Behandlung fortsetzen sollen.
- Auch wenn sich die Hautstelle, auf die die Creme aufgetragen wird, taub anfühlt, kribbelt oder schmerzt, sollten Sie dem Arzt davon berichten.

Kinder unter 14 Jahren

Für Kinder ab zwei Jahren gelten die gleichen Dosierungen und Anwendungsempfehlungen wie für Erwachsene.

Die Mittel dürfen zwar bei Kindern ab zwei Jahren eingesetzt werden, allerdings ist nicht bekannt, wie sich die Behandlung auf das noch unreife Immunsystem der Kinder auswirkt.

Schwangerschaft und Stillzeit

Da für die Anwendung in Schwangerschaft und Stillzeit keine ausreichenden Erkenntnisse vorliegen, sollten Sie die Mittel sicherheitshalber nicht anwenden.

Neue Medikamente

Weltweit wird intensiv an der Erforschung und Erprobung neuer Arzneimittel gegen Allergien gearbeitet. Allerdings ist die Wirksamkeit der meisten Substanzen bislang noch nicht eindeutig nachgewiesen.

Seit Ende 2006 ist in Deutschland die sogenannte ALK-Grastablette zur Behandlung des allergischen Schnupfens zugelassen. Das Mittel gilt als Alternative in Tablettenform zu der bislang mit Spritzen durchgeführten Spezifischen Immuntherapie (SIT, Hyposensibilisierung → Seite 70). Aus verschiedenen Studien geht hervor, dass die „Grastabletten" vor allem für Patienten hilfreich sein können, die allergisch auf Gräser reagieren. Für eine Empfehlung des Mittels ist es derzeit jedoch noch zu früh, da sein praktischer Nutzen noch nicht erwiesen ist.

Auch die Wirkung sogenannter Bakterien-Impfungen (Schluckimpfungen mit Lipopolysacchariden – Endotoxin) zur vorbeugenden Behandlung bei allergiegefährdeten Säuglingen lässt sich zum derzeitigen Zeitpunkt noch nicht beurteilen. Eine umfangreiche Studie an der Berliner Charité wird im Jahr 2009 abgeschlossen.

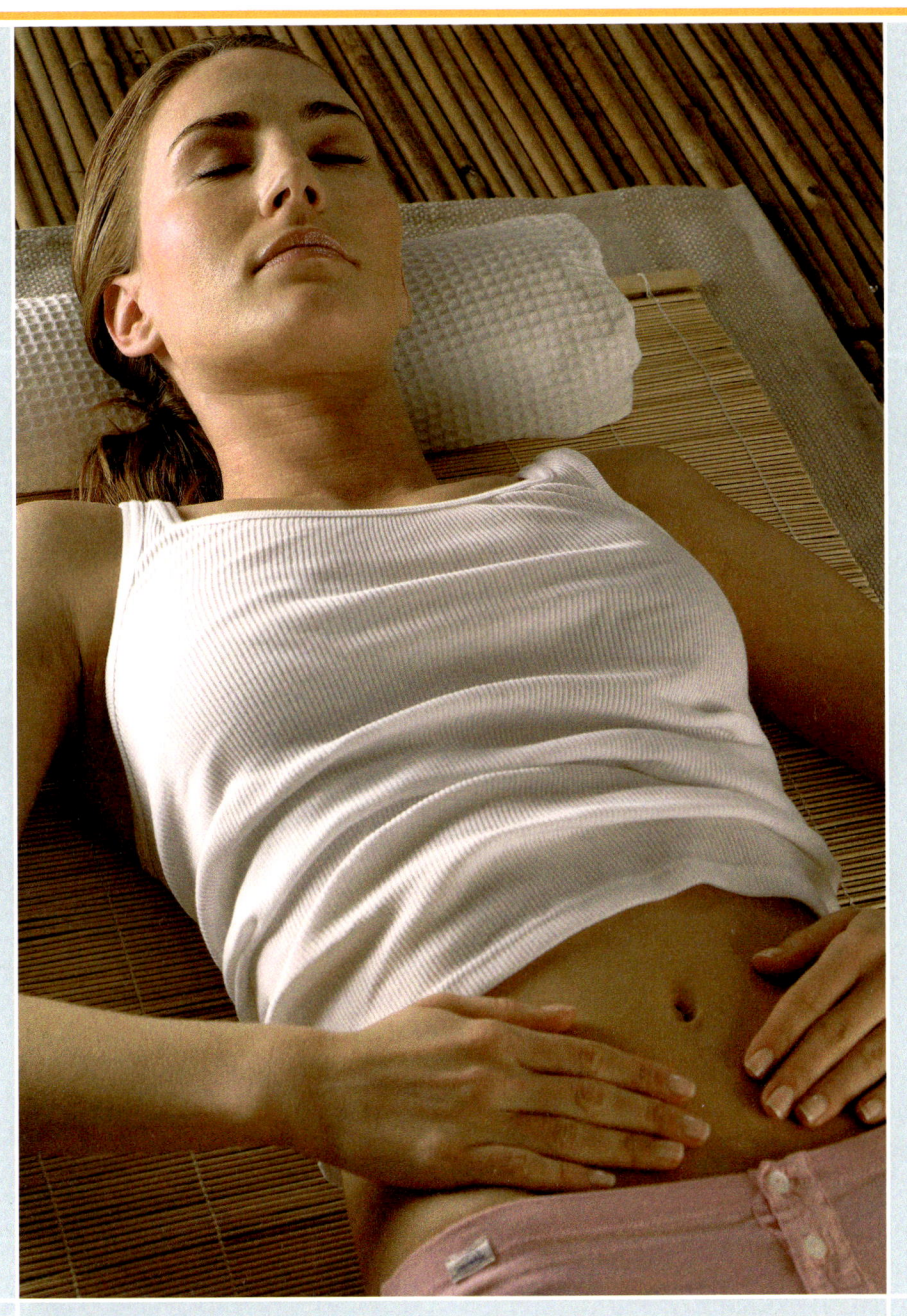

Das Interesse an alternativen Behandlungsmethoden wächst ständig. Nach einer Allensbach-Umfrage möchten fast 80 Prozent der Deutschen im Krankheitsfall mit Naturheilverfahren behandelt werden. Die große Nachfrage nach Therapien jenseits der Schulmedizin beruht vor allem auf der Angst vor den unerwünschten Wirkungen von Arzneimitteln. Auch viele Allergiker fürchten die Risiken dieser Medikamente und suchen deshalb nach nebenwirkungsarmen Behandlungsformen.

Es gibt eine Reihe (diagnostischer und therapeutischer) „Alternativverfahren", die sich angeblich bei Allergien bewährt haben – oder sie sogar heilen sollen. Doch nur die wenigsten dieser Methoden halten, was ihre Befürworter versprechen. In den meisten Fällen ist die therapeutische Wirksamkeit wissenschaftlich nicht (ausreichend) belegt. Alle Methoden zu erörtern, würde den Rahmen dieses Buches sprengen: Sie reichen von Haaranalysen und Irisdiagnostik, Elektroakupunktur, Bachblüten- und Bioresonanztherapie über Eigenurin-, Sauerstoff-, Ozon- und Zelltherapie bis hin zu Geistheilung, Handauflegen, Pendeln und Wünschelruten.

Zu den Verfahren, die bei der Behandlung von Allergien wirksam und wissenschaftlich erprobt sind, zählen neben Atemtherapien (→ Asthma, Seite 93) und UV-Strahlen- sowie Klimatherapie (→ Neurodermitis, Seite 129), Entspannungsmethoden und Psychotherapie.

Es gab auch Untersuchungen, aus denen hervorgeht, dass Akupunktur bei allergischem Schnupfen und bei Asthma hilfreich sein könnte. Doch diese Studien entsprechen nicht den heutigen wissenschaftlichen Standards.

Wenn Sie – je nach Erkrankung – eine dieser Methoden zusätzlich zu den Behandlungen anwenden, die in den vorangegangenen Kapiteln erörtert werden, benötigen Sie möglicherweise weniger Arzneimittel. Diese Verfahren können die empfohlene Therapie eventuell ergänzen, sie aber nicht ersetzen.

Akupunktur

Akupunktur ist Bestandteil der traditionellen chinesischen Medizin (TCM). In Europa kommen die Nadeln überwiegend in der Behandlung von Schmerzen zum Einsatz.

Wenn Sie die Methode ausprobieren möchten, sollten Sie sich ausschließlich von erfahrenen Ärzten, die eine Zusatzausbildung in Akupunktur absolviert haben, behandeln lassen. Bei sachgerechter Anwendung bestehen so gut wie keine Risiken. Die The-

Akupunktur bei Kindern

Kinder empfinden den Schmerzreiz sehr unterschiedlich und viele haben Angst vor Nadeln. Deshalb sollte bei ihnen die schmerzlosere Laserakupunktur angewendet werden oder andere Techniken wie zum Beispiel das Aufkleben von Kügelchen auf die Akupunkturpunkte.

rapie umfasst mehrere Sitzungen. Wie lange sie im Einzelfall dauert, hängt von den individuellen Beschwerden der Patienten ab.

Wer trägt die Kosten?

Nach einer Entscheidung des Gemeinsamen Bundesausschusses aus dem Jahr 2006 dürfen die gesetzlichen Krankenkassen Akupunkturbehandlungen nur bei chronischen Rückenschmerzen und bei Schmerzen der Kniegelenke bezahlen. Denn für diese Anwendungsgebiete ist die Wirksamkeit von Akupunktur erwiesen. Für alle anderen Einsatzgebiete – also auch für allergische Erkrankungen – müssen die Patienten die Kosten selbst tragen, da bislang keine ausreichenden Belege dafür vorliegen, dass Akupunktur bei ihnen hilfreich ist. In der Regel nehmen Akupunkteure zwischen 25 und 45 Euro für eine Sitzung.

Entspannungsmethoden

Entspannungsübungen sind zur Unterstützung der medizinischen Therapie besonders bei Asthma und Neurodermitis empfehlenswert. Das gilt sowohl für Erwachsene als auch für Kinder.

Am besten belegt ist die therapeutische Wirksamkeit bei Asthma. Wissenschaftliche Untersuchungen zeigen, dass sich bei konsequent angewandter Entspannung die Peak-Flow-Messwerte (→ Seite 90) deutlich verbessern. Allerdings stellt sich der Erfolg nicht sofort, sondern meist erst nach einigen Monaten regelmäßiger Übung ein. Regelmäßig bedeutet, dass Sie sich dreimal pro Woche jeweils mindestens 15 Minuten Zeit zum Üben nehmen. Besonders gute Ergebnisse lassen sich mit einer Kombination aus entspannungs- und psychotherapeutischen Maßnahmen (→ Seite 236) erzielen.

Als Entspannungsmethode bei Allergien eignen sich vor allem das Autogene Training, die Progressive Muskelentspannung nach Jacobson und Meditation. Möglicherweise hat auch Hypnose eine unterstützende Wirkung. Mediziner der Universität Basel haben festgestellt, dass sich Heuschnupfensymptome unter einer Hypnosetherapie bessern können. Die Patienten wurden in Selbsthypnose ausgebildet und versetzten sich in ihrer Vorstellung an allergenfreie Orte wie Strände oder Skihänge. Nach zwei Jahren wurde die allergische Reaktion der Studienteilnehmer untersucht. Dabei stellte sich heraus, dass die Beschwerden deutlich zurückgegangen waren.

Entspannungsverfahren sollten Sie immer unter fachlicher Anleitung erlernen und danach regelmäßig anwenden. Viele Ärzte und psychologische Psychotherapeuten bieten sie als verhaltenstherapeutische Maßnahmen im Rahmen einer Einzeltherapie an. Sie können sich aber auch bei Gesundheitszentren, Volkshochschulen oder Ihrer Krankenkasse nach Entspannungskursen erkundigen. Diese sind häufig Bestandteil der Schulungsprogramme für chronisch Kranke (zum Beispiel für Asthma- oder Neurodermitispatienten).

Wer trägt die Kosten?

Die Krankenkassen übernehmen die Kosten, wenn zum Beispiel das Autogene Training, die Progressive Muskelentspannung oder Hypnose in eine ärztliche oder verhaltenstherapeutische Einzelbehandlung eingebettet ist. Häufig erstatten sie aber auch einen Teil der Gebühren, wenn die Versicherten an Entspannungskursen teilnehmen, die von fachlich qualifizierten Kräften (zum Beispiel von Ärzten, Psychologen, Sozialpädagogen oder Krankengymnasten) in eigener Praxis oder in Kursen an Volkshochschulen und anderen Einrichtungen durchgeführt werden.

Psychotherapie

Allergien können seelisch sehr belastend sein und Ängste, Nervosität oder depressive Stimmungen hervorrufen. Umgekehrt wirken sich Angst, Unruhe und Stress negativ auf die Gesundheit von Allergikern aus und lösen besonders bei Asthma- oder Neurodermitispatienten häufig neue Krankheitsschübe aus.

Bei starken Ängsten – zum Beispiel aufgrund von Asthma, Neurodermitis, schweren Nahrungsmittel- oder Insektengiftallergien – kann eine Psychotherapie den Krankheitsverlauf günstig beeinflussen. In der Behandlung geht es nicht vorrangig um die jeweilige Allergie, sondern um emotionale und soziale Konflikte, die die Beschwerden aufrechterhalten oder verstärken. Wie sehr verborgene oder verdrängte Probleme allergische Symptome verschärfen können, zeigen die Fallbeispiele „Der Hamster oder ich!" (→ Seite 53), „Mehr Luft" (→ Seite 82), „Allergisch auf

Mutters Gemüse" (→ Seite 147) und „Ausbrüche auf der Haut"
(→ Seite 119).

Für die Behandlung von Allergien kommen unterschiedliche
Verfahren infrage. Welche spezielle Therapieform sinnvoll ist (zum
Beispiel Verhaltens- oder tiefenpsychologische Therapie, Einzel-,
Paar-, Familien- oder Gruppentherapie), hängt von der individuellen Diagnose ab. Wenn sich beispielsweise Insektenallergiker
aus Furcht vor einem allergischen Schock im Sommer kaum noch
ins Freie oder Nahrungsmittelallergiker nicht mehr in Cafés und
Restaurants wagen, kann eine Einzeltherapie notwendig sein.
Bei Kindern, die an Allergien leiden, haben sich Familientherapien
und bei Hautkranken, die aus Angst vor Ablehnung soziale Kontakte meiden, Gruppentherapien als sehr hilfreich erwiesen.

Eine jahrelange Psychoanalyse ist bei allergischen Erkrankungen
in der Regel nicht erforderlich. Gute Erfolge wurden mit Verhal-
tenstherapien erzielt, die sowohl in Einzel- als auch in Familien-
oder Gruppensitzungen durchgeführt werden.

TIPP

Hilfe bei Stress

Wenn Sie schlecht mit Stress in Beruf und Privatleben umgehen
können, sollten Sie an einem Stressbewältigungstraining teilnehmen. Dabei lernen Sie, Ihre individuellen Stressfaktoren besser zu meistern und durch positive Gegenmaßnahmen aus-
zugleichen. Das kann Krankheitsschüben vorbeugen und Ihnen
mehr Sicherheit und Kompetenz im Umgang mit der Allergie
geben.

Stressbewältigungstrainings werden oft im Rahmen einer Verhaltenstherapie erlernt, aber auch als Gruppenkurse von nie-
dergelassenen Ärzten und Psychologen angeboten. Bei der Kostenübernahme durch die gesetzlichen Krankenkassen gelten
die gleichen Voraussetzungen wie bei Entspannungsverfahren.

Wer trägt die Kosten?

Seit 1999 können sich Mitglieder der gesetzlichen Krankenkas-
sen nicht nur an ärztliche, sondern auch direkt an psychologische
Psychotherapeuten wenden, die eine Kassenzulassung haben.
Die Kassen übernehmen jedoch nur die Kosten für bestimmte The-
rapieverfahren: Psychoanalyse, tiefenpsychologisch fundierte
Psychotherapie und Verhaltenstherapie.

Wenn Sie eine Psychotherapie machen möchten, können Sie zunächst bis zu fünf Probestunden nehmen. In diesen sogenannten probatorischen Sitzungen muss der Psychotherapeut klären, ob eine behandlungsbedürftige Störung (zum Beispiel übermäßige Ängste oder eine Depression) vorliegt. Danach ist eine ärztliche Untersuchung erforderlich. Sobald der Psychotherapeut eine Diagnose gestellt hat und der Bericht des Arztes vorliegt, bewilligt die Krankenkasse (in der Regel) die Therapie. Wie viele Sitzungen sie bezahlt, hängt vom jeweiligen psychotherapeutischen Verfahren ab und davon, ob es sich um eine Einzel- oder eine Gruppentherapie handelt.

Zuzahlungen bei der Psychotherapie

Auch bei einer psychotherapeutischen Behandlung fällt die Praxisgebühr von 10 Euro an. Diese müssen Sie immer an die erste Praxis zahlen, die Sie im Quartal aufsuchen – unabhängig davon, ob es sich dabei um eine ärztliche oder um eine psychologische Praxis handelt.

Psychologische Psychotherapeuten dürfen zwar nicht an weiterbehandelnde Ärzte überweisen, sie können Ihnen aber beim Erstbesuch (genau wie Ärzte) eine Quittung über die gezahlte Praxisgebühr aushändigen. Wenn Sie sich danach in ärztliche Behandlung begeben und diese Quittung vorlegen, brauchen Sie keine Praxisgebühr mehr zu entrichten. Bei einer bereits laufenden Therapie benötigen Sie einmal im Quartal eine Überweisung für die psychotherapeutische Praxis, oder Sie müssen dort die Praxisgebühr bezahlen.

Service

Medikamente für Sie bewertet

Die drei folgenden Tabellen „Allergien allgemein", „Antihistaminika" und „Glukokortikoide (kortisonhaltige Mittel)" bieten Bewertungen von Präparaten zur Vorbeugung und Behandlung von Allergien. Die Auswahl der Medikamente beruht auf dem Onlineangebot der STIFTUNG WARENTEST **www.medikamente-im-test.de** (Stand: Dezember 2006). Abweichend davon wurden dann weitere Mittel aufgenommen, wenn der Expertenkreis dieses Ratgebers dies nachdrücklich empfohlen hat.

Die STIFTUNG WARENTEST hat bei der Bewertung vier Stufen zugrunde gelegt:

Geeignet für die Behandlung des jeweiligen Krankheitsbilds sind Mittel, deren therapeutische Wirksamkeit bei dem betreffenden Anwendungsgebiet ausreichend nachgewiesen ist, die ein positives Nutzen-Risiko-Verhältnis und einen hohen Erprobungsgrad aufweisen.

Auch geeignet sind Mittel, deren therapeutische Wirksamkeit ebenfalls nachgewiesen ist, die aber noch nicht so lange erprobt sind wie die als „geeignet" bewerteten. In diese Kategorie fallen vor allem neue und weniger gut untersuchte Wirkstoffe.

Mit Einschränkung geeignet sind Mittel, die zwar therapeutisch wirksam sind, aber im Vergleich zu Standardtherapeutika ein höheres oder nicht gut einschätzbares Risiko bergen.

Wenig geeignet sind Mittel, deren therapeutische Wirksamkeit nicht ausreichend belegt ist, die nicht ausreichend dosiert sind und/oder deren therapeutische Wirksamkeit im Verhältnis zu den Risiken zu gering ist, sodass die wahrscheinlichen Risiken mehr Gewicht haben als der mögliche Nutzen. Wenig geeignet sind darüber hinaus Mittel mit mehr als einem Wirkstoff, wenn sich die Wirkstoffe nicht sinnvoll ergänzen oder keinen zusätzlichen therapeutischen Nutzen aufweisen.

Die Bewertungen sind Medikamente-im-Test entnommen sowie den Aktualisierungen, die in nächster Zeit in dieses Onlineangebot eingepflegt werden. Unter **www.medikamente-im-test.de** finden Sie auch umfangreichere Ausführungen zur ausgewerteten Literatur und zur Methodik.

Verwendete Abkürzungen

KM	Konservierungsmittel	pS	pro Sprühstoß
pE	pro Einzeldosis	Rp	rezeptpflichtig

Allergien, allgemein

Handelsname	Wirkstoff(e)	Bewertung
AARANE N *Rp* Dosieraerosol	Reproterol-hydro- chlorid 0,5 mg **+ Cromoglizinsäure- Dinatriumsalz** 1 mg pS	**Wenig geeignet** bei Asthma, weil Reproterol nur bedarfs- weise, Cromoglizinsäure aber dauerhaft angewendet werden soll. Außerdem ist Cromoglizinsäure bei Erwach- senen mit Asthma nur eingeschränkt nützlich. Nicht sinnvolle Kombination.

Aerobin
  mite   200 mg   *Rp*
  normo 300 mg   *Rp*
  forte   400 mg   *Rp*
Retardkapseln
	Theophyllin
	200 mg
	300 mg
	400 mg
		Mit Einschränkung geeignet bei mittelschwerem bis
		schwerem Asthma zur Dauerbehandlung in Kombination
		mit Glukokortikoiden zum Inhalieren, wenn Glukokor-
		tikoide zum Inhalieren gemeinsam mit langwirkenden
		Beta-2-Sympathomimetika nicht ausreichend wirksam
		waren. Theophyllin ist schlechter verträglich.

Aerodur Turbohaler *Rp* Pulver zur Inhalation	Terbutalinsulfat 0,5 mg pS	**Geeignet** bei Asthma zur bedarfsweisen Inhalation.

aeromax
  Diskus *Rp*
Pulver zur Inhalation
  Dosier-Aerosol
  FCKW-frei *Rp*
Dosieraerosol
	Salmeterol
	0,05 mg pE
	
	0,025 mg pS
		Geeignet bei mittelschwerem Asthma zur Dauerbehand-
		lung nur in Kombination mit Glukokortikoiden zum Inha-
		lieren, wenn diese nicht ausreichend wirksam waren.
		Die Langzeitverträglichkeit von Salmeterol lässt sich noch
		nicht abschließend bewerten. Nicht anzuwenden beim
		akuten Asthmaanfall.

Afonilum
  Bio-R *Rp*
  retard mite *Rp*
  retard *Rp*
  retard forte *Rp*
Retardkapseln
	Theophyllin
	250 mg / 375 mg
	125 mg
	250 mg
	375 mg
		Mit Einschränkung geeignet bei mittelschwerem bis
		schwerem Asthma zur Dauerbehandlung in Kombination
		mit Glukokortikoiden zum Inhalieren, wenn Glukokor-
		tikoide zum Inhalieren gemeinsam mit langwirkenden
		Beta-2-Sympathomimetika nicht ausreichend wirksam
		waren. Theophyllin ist schlechter verträglich.

ALK-depot
  SQ 200
  Gräsermischung
  und Roggen F1 *Rp*
 	
  SQ 200
  Gräsermischung
  und Roggen AF *Rp*
	Allergenextrakt aus
	Knäuelgraspollen
	+ Raygraspollen
	+ Roggenpollen
	+ Wiesenhaferpollen
	**+ Wiesenlieschgraspol-
	len + Wiesenrispengras-
	pollen + Wiesenschlin-
	gelpollen** 500 000 SQ-E
	
	(4 verschiedene
	Konzentrationen)
		Mit Einschränkung geeignet bei allergischen Erkran-
		kungen mit den jeweiligen Extrakten, wenn die Behand-
		lung mit Standardmedikamenten nicht ausreichend ist.
		Die Hyposensibilisierung birgt das Risiko schwerwie-
		gender allergischer Nebenwirkungen, wie z. B. das des
		allergischen Schocks.

SQ 197 **Frühblüher- mischung F1** *Rp* Injektionssuspension	Allergenextrakt aus Birkenpollen **+ Erlenpollen** **+ Haselpollen** 500 000 SQ-E	**Mit Einschränkung geeignet** bei allergischen Erkrankungen mit den jeweiligen Extrakten, wenn die Behandlung mit Standardmedikamenten nicht ausreichend ist. Die Hypo- sensibilisierung birgt das Risiko schwerwiegender allergi- scher Nebenwirkungen, wie z. B. das des allergischen Schocks.

Handelsname	Wirkstoff(e)	Bewertung
ALK-depot SQ 197 Frühblüher-mischung AF *Rp* Injektionssuspension	(4 verschiedene Konzentrationen)	**Mit Einschränkung geeignet** bei allergischen Erkrankungen mit den jeweiligen Extrakten, wenn die Behandlung mit Standardmedikamenten nicht ausreichend ist. Die Hypo-sensibilisierung birgt das Risiko schwerwiegender allergi-scher Nebenwirkungen, wie z. B. das des allergischen Schocks.
Allergo-COMOD Augentropfen	**Cromoglizinsäure-Dinatriumsalz** 20 mg (ohne KM)	**Geeignet** zur Vorbeugung von allergischer Bindehaut-entzündung.
Allergospasmin N *Rp* Dosieraerosol	**Reproterol-hydro-chlorid** 0,5 mg **+ Cromoglizinsäure-Dinatriumsalz** 1 mg pS	**Wenig geeignet** bei Asthma, weil Reproterol nur be-darfsweise, Cromoglizinsäure aber dauerhaft angewen-det werden soll. Außerdem ist Cromoglizinsäure bei Erwachsenen mit Asthma nur eingeschränkt nützlich. Nicht sinnvolle Kombination.
Allergopos N Augentropfen	**Tetryzolin-hydro-chlorid** 0,5 mg **+ Antazolinphosphat** 0,15 mg (KM: Chlor-hexidinglukonat)	**Wenig geeignet** bei allergischer Bindehautentzündung. Die therapeutische Wirksamkeit der fixen Kombination ist nicht ausreichend nachgewiesen. Die Daueranwen-dung von gefäßverengenden Substanzen ist nicht sinn-voll. Das Präparat enthält Konservierungsmittel.
Alomide SE Einzeldosispipetten	**Lodoxamid** 1 mg pro 1 ml (ohne KM)	**Geeignet** zur Vorbeugung von allergischer Bindehaut-entzündung.
Alomide Augentropfen	1 mg (KM: Benzal-koniumchlorid)	**Auch geeignet** zur Vorbeugung von allergischer Binde-hautentzündung. Mittel ohne Konservierungsstoffe sind vorzuziehen.
Aminophyllin 125 *Rp* Tabletten	**Aminophyllin** 125 mg	**Wenig geeignet** bei Asthma. Aminophyllin besteht aus Ethylendiamin und Theophyllin. Ethylendiamin trägt zur Wirksamkeit nichts bei, kann aber unerwünschte Wirkungen hervorrufen.
Anaesthesin N Puder Creme 10 % Salbe 5 % Salbe 10 % Salbe 20 %	**Benzokain** 60 mg 100 mg (KM: Parabene) 50 mg 100 mg 200 mg	**Wenig geeignet** gegen Juckreiz bei Ekzemen und Neuro-dermitis, weil der Wirkstoff selbst allergisierend wirkt.
Anaesthesulf Lotion	**Polidocanol** 80 mg	**Geeignet** gegen Juckreiz bei Ekzemen und Neurodermitis.
Apsomol N *Rp* Dosieraerosol	**Salbutamol** 0,1 mg pS	**Geeignet** bei Asthma zur bedarfsweisen Inhalation.

Handelsname	Wirkstoff(e)	Bewertung
atmadisk mite Dosier-Aerosol FCKW-frei 25 µg/50 µg Druckgasinhalation, Suspension *Rp*	**Salmeterolxinafoat** 0,025 mg **+ Fluticason-17- propionat** 0,05 mg pS	**Geeignet** bei Asthma, wenn nach der Ersteinstellung mit den Einzelsubstanzen eine Dauerbehandlung mit einem Glukokortikoid und einem langwirkenden Beta-2-Sympathomimetikum zum Inhalieren nötig ist und die Dosierung des Kombinationsmittels den Anforderungen entspricht. Die Langzeitverträglichkeit von Salmeterol lässt sich noch nicht abschließend bewerten.
Dosier-Aerosol FCKW-frei 25 µg/125 µg Druckgasinhalation, Suspension *Rp*	0,025 mg + 0,125 mg pS	
forte Dosier-Aerosol FCKW-frei 25 µg /250 µg Druckgasinhalation, Suspension *Rp* Dosieraerosol	0,025 mg + 0,25 mg pS	

mite 50 µg/100 µg Diskus *Rp*
   50 µg/250 µg Diskus *Rp*
   forte 50 µg/500 µg Diskus *Rp*
Pulver zur Inhalation
	0,05 mg + 0,1 mg pE
	0,05 mg + 0,25 mg pE
	0,05 mg + 0,5 mg pE	

Atrovent 250 µg /2 ml Fertiginhalat *Rp*	**Ipratropiumbromid** 0,25 mg pro 2 ml	**Mit Einschränkung geeignet** bei leichtem Asthma zur bedarfsweisen Inhalation, wenn der Einsatz von Beta-2-Sympathomimetika nicht möglich ist. Das Mittel wirkt langsamer und schwächer als Beta-2-Sympathomimetika. **Mit Einschränkung geeignet** bei akuter Verschlimmerung des Asthmas zur zusätzlichen bedarfsweisen Inhalation, wenn die Anwendung von einem Beta-2-Sympathomimetikum allein nicht ausreichend war.
500 µg/2 ml Fertiginhalat *Rp* Inhalationslösung	0,5 mg pro 2 ml	
Inhaletten *Rp* Inhalationskapseln	0,2 mg	
Inhaletten mit Inhalator *Rp* Inhalationskapseln + Inhalator	0,2 mg	
LS *Rp* Inhalationslösung	0,025 mg pS	
N Dosier-Aerosol *Rp*	0,02 mg pS	
Balneum Hermal Bad	**Sojabohnenöl** 847,5 mg	**Geeignet** zur Pflege der trockenen Haut bei Ekzemen und Neurodermitis.
Balneum Hermal F Bad	**Erdnussöl** 464,5 mg **+ dünnflüssiges Paraffin** 470 mg	**Geeignet** zur Pflege der trockenen Haut bei Ekzemen und Neurodermitis.
Balneum Hermal Plus Bad	**Sojabohnenöl** 829,5 mg **+ Polidocanol** 150 mg	**Mit Einschränkung geeignet** zur Pflege der trockenen Haut bei Ekzemen und Neurodermitis, weil der Zusatz von Polidocanol die therapeutische Wirksamkeit gegenüber einem Ölbad alleine nicht sicher verbessert.

Handelsname	Wirkstoff(e)	Bewertung
Bambec *Rp* Tabletten	**Bambuterol-hydro-** **chlorid** 10 mg	**Wenig geeignet** bei Asthma zur Dauerbehandlung. Die Einnahme von Beta-2-Sympathomimetika wird aufgrund eines erhöhten Risikos für unerwünschte Wirkungen am Herzen im Vergleich zur Inhalation in der Regel als wenig zweckmäßig angesehen. Allenfalls anwendbar bei Patienten, die nicht inhalieren können.
Basodexan **Fettcreme** **Salbe** **Softcreme**	**Harnstoff** 100 mg 100 mg 100 mg	**Geeignet** zur Pflege der trockenen Haut bei Ekzemen und Neurodermitis.
Berberil N Augentropfen	**Tetryzolin-hydro-** **chlorid** 0,5 mg (KM: Benzalkoniumchlorid)	**Mit Einschränkung geeignet** bei allergischer Bindehautentzündung. Bei Anwendung über längere Zeit kann sich die Bindehaut erneut röten. Das Präparat enthält Konservierungsmittel.
Berberil N EDO Einzeldosispipetten	0,5 mg pro 1 ml (ohne KM)	**Mit Einschränkung geeignet** bei allergischer Bindehautentzündung. Bei Anwendung über längere Zeit kann sich die Bindehaut erneut röten.
Berodual **Inhaletten** *Rp* Inhalationskapseln **Inhaletten** **+ Inhalator M** *Rp* Inhalationskapseln + Inhalator **LS** *Rp* Inhalationslösung **N Dosier-Aerosol** *Rp* **Respimat** *Rp* Inhalationslösung	**Fenoterol-hydrobro-** **mid** 0,1 mg + **Ipratro-** **piumbromid** 0,04 mg 0,1 mg + 0,04 mg 0,05 mg + 0,025 mg pS 0,05 mg + 0,02 mg pS 0,05 mg + 0,02 mg pS	**Mit Einschränkung geeignet** bei Asthma zur bedarfsweisen Inhalation, wenn die Anwendung von Beta-2-Sympathomimetika allein nicht ausreichend war und die Dosierung der Einzelkomponenten den persönlichen Anforderungen entspricht. Durch die fixe Kombination kann sich die Gefahr unerwünschter Wirkungen am Herzen erhöhen, wenn die für einen zusätzlichen Nutzen erforderliche hohe Dosierung des Anticholinergikums Ipratropiumbromid erreicht werden soll. Die individuelle Dosierung der einzelnen Wirkstoffe ist vorzuziehen. **Wenig geeignet** bei Asthma zur Dauerbehandlung. Es besteht kein Vorteil gegenüber der bedarfsweisen Anwendung, stattdessen steigen die Risiken unerwünschter Wirkungen bei Dauereinsatz.
Berotec N 100 µg **Dosier-Aerosol** *Rp*	**Fenoterol-hydro-** **bromid** 0,1 mg pS	**Geeignet** bei Asthma zur bedarfsweisen Inhalation.
Bricanyl-Duriles *Rp* Retardtabletten	**Terbutalinsulfat** 7,5 mg	**Wenig geeignet** bei Asthma zur Dauerbehandlung. Die Einnahme von Beta-2-Sympathomimetika wird aufgrund eines erhöhten Risikos für unerwünschte Wirkungen am Herzen im Vergleich zur Inhalation in der Regel als wenig zweckmäßig angesehen. Allenfalls anwendbar bei Patienten, die nicht inhalieren können.

Handelsname	Wirkstoff (e)	Bewertung
Bronchoretard 100 junior *Rp* 200 mite *Rp* 350 *Rp* 500 forte *Rp* Tag 200/ Nacht 350 *Rp* Retardkapseln	Theophyllin 100 mg 200 mg 350 mg 500 mg 200 mg / 350 mg	**Mit Einschränkung geeignet** bei mittelschwerem bis schwerem Asthma zur Dauerbehandlung in Kombination mit Glukokortikoiden zum Inhalieren, wenn Glukokortikoide zum Inhalieren gemeinsam mit langwirkenden Beta-2-Sympathomimetika nicht ausreichend wirksam waren. Theophyllin ist schlechter verträglich.
Bronchospray Autohaler *Rp* novo *Rp* Dosieraerosol	Salbutamol 0,1 mg pS 0,1 mg pS	**Geeignet** bei Asthma zur bedarfsweisen Inhalation.
Bufexamac-ratiopharm Creme **Bufexamac-ratiopharm** Salbe	Bufexamac 50 mg (KM: Parabene) 50 mg (ohne KM)	**Wenig geeignet** bei Ekzemen und Neurodermitis, weil der Wirkstoff allergisierend wirkt.
Cefabene Filmtabletten Salbe Tropfen	Auszug aus Bittersüßstengel 200 mg 100 mg 700 mg enthält 26 % Alkohol	**Wenig geeignet** bei Ekzem, weil die therapeutische Wirksamkeit nicht ausreichend nachgewiesen ist. Sinnvoll allenfalls als unterstützende Maßnahme.
Cromo-CT Augentropfen Einzeldosis Einzeldosispipetten	Cromoglizinsäure-Dinatriumsalz 10 mg pro 0,5 ml (ohne KM)	**Geeignet** zur Vorbeugung von allergischer Bindehautentzündung.
Cromo-CT Augentropfen	20 mg (KM: Benzalkoniumchlorid)	**Auch geeignet** zur Vorbeugung von allergischer Bindehautentzündung. Mittel ohne Konservierungsstoffe sind vorzuziehen.
Cromo-CT Inhalationslösung	20 mg	**Geeignet** allenfalls als Therapieversuch zur Vorbeugung von leichtem allergischem Asthma bei Kindern. Zur Vorbeugung von allergischem Asthma bei Erwachsenen nur unzureichend wirksam. Bei ihnen sind andere Mittel vorzuziehen.
Cromo-CT Nasenspray	20 mg (ohne KM)	**Geeignet** bei allergischem Schnupfen zur Vorbeugung.
Cromo-CT Nasenspray + Cromo-CT Augentropfen	20 mg (ohne KM) und 20 mg (KM: Benzalkoniumchlorid)	**Geeignet** bei allergischem Schnupfen zur Vorbeugung. **Auch geeignet** bei allergischer Bindehautentzündung zur Vorbeugung. Konservierungsmittelfreie Produkte sind vorzuziehen.

Handelsname	Wirkstoff(e)	Bewertung
Cromoglicin Heumann Dosieraerosol	Cromoglizinsäure-Dinatriumsalz 1 mg pS	**Geeignet** allenfalls als Therapieversuch zur Vorbeugung von leichtem allergischem Asthma bei Kindern. Zur Vorbeugung von allergischem Asthma bei Erwachsenen nur unzureichend wirksam. Bei ihnen sind andere Mittel vorzuziehen.
Cromoglicin Heumann Augentropfen	20 mg (KM: Benzalkoniumchlorid)	**Auch geeignet** zur Vorbeugung von allergischer Bindehautentzündung. Mittel ohne Konservierungsstoffe sind vorzuziehen.
Cromoglicin Heumann Augentropfen/Cromoglicin Heumann Nasenspray Kombipackung	20 mg (KM: Benzalkoniumchlorid) und 20 mg (KM: Benzalkoniumchlorid)	**Auch geeignet** zur Vorbeugung von allergischer Bindehautentzündung und allergischem Schnupfen. Mittel ohne Konservierungsstoffe sind vorzuziehen.
Cromoglicin Heumann Nasenspray	20 mg (KM: Benzalkoniumchlorid)	**Auch geeignet** zur Vorbeugung von allergischem Schnupfen. Mittel ohne Konservierungsstoffe sind vorzuziehen.
Cromohexal N Dosieraerosol	Cromoglizinsäure-Dinatriumsalz 1 mg pE	**Geeignet** allenfalls als Therapieversuch zur Vorbeugung von leichtem allergischem Asthma bei Kindern. Zur Vorbeugung von allergischem Asthma bei Erwachsenen nur unzureichend wirksam. Bei ihnen sind andere Mittel vorzuziehen.
Cromohexal Augentropfen UD Einzeldosispipetten	20 mg pro 1 ml (ohne KM)	**Geeignet** zur Vorbeugung von allergischer Bindehautentzündung.
Cromohexal Inhalationslösung	20 mg	**Geeignet** allenfalls als Therapieversuch zur Vorbeugung von leichtem allergischem Asthma bei Kindern. Zur Vorbeugung von allergischem Asthma bei Erwachsenen nur unzureichend wirksam. Bei ihnen sind andere Mittel vorzuziehen.
Cromohexal sanft Nasenspray	20 mg (ohne KM)	**Geeignet** zur Vorbeugung von allergischem Schnupfen.
Cromohexal Augentropfen	20 mg (KM: Benzalkoniumchlorid)	**Auch geeignet** zur Vorbeugung von allergischer Bindehautentzündung. Mittel ohne Konservierungsstoffe sind vorzuziehen.
Cromohexal Kombi Augentropfen und Nasenspray	20 mg (KM: Benzalkoniumchlorid) und 20 mg (ohne KM)	**Auch geeignet** zur Vorbeugung von allergischer Bindehautentzündung. Mittel ohne Konservierungsstoffe sind vorzuziehen. **Geeignet** zur Vorbeugung von allergischem Schnupfen.
Cromolind Inhalationskapseln **Inhalationslösung**	Cromoglizinsäure-Dinatriumsalz 20 mg 20 mg	**Geeignet** allenfalls als Therapieversuch zur Vorbeugung von leichtem allergischem Asthma bei Kindern. Zur Vorbeugung von allergischem Asthma bei Erwachsenen nur unzureichend wirksam. Bei ihnen sind andere Mittel vorzuziehen.
Crom-Ophtal sine Einzeldosispipetten	Cromoglizinsäure-Dinatriumsalz 20 mg pro 1 ml (ohne KM)	**Geeignet** zur Vorbeugung von allergischer Bindehautentzündung.

Handelsname	Wirkstoff(e)	Bewertung
Crom-Ophtal Augentropfen	20 mg (KM: Benzal-koniumchlorid)	**Auch geeignet** zur Vorbeugung von allergischer Binde-hautentzündung. Mittel ohne Konservierungsstoffe sind vorzuziehen.
Crom-Ophtal Kombipackung Augentropfen und Nasenspray	20 mg (KM: Benzalko-niumchlorid) und 20 mg (KM: Benzalkonium-chlorid)	**Auch geeignet** zur Vorbeugung von allergischer Binde-hautentzündung und allergischem Schnupfen. Mittel ohne Konservierungsstoffe sind vorzuziehen.
Crom-Ophtal Nasenspray	20 mg (ohne KM)	**Geeignet** zur Vorbeugung von allergischem Schnupfen.
Cromopp Inhalationslösung	**Cromoglizinsäure-Dinatriumsalz** 20 mg pro 2 ml	**Geeignet** allenfalls als Therapieversuch zur Vorbeugung von leichtem allergischem Asthma bei Kindern. Zur Vorbeu-gung von allergischem Asthma bei Erwachsenen nur unzu-reichend wirksam. Bei ihnen sind andere Mittel vorzuziehen.
Cromo-ratiopharm Augentropfen Einzeldosis Einzeldosispipetten	**Cromoglizinsäure-Dinatriumsalz** 20 mg pro 1 ml (ohne KM)	**Geeignet** zur Vorbeugung von allergischer Bindehaut-entzündung.
Cromo-ratiopharm Inhalationslösung	20 mg	**Geeignet** allenfalls als Therapieversuch zur Vorbeugung von leichtem allergischem Asthma bei Kindern. Zur Vorbeu-gung von allergischem Asthma bei Erwachsenen nur unzu-reichend wirksam. Bei ihnen sind andere Mittel vorzuziehen.
Cromo-ratiopharm Nasenspray	20 mg (ohne KM)	**Geeignet** zur Vorbeugung von allergischem Schnupfen.
Cromo-ratiopharm Augentropfen	20 mg (KM: Benzal-koniumchlorid)	**Auch geeignet** zur Vorbeugung von allergischer Binde-hautentzündung. Mittel ohne Konservierungsstoffe sind vorzuziehen.
Cromo-ratiopharm Kombipackung Augentropfen und Nasenspray	20 mg (KM: Benzal-koniumchlorid) und 20 mg (ohne KM)	**Auch geeignet** zur Vorbeugung von allergischer Binde-hautentzündung. Mittel ohne Konservierungsstoffe sind vorzuziehen. **Geeignet** zur Vorbeugung von aller-gischem Schnupfen.
Delagil **Crème** **Pulver** Pulverbeutel	**Synthetischer Gerbstoff** 4 mg (KM: Parabene) 400 mg	**Geeignet** bei leichten Hautentzündungen und juckenden Hauterkrankungen.
DNCG Mundipharma Inhalationslösung	**Cromoglizinsäure-Dinatriumsalz** 20 mg	**Geeignet** allenfalls als Therapieversuch zur Vorbeugung von leichtem allergischem Asthma bei Kindern. Zur Vorbeugung von allergischem Asthma bei Erwachsenen nur unzurei-chend wirksam. Bei ihnen sind andere Mittel vorzuziehen.
DNCG PPS Inhalationslösung	**Cromoglizinsäure-Dinatriumsalz** 20 mg	**Geeignet** allenfalls als Therapieversuch zur Vorbeugung von leichtem allergischem Asthma bei Kindern. Zur Vorbeugung von allergischem Asthma bei Erwachsenen nur unzurei-chend wirksam. Bei ihnen sind andere Mittel vorzuziehen.

Handelsname	Wirkstoff(e)	Bewertung
DNCG Stada Dosieraerosol **Inhalat**	Cromoglizinsäure-**Dinatriumsalz** 1 mg pE 20 mg	**Geeignet** allenfalls als Therapieversuch zur Vorbeugung von leichtem allergischem Asthma bei Kindern. Zur Vorbeugung von allergischem Asthma bei Erwachsenen nur unzureichend wirksam. Bei ihnen sind andere Mittel vorzuziehen.
DNCG Stada Augentropfen	20 mg (KM: Benzalkoniumchlorid)	**Auch geeignet** zur Vorbeugung von allergischer Bindehautentzündung. Mittel ohne Konservierungsstoffe sind vorzuziehen.
DNCG Stada Nasenspray	2,8 mg pS (KM: Benzalkoniumchlorid)	**Auch geeignet** zur Vorbeugung von allergischem Schnupfen. Mittel ohne Konservierungsstoffe sind vorzuziehen.
DNCG Trom Dosieraerosol Lösung zum Inhalieren	Cromoglizinsäure-**Dinatriumsalz** 1 mg pE 1 mg pE	**Geeignet** allenfalls als Therapieversuch zur Vorbeugung von leichtem allergischem Asthma bei Kindern. Zur Vorbeugung von allergischem Asthma bei Erwachsenen nur unzureichend wirksam. Bei ihnen sind andere Mittel vorzuziehen.
Douglan 1 % Creme *Rp*	Pimecrolimus 10 mg	**Mit Einschränkung geeignet** bei leichter bis mittelschwerer Neurodermitis. Das Mittel soll nicht über längere Zeit angewendet werden, weil ein mögliches Krebsrisiko nach langer Anwendung noch nicht endgültig ausgeschlossen werden kann. Anwendbar, wenn geeignete äußerlich anzuwendende Mittel nicht ausreichend wirken oder diese nicht vertragen werden.
duradermal Crème Fettsalbe Lotio Salbe	Bufexamac 50 mg 50 mg 50 mg 50 mg	**Wenig geeignet** bei Ekzemen und Neurodermitis, weil der Wirkstoff allergisierend wirkt.
Elacutan Crème Salbe	Harnstoff 100 mg 100 mg	**Geeignet** zur Pflege der trockenen Haut bei Ekzemen und Neurodermitis.
Elidel 1 % Creme *Rp*	Pimecrolimus 10 mg	**Mit Einschränkung geeignet** bei leichter bis mittelschwerer Neurodermitis. Das Mittel soll nicht über längere Zeit angewendet werden, weil ein mögliches Krebsrisiko nach langer Anwendung noch nicht endgültig ausgeschlossen werden kann. Anwendbar, wenn geeignete äußerlich anzuwendende Mittel nicht ausreichend wirken oder diese nicht vertragen werden.
Epaq Dosieraerosol *Rp*	Salbutamol 0,1 mg pE	**Geeignet** bei Asthma zur bedarfsweisen Inhalation.
Epogam **Epogam 1 000** Kapseln	Nachtkerzensamenöl 466–536 mg (entsprechend 40 mg Gamolensäure) 932–1 073 mg (entsprechend 80 mg Gamolensäure)	**Wenig geeignet** bei Juckreiz und Ekzem, weil die therapeutische Wirksamkeit nicht ausreichend nachgewiesen ist. Allenfalls zur symptomatischen Linderung, wenn geeignete Mittel nicht angewendet werden können oder nicht ausreichen.

Handelsname	Wirkstoff(e)	Bewertung
Euphylong 125 *Rp* 200 *Rp* 250 *Rp* 300 *Rp* 375 *Rp* 500 *Rp* Retardkapseln	Theophyllin 125 mg 200 mg 250 mg 300 mg 375 mg 500 mg	**Mit Einschränkung geeignet** bei mittelschwerem bis schwerem Asthma zur Dauerbehandlung in Kombination mit Glukokortikoiden zum Inhalieren, wenn Glukokortiko-ide zum Inhalieren gemeinsam mit langwirkenden Beta-2-Sympathomimetika nicht ausreichend wirksam waren. Theophyllin ist schlechter verträglich.
Euphylong Quick 200 *Rp* Brausetabletten	200 mg	**Mit Einschränkung geeignet** beim Asthmaanfall, wenn kurzwirksame Beta-2-Sympathomimetika zum Inhalieren nicht ausreichend wirksam sind.
FASTJEKT *Rp* Injektionslösung	Epinephrin 0,3 mg	**Geeignet** zur Notfallbehandlung bei akuten allergischen Reaktionen, um den Kreislauf zu stabilisieren.
Flui-DNCG **Fertiginhalat** Inhalationslösung **Inhalationskapseln**	Cromoglizinsäure-Dinatriumsalz 20 mg 20 mg	**Geeignet** allenfalls als Therapieversuch zur Vorbeugung von leichtem allergischem Asthma bei Kindern. Zur Vorbeu-gung von allergischem Asthma bei Erwachsenen nur unzu-reichend wirksam. Bei ihnen sind andere Mittel vorzuziehen.
Foradil P *Rp* Kapseln zum Inhalieren + Inhalator **Foradil Spray FCKW-frei 12 μg** *Rp* Dosieraerosol	Formoterolfumarat 0,012 mg 0,012 mg pS	**Geeignet** bei mittelschwerem Asthma zur Dauerbehand-lung nur in Kombination mit Glukokortikoiden zum Inha-lieren, wenn diese nicht ausreichend wirksam waren. Die Langzeitverträglichkeit von Formoterol lässt sich noch nicht abschließend bewerten.
HEWEKZEM novo Heilsalbe N	Kamillenöl 10 mg	**Wenig geeignet** bei Ekzemen, weil die therapeutische Wirk-samkeit der Kamille nicht ausreichend nachgewiesen ist. Allenfalls als unterstützende Maßnahme zur Hautpflege.
INTAL Inhalationskapseln **N Aerosol** Dosieraerosol **Inhalationslösung 1 %** Inhalationslösung **Spinhaler** Zur Inhalation von Intal-Kapseln	Cromoglizinsäure-Dinatriumsalz 20 mg 1 mg pE 20 mg pro 2 ml 20 mg	**Geeignet** allenfalls als Therapieversuch zur Vorbeugung von leichtem allergischem Asthma bei Kindern. Zur Vorbeu-gung von allergischem Asthma bei Erwachsenen nur unzu-reichend wirksam. Bei ihnen sind andere Mittel vorzuziehen.
Irtan Nasenspray	Nedocromil-Dinatrium 1,3 mg pS (KM: Benzal-koniumchlorid)	**Auch geeignet** zur Vorbeugung von allergischem Schnupfen. Mittel ohne Konservierungsstoffe sind vorzuziehen.

Handelsname	Wirkstoff(e)	Bewertung
Jomax Crème oder **Salbe**	**Bufexamac** 50 mg	**Wenig geeignet** bei Ekzemen und Neurodermitis, weil der Wirkstoff allergisierend wirkt.
Labocane Salbe	**Benzokain** 100 mg	**Wenig geeignet** bei Juckreiz, weil der Wirkstoff selbst leicht Allergien auslösen kann.
Linola Crème **Linola-Fett** Creme	**Ungesättigte Fettsäuren** 5 mg (KM: Parabene) **Ungesättigte Fettsäuren** 8,15 mg	**Geeignet** zur Pflege der trockenen Haut bei Ekzemen und Neurodermitis.
Linola Fett N Ölbad	**Isopropylmyristat-Derivat** 440 mg + **Macrogollaurylether** 60 mg + **dickflüssiges Paraffin** 480 mg + **Poly(oxypropylen)-Derivat** 10 mg	**Geeignet** zur Pflege der trockenen Haut bei Ekzemen und Neurodermitis.
Linola Urea Creme	**Harnstoff** 120 mg	**Geeignet** zur Pflege der trockenen Haut bei Ekzemen und Neurodermitis.
Loftan **4 mg** *Rp* **8 mg** *Rp* Retardtabletten	**Salbutamol** 4 mg 8 mg	**Wenig geeignet** bei Asthma zur Dauerbehandlung. Die Einnahme von Beta-2-Sympathomimetika wird aufgrund eines erhöhten Risikos für unerwünschte Wirkungen am Herzen im Vergleich zur Inhalation in der Regel als wenig zweckmäßig angesehen. Allenfalls anwendbar bei Patienten, die nicht inhalieren können.
Nubral **Crème** **Salbe**	**Harnstoff** 100 mg (KM: Parabene) 100 mg	**Geeignet** zur Pflege der trockenen Haut bei Ekzemen und Neurodermitis.
Ophtalmin-N Augentropfen	**Tetryzolin-hydrochlorid** 0,5 mg (KM: Benzalko-niumchlorid)	**Mit Einschränkung geeignet** bei allergischer Bindehautentzündung. Bei Anwendung über längere Zeit kann sich die Bindehaut erneut röten. Das Präparat enthält KM.
Ophtalmin-N sine Einzeldosispipetten	0,5 mg pro 1 ml (ohne KM)	**Mit Einschränkung geeignet** bei allergischer Bindehautentzündung. Bei Anwendung über längere Zeit kann sich die Bindehaut erneut röten.
Optiderm Crème	**Harnstoff** 50 mg + **Polidocanol** 30 mg	**Geeignet** bei Ekzemen und Neurodermitis, um den Juckreiz zu stillen und die Haut zu pflegen.
Oxis Turbohaler **6 µg** *Rp* **12 µg** *Rp* Pulver zur Inhalation	**Formoterolfumarat** 0,006 mg pE 0,012 mg pE	**Geeignet** bei mittelschwerem Asthma zur Dauerbehandlung nur in Kombination mit Glukokortikoiden zum Inhalieren, wenn diese nicht ausreichend wirksam waren. Die Langzeitverträglichkeit von Formoterol lässt sich noch nicht abschließend bewerten.

Handelsname	Wirkstoff (e)	Bewertung
Pädiacrom Inhalationslösung	Cromoglizinsäure-Dinatriumsalz 20 mg pro 2 ml	**Geeignet** allenfalls als Therapieversuch zur Vorbeugung von leichtem allergischem Asthma bei Kindern. Zur Vorbeugung von allergischem Asthma bei Erwachsenen nur unzureichend wirksam. Bei ihnen sind andere Mittel vorzuziehen.
Paediamol *Rp* Ampullen **Paediamol** *Rp* Inhalationslösung	Salbutamol 1,25 mg pro 2,5 ml 5 mg (KM: Parabene)	**Geeignet** bei Asthma zur bedarfsweisen Inhalation.
Parfenac **Crème** **Fettsalbe** **Milch** **Salbe**	Bufexamac 50 mg 50 mg 50 mg 50 mg	**Wenig geeignet** bei Ekzemen und Neurodermitis, weil der Wirkstoff allergisierend wirkt.
Proculin Augentropfen	Naphazolin-hydrochlorid 0,3 mg (KM: Benzalkoniumchlorid)	**Mit Einschränkung geeignet** bei allergischer Bindehautentzündung. Bei Anwendung über längere Zeit kann sich die Bindehaut erneut röten. Das Präparat enthält KM.
Protopic **0,03 % Salbe** *Rp* **0,1 % Salbe** *Rp*	Tacrolimus 0,3 mg 1 mg	**Mit Einschränkung geeignet** bei mittelschwerer Neurodermitis. Das Mittel soll nicht über längere Zeit angewendet werden, weil ein mögliches Krebsrisiko nach langer Anwendung noch nicht endgültig ausgeschlossen werden kann. Anwendbar, wenn geeignete äußerlich anzuwendende Mittel nicht ausreichend wirken oder diese nicht vertragen werden.
Reactine duo Retardtabletten	Cetirizin-hydrochlorid 5 mg + Pseudoephedrin-hydrochlorid 120 mg	**Wenig geeignet** bei allergischem Schnupfen. Wenig sinnvolle fixe Kombination aus einem wenig bis nicht müdemachenden Antihistaminikum und einem gefäßverengenden Stoff, der bei Daueranwendung zu schwerwiegenden Nebenwirkungen führen kann.
Rhinopront Kombi Tabletten	Triprolidin-hydrochlorid 2,5 mg + Pseudoephedrin-hydrochlorid 60 mg	**Wenig geeignet** bei allergischem Schnupfen. Wenig sinnvolle fixe Kombination aus einem müdemachenden Antihistaminikum und einem gefäßverengenden Stoff, der bei Daueranwendung zu schwerwiegenden Nebenwirkungen führen kann.
Salbubreathe Sandoz **100 Mikrogramm** **Dosieraerosol** *Rp*	Salbutamol 0,1 mg pE	**Geeignet** bei Asthma zur bedarfsweisen Inhalation.
Salbuhexal **Dosieraerosol** *Rp* **Fertiginhalat** *Rp* **Inhalations-lösung** *Rp*	Salbutamol 0,1 mg pS 1,25 mg pro 2,5 ml 5 mg	**Geeignet** bei Asthma zur bedarfsweisen Inhalation.

Handelsname	Wirkstoff(e)	Bewertung
Salbulair N **Autohaler** *Rp* **Dosieraerosol** *Rp*	**Salbutamol** 0,1 mg pS 0,1 mg pS	**Geeignet** bei Asthma zur bedarfsweisen Inhalation.
Salbutamol AL Inhalat *Rp*	**Salbutamol** 5 mg	**Geeignet** bei Asthma zur bedarfsweisen Inhalation.
Salbutamol-CT **Dosieraerosol** *Rp*	**Salbutamol** 0,1 mg pE	**Geeignet** bei Asthma zur bedarfsweisen Inhalation.
Salbutamol Sandoz 100 Mikrogramm Dosieraerosol *Rp*	**Salbutamol** 0,1 mg pE	**Geeignet** bei Asthma zur bedarfsweisen Inhalation.
Salbutamol STADA **Fertiginhalat** *Rp* **Inhalat** *Rp* Inhalationslösung **N Dosieraerosol** *Rp*	**Salbutamol** 1,25 mg pro 2,5 ml 5 mg 0,1 mg pS	**Geeignet** bei Asthma zur bedarfsweisen Inhalation.
Salbutamol Trom **Fertiginhalat** *Rp* **Inhalationslösung** *Rp*	**Salbutamol** 1,25 mg pro 2,5 ml 5 mg	**Geeignet** bei Asthma zur bedarfsweisen Inhalation.
Salbutamol-ratiopharm **Fertiginhalat** *Rp* **Inhalationslösung** *Rp* **N Dosieraerosol** *Rp*	**Salbutamol** 1,25 mg pro 2,5 ml 5 mg 0,1 mg pS	**Geeignet** bei Asthma zur bedarfsweisen Inhalation.
Serevent **Diskus** *Rp* Pulver zur Inhalation **Dosier-Aerosol** **FCKW-frei** *Rp*	**Salmeterol** 0,05 mg pS 0,025 mg pE	**Geeignet** bei mittelschwerem Asthma zur Dauerbehandlung nur in Kombination mit Glukokortikoiden zum Inhalieren, wenn diese nicht ausreichend wirksam waren. Die Langzeitverträglichkeit von Salmeterol lässt sich noch nicht abschließend bewerten. Nicht anzuwenden beim akuten Asthmaanfall.
SINGULAIR 10 mg *Rp* Filmtabletten **junior 5 mg** *Rp* Kautabletten **mini 4 mg Granulat** *Rp* Beutel **mini 4 mg** *Rp* Kautabletten	**Montelukast** 10 mg 5 mg 4 mg 4 mg	**Mit Einschränkung geeignet** bei leichtem bis mittelschwerem Asthma zur Dauerbehandlung in Kombination mit Glukokortikoiden zum Inhalieren, wenn diese oder eine Kombination aus diesen und langwirkenden Beta-2-Sympathomimetika nicht ausreichend wirksam war. Der endgültige therapeutische Stellenwert lässt sich noch nicht ausreichend bestimmen.
Solosin **retard** *Rp* **retard mite** *Rp* Filmtabletten	**Theophyllin** 270 mg 135 mg	**Mit Einschränkung geeignet** bei mittelschwerem bis schwerem Asthma zur Dauerbehandlung in Kombination mit Glukokortikoiden zum Inhalieren, wenn Glukokortikoide zum Inhalieren gemeinsam mit langwirkenden Beta-2-Sympathomimetika nicht ausreichend wirksam waren. Theophyllin ist schlechter verträglich.

Handelsname	Wirkstoff(e)	Bewertung
Solosin Tropfen *Rp* Lösung	Theophyllin 104 mg (KM: Parabene)	**Mit Einschränkung geeignet** beim Asthmaanfall, wenn kurzwirkende Beta-2-Sympathomimetika nicht ausreichend wirksam sind.
Spasmo-Mucosolvan *Rp* Tabletten	Ambroxol-hydrochlorid 30 mg **+ Clenbuterol-hydrochlorid** 0,02 mg	**Wenig geeignet** bei Asthma. Die Einnahme von Beta-2-Sympathomimetika als Tabletten wird in der Regel als wenig zweckmäßig angesehen. Der Zusatz eines sekretlösenden Wirkstoffs ist nicht sinnvoll.
Saft *Rp*	7,5 mg + 0,005 mg pro 5 ml	
Tropfen *Rp*	7,5 mg + 0,005 mg	
Spersallerg Augentropfen	Tetryzolin-hydrochlorid 0,4 mg **+ Antazolin-hydrochlorid** 0,5 mg (KM: Benzalkoniumchlorid)	**Wenig geeignet** bei allergischer Bindehautentzündung. Die therapeutische Wirksamkeit der fixen Kombination ist nicht ausreichend nachgewiesen. Die Daueranwendung von gefäßverengenden Substanzen ist nicht sinnvoll. Das Präparat enthält Konservierungsmittel.
Spiropent *Rp*	Clenbuterol-hydrochlorid 0,02 mg	**Wenig geeignet** bei Asthma zur Dauerbehandlung. Die Einnahme von Beta-2-Sympathomimetika wird aufgrund eines erhöhten Risikos für unerwünschte Wirkungen am Herzen im Vergleich zur Inhalation in der Regel als wenig zweckmäßig angesehen. Allenfalls anwendbar bei Patienten, die nicht inhalieren können.
MITE *Rp* Tabletten	0,01 mg	
Saft *Rp*	0,005 mg pro 5 ml	
Tropfen *Rp*	0,059 mg	

Sultanol
   Fertiginhalat *Rp*
   forte Fertiginhalat *Rp*
	Salbutamol
	 1,25 mg pro 2,5 ml
	 2,5 mg pro 2,5 ml
		Geeignet bei Asthma zur bedarfsweisen Inhalation.

Dosier-Aerosol FCKW-frei *Rp*
   Inhalationslösung *Rp*
   Rotadisk 200 µg *Rp*
   Rotadisk 400 µg *Rp*
 Pulver zur Inhalation
	0,1 mg pS
	 5 mg
	 0,2 mg pE
	 0,4 mg pE	

Rotadisk 200 µg + Diskhaler *Rp* **Rotadisk 400 µg + Diskhaler** *Rp* Pulver zur Inhalation + Diskhaler	0,2 mg pE 0,4 mg pE	
Symbicort Turbohaler 160/ 4,5 Mikrogramm/Dosis/ Pulver zur Inhalation *Rp*	Formoterol-hemifurat 0,0045 mg **+ Budesonid** 0,16 mg pE	**Geeignet** bei Asthma, wenn nach der Ersteinstellung mit den Einzelsubstanzen eine Dauerbehandlung mit einem Glukokortikoid und einem langwirkenden Beta-2-Sympathomimetikum zum Inhalieren nötig ist und die Dosierung des Kombinationsmittels den Anforderungen entspricht. Die Langzeitverträglichkeit von Formoterol lässt sich noch nicht abschließend bewerten.

Handelsname	Wirkstoff(e)	Bewertung
Tannolact Creme 1 % Fettcreme 0,40 % Lotio 1 % Puder	Synthetischer Gerbstoff 10 mg 4 mg (KM: Parabene) 10 mg 12 mg	**Geeignet** bei leichten Hautentzündungen und juckenden Hauterkrankungen.
Tannosynt Creme flüssig Bad Lotio	Synthetischer Gerbstoff 10 mg 400 mg 10 mg (KM: Parabene)	**Geeignet** bei leichten Hautentzündungen und juckenden Hauterkrankungen.
theo-ct 125 mg *Rp* 250 mg *Rp* Retardkapseln	Theophyllin 125 mg 250 mg	**Mit Einschränkung geeignet** bei mittelschwerem bis schwerem Asthma zur Dauerbehandlung in Kombination mit Glukokortikoiden zum Inhalieren, wenn Glukokortikoide zum Inhalieren gemeinsam mit langwirkenden Beta-2-Sympathomimetika nicht ausreichend wirksam waren. Theophyllin ist schlechter verträglich.
Theophyllin 150 retard Heu-mann *Rp* 250 retard Heu-mann *Rp* 400 retard Heu-mann *Rp* Retardkapseln	Theophyllin 150 mg 250 mg 400 mg	**Mit Einschränkung geeignet** bei mittelschwerem bis schwerem Asthma zur Dauerbehandlung in Kombination mit Glukokortikoiden zum Inhalieren, wenn Glukokortikoide zum Inhalieren gemeinsam mit langwirkenden Beta-2-Sympathomimetika nicht ausreichend wirksam waren. Theophyllin ist schlechter verträglich.
Theophyllin AL 200 retard *Rp* 300 retard *Rp* Retardkapseln	Theophyllin 200 mg 300 mg	**Mit Einschränkung geeignet** bei mittelschwerem bis schwerem Asthma zur Dauerbehandlung in Kombination mit Glukokortikoiden zum Inhalieren, wenn Glukokortikoide zum Inhalieren gemeinsam mit langwirkenden Beta-2-Sympathomimetika nicht ausreichend wirksam waren. Theophyllin ist schlechter verträglich.
Theophyllin retard-ratiopharm 125 *Rp* 250 *Rp* 500 *Rp* Retardkapseln	Theophyllin 125 mg 250 mg 500 mg	**Mit Einschränkung geeignet** bei mittelschwerem bis schwerem Asthma zur Dauerbehandlung in Kombination mit Glukokortikoiden zum Inhalieren, wenn Glukokortikoide zum Inhalieren gemeinsam mit langwirkenden Beta-2-Sympathomimetika nicht ausreichend wirksam waren. Theophyllin ist schlechter verträglich.
Theophyllin Sandoz 200 mg Retardkapseln *Rp* 300 mg Retardkapseln *Rp*	Theophyllin 200 mg 300 mg	**Mit Einschränkung geeignet** bei mittelschwerem bis schwerem Asthma zur Dauerbehandlung in Kombination mit Glukokortikoiden zum Inhalieren, wenn Glukokortikoide zum Inhalieren gemeinsam mit langwirkenden Beta-2-Sympathomimetika nicht ausreichend wirksam waren. Theophyllin ist schlechter verträglich.

Handelsname	Wirkstoff(e)	Bewertung
Theophyllin STADA **200 mg retard** _Rp_ **300 mg retard** _Rp_ **400 mg retard** _Rp_ Retardkapseln	Theophyllin 200 mg 300 mg 400 mg	**Mit Einschränkung geeignet** bei mittelschwerem bis schwerem Asthma zur Dauerbehandlung in Kombination mit Glukokortikoiden zum Inhalieren, wenn Glukokortikoide zum Inhalieren gemeinsam mit langwirkenden Beta-2-Sympathomimetika nicht ausreichend wirksam waren. Theophyllin ist schlechter verträglich.
Tromphyllin retard **300** _Rp_ **600** _Rp_ Retardtabletten	Theophyllin 300 mg 600 mg	**Mit Einschränkung geeignet** bei mittelschwerem bis schwerem Asthma zur Dauerbehandlung in Kombination mit Glukokortikoiden zum Inhalieren, wenn Glukokortikoide zum Inhalieren gemeinsam mit langwirkenden Beta-2-Sympathomimetika nicht ausreichend wirksam waren. Theophyllin ist schlechter verträglich.
Uniphyllin minor **200 mg** _Rp_ **300 mg** _Rp_ **400 mg** _Rp_ **600 mg** _Rp_ Retardtabletten	Theophyllin 200 mg 300 mg 400 mg 600 mg	**Mit Einschränkung geeignet** bei mittelschwerem bis schwerem Asthma zur Dauerbehandlung in Kombination mit Glukokortikoiden zum Inhalieren, wenn Glukokortikoide zum Inhalieren gemeinsam mit langwirkenden Beta-2-Sympathomimetika nicht ausreichend wirksam waren. Theophyllin ist schlechter verträglich.
Ventilastin **Novolizer** _Rp_ Pulver zur Inhalation + Pulverinhalator	Salbutamol 0,1 mg pE	**Geeignet** bei Asthma zur bedarfsweisen Inhalation.
Ventilastin Novolizer **Nachfüllpackung** _Rp_ Pulver zur Inhalation	0,1 mg pE	**Geeignet** bei Asthma zur bedarfsweisen Inhalation.
Visine Yxin Augentropfen	Tetryzolin-hydrochlorid 0,5 mg (KM: Benzalkoniumchlorid)	**Mit Einschränkung geeignet** bei allergischer Bindehautentzündung. Bei Anwendung über längere Zeit kann sich die Bindehaut erneut röten. Das Präparat enthält Konservierungsmittel.
Visine Yxin ES Einzeldosispipetten	0,5 mg pro 1 ml (ohne KM)	**Mit Einschränkung geeignet** bei allergischer Bindehautentzündung. Bei Anwendung über längere Zeit kann sich die Bindehaut erneut röten.
Vividrin iso EDO Einzeldosispipetten	Cromoglizinsäure-Dinatriumsalz 20 mg pro 1 ml (ohne KM)	**Geeignet** zur Vorbeugung von allergischer Bindehautentzündung.
Vividrin antiallergische Augentropfen	20 mg (KM: Benzalkoniumchlorid)	**Auch geeignet** zur Vorbeugung von allergischer Bindehautentzündung. Mittel ohne Konservierungsstoffe sind vorzuziehen.
Vividrin Heuschnupfen-Kombi-Packung Augentropfen und Nasenspray	20 mg (KM: Benzalkoniumchlorid) und 20 mg (ohne KM)	**Auch geeignet** zur Vorbeugung von allergischer Bindehautentzündung. Mittel ohne Konservierungsstoffe sind vorzuziehen. **Geeignet** zur Vorbeugung von allergischem Schnupfen.

Handelsname	Wirkstoff (e)	Bewertung
Vividrin Nasenspray gegen Heuschnupfen	Cromoglizinsäure-Dinatriumsalz 20 mg (ohne KM)	**Geeignet** zur Vorbeugung von allergischem Schnupfen.
Volmac 4 mg *Rp* 8 mg *Rp* Retardtabletten	Salbutamol 4 mg 8 mg	**Wenig geeignet** bei Asthma zur Dauerbehandlung. Die Einnahme von Beta-2-Sympathomimetika wird aufgrund eines erhöhten Risikos für unerwünschte Wirkungen am Herzen im Vergleich zur Inhalation in der Regel als wenig zweckmäßig angesehen. Allenfalls anwendbar bei Patienten, die nicht inhalieren können.
Windol Creme Fettsalbe Milch Salbe	Bufexamac 50 mg 50 mg 50 mg 50 mg	**Wenig geeignet** bei Ekzemen und Neurodermitis, weil der Wirkstoff allergisierend wirkt.
Zaditen Sirup *Rp*	Ketotifen 1 mg pro 5 ml, enthält 2,4 % Alkohol (KM: Parabene)	**Wenig geeignet** bei Asthma, weil die therapeutische Wirksamkeit nicht ausreichend nachgewiesen ist.
Zinkpaste LAW	Zinkoxid 200 mg	**Geeignet** zur unterstützenden Behandlung bei Ekzemen.
Zinkpaste, weich BW	Zinkoxid 300 mg	**Geeignet** zur unterstützenden Behandlung bei Ekzemen.

Antihistaminika

Handelsname	Wirkstoff (e)	Bewertung
AERIUS 5 mg *Rp* Filmtabletten AERIUS 0,5 mg/ml *Rp* Sirup	Desloratadin 5 mg 0,5 mg	**Geeignet** bei allergischen Erkrankungen. Wenig bis nicht müdemachendes Antihistaminikum.
AH₃N Tabletten *Rp* Filmtabletten	Hydroxyzin-dihydrochlorid 25 mg	**Mit Einschränkung geeignet** bei allergischen Erkrankungen. Stark müdemachendes Antihistaminikum. Sinnvoll, wenn die schlafanstoßende Wirkung erwünscht ist (z. B. am Abend).
Allergodil Augentropfen	Azelastin-hydrochlorid 0,5 mg (KM: Benzal-koniumchlorid)	**Auch geeignet** bei allergischer Bindehautentzündung. Konservierungsmittelfreie Produkte sind vorzuziehen.
Allergodil akut Augentropfen	0,5 mg (KM: Benzal-koniumchlorid)	**Auch geeignet** bei allergischer Bindehautentzündung. Konservierungsmittelfreie Produkte sind vorzuziehen.

Handelsname	Wirkstoff(e)	Bewertung
Allergodil Kombi-packung *Rp* Augentropfen und Nasenspray	Azelastin-hydrochlorid 0,5 mg (KM: Benzal-koniumchlorid) und 1 mg (ohne KM)	**Geeignet** bei allergischem Schnupfen. **Auch geeignet** bei allergischer Bindehautentzündung. Konservierungsmittelfreie Produkte sind vorzuziehen.
Allergodil Nasenspray *Rp*	1 mg (ohne KM)	**Geeignet** bei allergischem Schnupfen.
Allergodil akut Nasenspray	1 mg (ohne KM)	
ATARAX liquidum *Rp* Lösung	Hydroxyzin-dihydro-chlorid 2 mg	**Mit Einschränkung geeignet** bei allergischen Erkran-kungen. Stark müdemachendes Antihistaminikum. Sinnvoll, wenn die schlafanstoßende Wirkung erwünscht ist (z. B. am Abend).
Tabletten *Rp* Filmtabletten	25 mg	
Cetirizin HEXAL Filmtabletten Saft bei Allergien Tropfen bei Allergien	Cetirizin-dihydrochlorid 10 mg 1 mg (KM: Parabene) 10 mg	**Geeignet** bei allergischen Erkrankungen. Wenig bis nicht müdemachendes Antihistaminikum.
Cetirizin-ratiopharm bei Allergien Filmtabletten Saft	Cetirizin-dihydrochlorid 10 mg 1 mg (KM: Parabene)	**Geeignet** bei allergischen Erkrankungen. Wenig bis nicht müdemachendes Antihistaminikum.
Cetirizin STADA 10 mg Filmtabletten Saft	Cetirizin-dihydrochlorid 10 mg 1 mg (KM: Parabene)	**Geeignet** bei allergischen Erkrankungen. Wenig bis nicht müdemachendes Antihistaminikum.
Fenistil Dragees Fenistil Tropfen Fenistil-24-Stunden Retardkapseln Fenistil-Sirup	Dimetindenmaleat 1 mg 1 mg, enthält 6,3 % Alkohol (KM: Parabene) 4 mg 0,122 mg, enthält 7,2 % Alkohol (KM: Parabene)	**Mit Einschränkung geeignet** bei allergischen Erkrankun-gen. Müdemachendes Antihistaminikum. Sinnvoll, wenn die schlafanstoßende Wirkung erwünscht ist (z. B. am Abend).
Fenistil Gel	1 mg (KM: Parabene)	**Wenig geeignet** bei allergischen Hauterkrankungen. Die therapeutische Wirksamkeit ist nicht ausreichend nachge-wiesen; der Wirkstoff kann selbst Allergien auslösen.
Lisino Brause Brausetabletten	Loratadin 10 mg	**Geeignet** bei allergischen Erkrankungen. Wenig bis nicht müdemachendes Antihistaminikum.
Lisino S Tabletten	10 mg	

Handelsname	Wirkstoff(e)	Bewertung
Livocab Livocab direkt Nasenspray	Levocabastin 0,5 mg (KM: Benzalkoniumchlorid) 0,5 mg (KM: Benzalkoniumchlorid)	**Auch geeignet** bei allergischem Schnupfen. Konservierungsmittelfreie Produkte sind vorzuziehen.
Livocab Augentropfen Livocab direkt Augentropfen	0,5 mg (KM: Benzalkoniumchlorid) 0,5 mg (KM: Benzalkoniumchlorid)	**Auch geeignet** bei allergischer Bindehautentzündung. Konservierungsmittelfreie Produkte sind vorzuziehen.
Livocab-Kombi Livocab direkt Kombi Augentropfen und Nasenspray	0,5 mg (KM: Benzalkoniumchlorid) und 0,5 mg (KM: Benzalkoniumchlorid) 0,5 mg (KM: Benzalkoniumchlorid) und 0,5 mg (KM: Benzalkoniumchlorid)	**Auch geeignet** bei allergischem Schnupfen und allergischer Bindehautentzündung. Konservierungsmittelfreie Produkte sind vorzuziehen.
Lorano akut Tabletten	Loratadin 10 mg	**Geeignet** bei allergischen Erkrankungen. Wenig bis nicht müdemachendes Antihistaminikum.
Loratadin STADA 10 mg allerg Tabletten	Loratadin 10 mg	**Geeignet** bei allergischen Erkrankungen. Wenig bis nicht müdemachendes Antihistaminikum.
Loratadin-ratiopharm bei Allergien Tabletten	Loratadin 10 mg	**Geeignet** bei allergischen Erkrankungen. Wenig bis nicht müdemachendes Antihistaminikum.
Loxin Augentropfen	Azelastin-hydrochlorid 0,5 mg (KM: Benzalkoniumchlorid)	**Auch geeignet** bei allergischer Bindehautentzündung. Konservierungsmittelfreie Produkte sind vorzuziehen.
Mereprine Sirup	Doxylaminsuccinat 1,25 mg, enthält 1,6% Alkohol (KM: Parabene)	**Mit Einschränkung geeignet** bei allergischen Erkrankungen. Stark müdemachendes Antihistaminikum. Sinnvoll, wenn die schlafanstoßende Wirkung erwünscht ist (z.B. am Abend).
Mizollen *Rp* Filmtabletten	Mizolastin 10 mg	**Mit Einschränkung geeignet** bei allergischen Erkrankungen. Wenig bis nicht müdemachendes Antihistaminikum mit geringem Erprobungsgrad. Die Häufigkeit und Schwere unerwünschter Wirkungen am Herzen lassen sich noch nicht abschließend beurteilen.
Reactine Filmtabletten	Cetirizin-dihydrochlorid 10 mg	**Geeignet** bei allergischen Erkrankungen. Wenig bis nicht müdemachendes Antihistaminikum.
Soventol Gel	Bamipinlaktat 20 mg	**Wenig geeignet** bei allergischen Hauterkrankungen. Die therapeutische Wirksamkeit ist nicht ausreichend nachgewiesen; der Wirkstoff kann selbst Allergien auslösen.

Handelsname	Wirkstoff(e)	Bewertung
Systral Creme	Chlorphenoxamin-hydrochlorid 15 mg (KM: Parabene)	**Wenig geeignet** bei allergischen Hauterkrankungen. Die therapeutische Wirksamkeit ist nicht ausreichend nachgewiesen; der Wirkstoff kann selbst Allergien auslösen.
Systral Gel	15 mg (KM: Parabene)	
Tavegil Tabletten Sirup	Clemastin 1 mg 0,05 mg (KM: Parabene)	**Mit Einschränkung geeignet** bei allergischen Erkrankungen. Müdemachendes Antihistaminikum. Sinnvoll, wenn die schlafanstoßende Wirkung erwünscht ist (z. B. am Abend).
Tavegil Gel	0,3 mg	**Wenig geeignet** bei allergischen Hauterkrankungen. Die therapeutische Wirksamkeit ist nicht ausreichend nachgewiesen; der Wirkstoff kann selbst Allergien auslösen.
Telfast 30 mg *Rp* 120 mg *Rp* 180 mg *Rp* Filmtabletten	Fexofenadin-hydrochlorid 30 mg 120 mg 180 mg	**Auch geeignet** bei allergischen Erkrankungen. Bisher wenig erprobtes, wenig bis nicht müdemachendes Mittel.
Vividrin akut Nasenspray	Azelastin-hydrochlorid 1 mg (ohne KM)	**Geeignet** bei allergischem Schnupfen.
XUSAL *Rp* Filmtabletten	Levocetirizin-dihydrochlorid 5 mg	**Geeignet** bei allergischen Erkrankungen. Wenig bis nicht müdemachendes Antihistaminikum.
akut Tropfen *Rp*	5 mg	
Saft *Rp*	5 mg pro 10 ml (KM: Parabene)	
Tropfen *Rp* Lösung	5 mg	
zolim *Rp* Filmtabletten	Mizolastin 10 mg	**Mit Einschränkung geeignet** bei allergischen Erkrankungen. Wenig bis nicht müdemachendes Antihistaminikum mit geringem Erprobungsgrad. Die Häufigkeit und Schwere unerwünschter Wirkungen am Herzen lassen sich noch nicht abschließend beurteilen.
Zyrtec Zyrtec P Filmtabletten	Cetirizin-dihydrochlorid 10 mg 10 mg	**Geeignet** bei allergischen Erkrankungen. Wenig bis nicht müdemachendes Antihistaminikum.
Saft Tropfen P Tropfen	1 mg (KM: Parabene) 10 mg (KM: Parabene) 10 mg (KM: Parabene)	

Glukokortikoide (kortisonhaltige Mittel)

Handelsname	Wirkstoff(e)	Bewertung

Advantan
  Creme *Rp*
  Fettsalbe *Rp*
  Lösung *Rp*
  Milch *Rp*
  Salbe *Rp*
	Methylprednisolon-
	aceponat 1 mg
	1 mg
	1 mg
	1 mg
	1 mg
		Geeignet bei Ekzemen und Neurodermitis.
		Mittelstark wirkendes Glukokortikoid zur
		kurzzeitigen Anwendung.

AeroBec N
  50 µg Autohaler *Rp*
  50 µg Dosieraerosol *Rp*
  100 µg Autohaler *Rp*
  100 µg Dosieraerosol *Rp*
	Beclometason-dipropionat
	0,05 mg pS
	0,05 mg pS
	0,1 mg pS
	0,1 mg pS
		Geeignet bei Asthma zur Dauerbehandlung.

Alfason Crelo *Rp*
Emulsion
  Creme *Rp*
  Salbe *Rp*
	Hydrokortison-17-butyrat
	1 mg (KM: Parabene)
	1 mg (KM: Parabene)
	1 mg
		Geeignet bei Ekzemen und Neurodermitis.
		Mittelstark wirkendes Glukokortikoid zur
		kurzzeitigen Anwendung.

Amciderm
  Creme *Rp*
  Fettsalbe *Rp*
  Lotio *Rp*
  Salbe *Rp*
	Amcinonid
	1 mg
	1 mg
	1 mg
	1 mg
		Geeignet bei Ekzemen und Neurodermitis.
		Stark wirkendes Glukokortikoid zur kurzzei-
		tigen Anwendung.

atemur
  mite 50 Dosier-Aerosol
  FCKW-frei *Rp*
  125 µg *Rp*
  forte 250 µg *Rp*
 	
  junior 50 Diskus *Rp*
  mite 100 Diskus *Rp*
  250 Diskus *Rp*
  forte 500 Diskus *Rp*
Pulver zur Inhalation
	Fluticason-17-propionat
	0,05 mg pE
	
	0,125 mg pS
	0,25 mg pS
	
	0,05 mg pE
	0,1 mg pE
	0,25 mg pS
	0,5 mg pE
		Geeignet bei Asthma zur Dauerbehandlung.

BecloHEXAL Easyhaler
  0,1 mg/Dosis *Rp*
  0,2 mg/Dosis *Rp*
  0,4 mg/Dosis *Rp*
Pulver zur Inhalation
	Beclometason-dipropionat
	0,1 mg pE
	0,2 mg pE
	0,4 mg pE
		Geeignet bei Asthma zur Dauerbehandlung.

Beclometason-ratiopharm
  0,05 mg Dosieraerosol *Rp*
  0,1 mg *Rp*
  0,2 mg *Rp*
  0,25 mg *Rp*
	Beclometason-dipropionat
	0,05 mg pE
	0,1 mg pE
	0,2 mg pE
	0,25 mg pE
		Geeignet bei Asthma zur Dauerbehandlung.

Handelsname	Wirkstoff(e)	Bewertung
Beclometason-ratiopharm Nasal **50 µg** *Rp* **100 µg** *Rp* Nasenspray	Beclometason-dipropionat 50 µg pS 100 µg pS (KM: Benzalkoniumchlorid)	**Mit Einschränkung geeignet** bei allergischem Schnupfen, wenn wenig bis nicht müdemachende Antihistaminika oder Mastzellstabilisatoren nicht ausreichend wirksam sind. Das Präparat enthält Konservierungsmittel.
Beclomet Nasal **100 µg** *Rp* Nasenspray **Aqua Orion** *Rp* Dosierspray	Beclometason-dipropionat 100 µg pS (KM: Benzalkoniumchlorid) 50 µg pS (KM: Benzalkoniumchlorid)	**Mit Einschränkung geeignet** bei allergischem Schnupfen, wenn wenig bis nicht müdemachende Antihistaminika oder Mastzellstabilisatoren nicht ausreichend wirksam sind. Das Präparat enthält Konservierungsmittel.
Beclorhinol aquosum *Rp* Dosierspray	Beclometason-dipropionat 0,05 mg pS (KM: Benzalkoniumchlorid)	**Mit Einschränkung geeignet** bei allergischem Schnupfen, wenn wenig bis nicht müdemachende Antihistaminika oder Mastzellstabilisatoren nicht ausreichend wirksam sind. Das Präparat enthält Konservierungsmittel.
BEMON **0,1% Creme** *Rp* **0,1% Salbe** *Rp*	Betamethason 1 mg 1 mg	**Geeignet** bei Ekzemen und Neurodermitis. Stark wirkendes Glukokortikoid zur kurzzeitigen Anwendung.
BetaCreme Lichtenstein 0,10% *Rp* **BetaSalbe Lichtenstein 0,10%** *Rp*	Betamethason-17-valerat 1,22 mg 1,22 mg	**Geeignet** bei Ekzemen und Neurodermitis. Stark wirkendes Glukokortikoid zur kurzzeitigen Anwendung.
Betacreme-KSK *Rp* **Betasalbe-KSK** *Rp*	Betamethason-17-valerat 1,22 mg 1,22 mg	**Geeignet** bei Ekzemen und Neurodermitis. Stark wirkendes Glukokortikoid zur kurzzeitigen Anwendung.
BETADERMIC *Rp* Salbe	Betamethason-17,21-dipropionat 0,64 mg + Salizylsäure 30 mg	**Geeignet** bei Ekzemen. Stark wirkendes Glukokortikoid zur kurzzeitigen Anwendung. Der Zusatz von Salizylsäure erleichtert das Eindringen des Wirkstoffs in die Haut.
Betagalen Creme *Rp* Lösung *Rp* Lotion *Rp* Salbe *Rp*	Betamethason-17-valerat 1,22 mg 1,22 mg 1,22 mg 1,22 mg	**Geeignet** bei Ekzemen und Neurodermitis. Stark wirkendes Glukokortikoid zur kurzzeitigen Anwendung.
Betnesol-V Creme 0,10% *Rp* Lotio 0,10% *Rp* Salbe 0,10% *Rp*	Betamethason-17-valerat 1,22 mg 1,22 mg (KM: Parabene) 1,22 mg	**Geeignet** bei Ekzemen und Neurodermitis. Stark wirkendes Glukokortikoid zur kurzzeitigen Anwendung.
Bronchocort novo 100 *Rp* Dosieraerosol	Beclometason-dipropionat 0,1 mg pS	**Geeignet** bei Asthma zur Dauerbehandlung.

Handelsname	Wirkstoff(e)	Bewertung

Budecort
    200 Novolizer *Rp*
    400 Novolizer *Rp*
Pulver zur Inhalation
+ Pulverinhalator
	Budesonid
	0,2 mg pE
	0,4 mg pE
		Geeignet bei Asthma zur Dauerbehandlung.

Budes Easyhaler
    0,1 mg/Dosis *Rp*
    0,2 mg/Dosis *Rp*
    0,4 mg/Dosis *Rp*
Pulver zur Inhalation
 	
Budes N 0,2 mg/Dosis *Rp*
Dosieraerosol
	Budesonid
	0,1 mg pE
	0,2 mg pE
	0,4 mg pE
	
	0,2 mg pE
		Geeignet bei Asthma zur Dauerbehandlung.

Budes Nasenspray **50 µg/Sprühstoß** *Rp*	50 µg pS (ohne KM)	**Mit Einschränkung geeignet** bei allergischem Schnupfen, wenn wenig bis nicht müdemachende Antihistaminika oder Mastzellstabilisatoren nicht ausreichend wirksam sind.

Budesonid-CT Auto-Inhaler
    Startset *Rp*
Tablette für Pulver zur Inhalation + Pulvergenerator
 	
    Nachfüllpackung *Rp*
Tablette für Pulver zur Inhalation
	Budesonid
	0,2 mg pE
	
	0,2 mg pE
		Geeignet bei Asthma zur Dauerbehandlung.

Budesonid-ratiopharm
Auto-Jethaler *Rp*
    Tablette für Pulver zur Inhalation
    Tablette für Pulver zur Inhalation + Pulvergenerator
	Budesonid
	
	0,2 mg pE
	
	0,2 mg pE
		Geeignet bei Asthma zur Dauerbehandlung.

Budiair FCKW-frei 0,2 mg
Druckgasinhalation *Rp*
    Dosieraerosol
    Dosieraerosol + Jetspacer
	Budesonid
	
	0,2 mg pE
	0,2 mg pE
		Geeignet bei Asthma zur Dauerbehandlung.

Celestan-V
 	
    Creme *Rp*
    Salbe *Rp*
	Betamethason-17-valerat
	
	1,22 mg
	1,22 mg
		Geeignet bei Ekzemen und Neurodermitis. Stark wirkendes Glukokortikoid zur kurzzeitigen Anwendung.

Cerson
    Creme 0,02 *Rp*
    liquidum 0,02 *Rp*
Lösung
    Salbe 0,02 *Rp*
	Flumetason-21-pivalat 0,2 mg
	0,2 mg
	
	0,2 mg
	(KM: Parabene)
		Geeignet bei Ekzemen und Neurodermitis. Mittelstark wirkendes Glukokortikoid zur kurzzeitigen Anwendung.

Handelsname	Wirkstoff(e)	Bewertung

Clobegalen
   Creme *Rp*
   Lösung *Rp*
   Lotion *Rp*
   Salbe *Rp*
	Clobetasol-17-propionat
	 0,5 mg
	 0,5 mg
	 0,5 mg
	 0,5 mg
		Geeignet bei Ekzemen und Neurodermitis. Sehr stark wirkendes Glukokortikoid zur kurzzeitigen Anwendung.

Cordes Beta
   Creme *Rp*
   Salbe *Rp*
	Betamethason-17-valerat
	 1,22 mg
	 1,22 mg
		Geeignet bei Ekzemen und Neurodermitis. Stark wirkendes Glukokortikoid zur kurzzeitigen Anwendung.

CYCLOCAPS Budesonid
   200 μg *Rp*
   400 μg *Rp*
 Inhalationskapseln
 und Cyclohaler
	Budesonid
	 0,2 mg pE
	 0,4 mg pE
		Geeignet bei Asthma zur Dauerbehandlung.

Decoderm tri *Rp* Creme	Miconazolnitrat 20 mg + Flupredniden-21-azetat 1 mg	**Mit Einschränkung geeignet** bei Ekzemen, weil die Kombination eines Glukokortikoids mit einem Pilzmittel wie Miconazol praktisch nie erforderlich ist, aber zur raschen Anwendung ohne diagnostische Abklärung verführt. Monopräparate sind vorzuziehen.

Dermatop
   Creme *Rp*
   Fettsalbe *Rp*
 	
   Lösung *Rp*
 Lösung mit Schaumapplikator
 	
   Salbe *Rp*
	Prednicarbat
	 2,5 mg
	 2,5 mg
	
	 2,5 mg
	
	 2,5 mg
		Geeignet bei Ekzemen und Neurodermitis. Mittelstark wirkendes Glukokortikoid zur kurzzeitigen Anwendung.

Dermoxin
   Creme *Rp*
   Salbe *Rp*
 	
 Dermoxinale *Rp*
 Lösung
	Clobetasol-17-propionat
	 0,5 mg
	 0,5 mg
	
	 0,5 mg
		Geeignet bei Ekzemen und Neurodermitis. Sehr stark wirkendes Glukokortikoid zur kurzzeitigen Anwendung.

Dexa Loscon mono *Rp* Lösung	Dexamethason-21-isonikotinat 0,25 mg	**Geeignet** bei Ekzemen und Neurodermitis. Schwach wirkendes Glukokortikoid zur kurzzeitigen Anwendung.

Dexamethason
   Creme LAW *Rp*
   Salbe LAW *Rp*
	Dexamethason
	 0,5 mg (KM: Parabene)
	 0,5 mg (KM: Parabene)
		Geeignet bei Ekzemen und Neurodermitis. Mittelstark wirkendes Glukokortikoid zur kurzzeitigen Anwendung.

Dexa-Rhinospray Mono *Rp* Nasenspray	Dexamethason-isonikotinat 0,02 mg pS (KM: Benzalkoniumchlorid)	**Mit Einschränkung geeignet** bei allergischem Schnupfen, wenn wenig bis nicht müdemachende Antihistaminika oder Mastzellstabilisatoren nicht ausreichend wirksam sind. Das Präparat enthält Konservierungsmittel.

Handelsname	Wirkstoff(e)	Bewertung
Dexa Siozwo *Rp* Nasensalbe	Dexamethasonazetat 0,2 mg (ohne KM)	**Mit Einschränkung geeignet** bei allergischem Schnupfen, wenn wenig bis nicht müdemachende Antihistaminika oder Mastzellstabilisatoren nicht ausreichend wirksam sind.
DIPROGENTA Creme *Rp* Salbe *Rp*	Betamethason-17,21- dipropionat 0,64 mg + Gentamicinsulfat 1,67 mg 0,64 mg + 1,67 mg	**Wenig geeignet** zur Routinebehandlung bei Ekzemen und Neurodermitis, da das Antibiotikum Gentamicin leicht zu Allergien und Resistenzen führt. **Mit Einschränkung geeignet** allenfalls zur Anfangsbehandlung, wenn der Hautausschlag bakteriell infiziert ist.
DIPROSALIC Lösung *Rp* Salbe *Rp*	Betamethason-17,21- dipropionat 0,64 mg + Salizylsäure 20 mg 0,64 mg + 30 mg	**Geeignet** bei Ekzemen. Stark wirkendes Glukokortikoid zur kurzzeitigen Anwendung. Der Zusatz von Salizylsäure erleichtert das Eindringen des Wirkstoffs in die Haut.
Diprosis Gel *Rp* Salbe *Rp* **Diprosone** Creme *Rp* Lösung *Rp* Salbe *Rp*	Betamethason-17,21- dipropionat 0,64 mg 0,64 mg 0,64 mg 0,64 mg 0,64 mg	**Geeignet** bei Ekzemen und Neurodermitis. Stark wirkendes Glukokortikoid zur kurzzeitigen Anwendung.
Ebenol Creme	Hydrokortison 2,5 mg	**Geeignet** bei Ekzemen und Neurodermitis. Schwach wirkendes Glukokortikoid zur kurzzeitigen Anwendung.
ECURAL Fettcreme *Rp* Lösung *Rp* mini Fettcreme *Rp* mini Salbe *Rp* Salbe *Rp*	Mometason-17- (2-furoat) 1 mg 1 mg 1 mg 1 mg 1 mg	**Geeignet** bei Ekzemen und Neurodermitis. Stark wirkendes Glukokortikoid zur kurzzeitigen Anwendung.
Fenistil Hydrocort Creme	Hydrokortison 2,5 mg	**Geeignet** bei Ekzemen und Neurodermitis. Schwach wirkendes Glukokortikoid zur kurzzeitigen Anwendung.
Flutide Dosier-Aerosol FCKW-frei 125 µg *Rp* forte 250 µg *Rp* mite 50 *Rp* **Flutide** 250 Rotadisk *Rp* mite 100 Diskus *Rp* 250 Diskus *Rp* forte 500 Diskus *Rp* Pulver zur Inhalation	Fluticasonpropionat 0,125 mg pS 0,25 mg pS 0,05 mg pS 0,25 mg pE 0,1 mg pE 0,25 mg pE 0,5 mg pE	**Geeignet** bei Asthma zur Dauerbehandlung.

Handelsname	Wirkstoff(e)	Bewertung
Flutide 250 Rotadisk **+ Diskhaler** *Rp* Pulver zur Inhalation + Diskhaler	Fluticasonpropionat 0,25 mg pE	**Geeignet** bei Asthma zur Dauerbehandlung.
Flutide Junior 50 **Diskus** *Rp* **Rotadisk** *Rp* Pulver zur Inhalation **Rotadisk** **+ Diskhaler** *Rp* Pulver zur Inhalation + Diskhaler	0,05 mg pE 0,05 mg pE 0,05 mg pE	
Flutide Nasal *Rp* Nasenspray	0,05 mg pS (KM: Benzalkonium- chlorid)	**Mit Einschränkung geeignet** bei allergischem Schnupfen, wenn wenig bis nicht müdemachende Antihistaminika oder Mastzellstabilisatoren nicht ausreichend wirksam sind. Das Präparat enthält Konservierungsmittel.
Fucicort Creme *Rp*	**Betamethason-17-valerat** 1,22 mg **+ Fusidinsäure** 20 mg	**Wenig geeignet** zur Routinebehandlung bei Ekzemen und Neurodermitis, da das Antibiotikum Fusidinsäure leicht zu Allergien und Resistenzen führt. **Mit Einschränkung geeignet** allenfalls zur Anfangsbehandlung, wenn der Hautausschlag bakteriell infiziert ist.
Hydrocutan **Creme** 1% *Rp* **Salbe** 1% *Rp* **Salbe mild** *Rp*	Hydrokortisonazetat 10 mg **Hydrokortison** 10 mg 1 mg	**Geeignet** bei Ekzemen und Neurodermitis. Schwach wirkendes Glukokortikoid zur kurzzeitigen Anwendung.
Hydrodexan *Rp* Creme Salbe *Rp*	**Hydrokortison** 10 mg **+ Harnstoff** 100 mg 10 mg + 100 mg	**Geeignet** bei Ekzemen und Neurodermitis. Schwach wirkendes Glukokortikoid zur kurzzeitigen Anwendung. Der Zusatz von Harnstoff verbessert das Hautbild und erleichtert das Eindringen des Wirkstoffs in die Haut.
Hydrogalen **Creme** *Rp* **Lösung** *Rp* **Lotion** *Rp* **Salbe** *Rp*	Hydrokortison 10 mg 10 mg 10 mg 10 mg	**Geeignet** bei Ekzemen und Neurodermitis. Schwach wirkendes Glukokortikoid zur kurzzeitigen Anwendung.
JELLIN **Creme** *Rp* **Salbe** *Rp* **JELLISOFT Creme** *Rp*	Fluocinolonazetonid 0,25 mg (KM: Parabene) 0,25 mg 0,1 mg (KM: Parabene)	**Geeignet** bei Ekzemen und Neurodermitis. Stark wirkendes Glukokortikoid zur kurzzeitigen Anwendung.
JELLIN-NEOMYCIN **Creme** *Rp* **Salbe** *Rp*	Fluocinolonazetonid 0,25 mg **+ Neomyzinsulfat** 4,52 mg (KM: Parabene) 0,25 mg + 4,52 mg	**Wenig geeignet** zur Routinebehandlung bei Ekzemen und Neurodermitis, da das Antibiotikum Neomyzin leicht zu Allergien und Resistenzen führt. **Mit Einschränkung geeignet** allenfalls zur Anfangsbehandlung, wenn der Hautausschlag bakteriell infiziert ist.

Handelsname	Wirkstoff(e)	Bewertung
Junik **junior** **Autohaler** *Rp* **Autohaler** **Inhalationsgerät** **100 µg** *Rp* **Dosieraerosol** **100 µg** *Rp* Aerosol	Beclometason-dipropionat 0,05 mg pS 0,1 mg pS 0,1 mg pS	**Geeignet** bei Asthma zur Dauerbehandlung.
Kaban **Creme** *Rp* **Salbe** *Rp* **Kabanimat** **Creme** *Rp* **Salbe** *Rp*	Clocortolon-21-hexanoat 1 mg + Clocortolon-21-pivalat 1 mg 1 mg + 1 mg 0,3 mg + 0,3 mg 0,3 mg + 0,3 mg	**Geeignet** bei Ekzemen und Neurodermitis. Mittelstark wirkendes Glukokortikoid zur kurzzeitigen Anwendung.
Karison **Creme** *Rp* **Fettsalbe** *Rp* **Salbe** *Rp*	Clobetasol-17-propionat 0,5 mg (KM: Parabene) 0,5 mg 0,5 mg	**Geeignet** bei Ekzemen und Neurodermitis. Sehr stark wirkendes Glukokortikoid zur kurzzeitigen Anwendung.
Kortikoid-ratiopharm **Creme** *Rp* **F Salbe** *Rp*	Triamcinolonazetonid 1 mg 1 mg	**Geeignet** bei Ekzemen und Neurodermitis. Mittelstark wirkendes Glukokortikoid zur kurzzeitigen Anwendung.
Laticort **Creme 0,1%** *Rp* **Salbe 0,1%** *Rp*	Hydrokortisonbutyrat 1 mg (KM: Parabene) 1 mg	**Geeignet** bei Ekzemen und Neurodermitis. Mittelstark wirkendes Glukokortikoid zur kurzzeitigen Anwendung.
Leioderm P-Creme *Rp*	Prednisolon 2,5 mg + 8-Chinolinolsulfat 2,5 mg	**Wenig geeignet** zur Routinebehandlung bei Ekzemen und Neurodermitis, da der Zusatz von Chinolinol unnötig ist. **Mit Einschränkung geeignet** allenfalls zur Anfangsbehandlung, wenn der Hautausschlag infiziert ist.
LINOLA CORT **Hydro 0,5** *Rp* **Hydro 1,0** *Rp* **Hydro Lotio** *Rp*	Hydrokortison 5 mg 10 mg 10 mg	**Geeignet** bei Ekzemen und Neurodermitis. Schwach wirkendes Glukokortikoid zur kurzzeitigen Anwendung.
LINOLACORT Triam *Rp* Creme	Triamcinolonazetonid 1 mg	**Geeignet** bei Ekzemen und Neurodermitis. Mittelstark wirkendes Glukokortikoid zur kurzzeitigen Anwendung.
Linola-H Fett N *Rp* **Linola-H N** *Rp* Creme	Prednisolon 4 mg 4 mg	**Geeignet** bei Ekzemen und Neurodermitis. Schwach wirkendes Glukokortikoid zur kurzzeitigen Anwendung.

Handelsname	Wirkstoff(e)	Bewertung
Locacorten-Vioform *Rp* Creme	Flumetason-21-pivalat 0,2 mg + Clioquinol 30 mg	**Wenig geeignet** bei Ekzemen und Neurodermitis, da der Zusatz von Clioquinol unnötig ist und das Risiko für unerwünschte Wirkungen erhöht.
Paste *Rp* Salbe *Rp*	0,2 mg + 30 mg 0,2 mg + 30 mg	
Lygal Kopftinktur N *Rp* Lösung	Prednisolon 2 mg	**Geeignet** bei Ekzemen und Neurodermitis. Schwach wirkendes Glukokortikoid zur kurzzeitigen Anwendung.
Miflonide **200 Mikrogramm** *Rp* **400 Mikrogramm** *Rp* Kapseln zum Inhalieren + Inhalator	Budesonid 0,23 mg 0,46 mg	**Geeignet** bei Asthma zur Dauerbehandlung.
Munitren 5% *Rp* Creme	Hydrokortison 5 mg	**Geeignet** bei Ekzemen und Neurodermitis. Schwach wirkendes Glukokortikoid zur kurzzeitigen Anwendung.
NASACORT 55 Mikrogramm/Dosis *Rp* Nasenspray	Triamcinolonazetonid 55 µg pS (KM: Benzalkoniumchlorid)	**Mit Einschränkung geeignet** bei allergischem Schnupfen, wenn wenig bis nicht müdemachende Antihistaminika oder Mastzellstabilisatoren nicht ausreichend wirksam sind. Das Präparat enthält Konservierungsmittel.
NASONEX *Rp* Nasenspray	Mometasonfuroat 50 µg pS (KM: Benzalkoniumchlorid)	**Mit Einschränkung geeignet** bei allergischem Schnupfen, wenn wenig bis nicht müdemachende Antihistaminika oder Mastzellstabilisatoren nicht ausreichend wirksam sind. Das Präparat enthält Konservierungsmittel.
Novopulmon **200 Novolizer** *Rp* **400 Novolizer** *Rp* Pulver zur Inhalation + Pulverinhalator	Budesonid 0,2 mg pE 0,4 mg pE	**Geeignet** bei Asthma zur Dauerbehandlung.
Pandel Creme *Rp* Salbe *Rp*	Hydrokortisonbuteprat 1 mg (KM: Parabene) 1 mg	**Geeignet** bei Ekzemen und Neurodermitis. Mittelstark wirkendes Glukokortikoid zur kurzzeitigen Anwendung.
Prednisolon Creme LAW *Rp* Salbe LAW *Rp*	Prednisolon 2,5 mg (KM: Parabene) 2,5 mg (KM: Parabene)	**Geeignet** bei Ekzemen und Neurodermitis. Schwach wirkendes Glukokortikoid zur kurzzeitigen Anwendung.
Prednitop Creme *Rp* Fettsalbe *Rp* Salbe *Rp*	Prednicarbat 2,5 mg 2,5 mg 2,5 mg	**Geeignet** bei Ekzemen und Neurodermitis. Mittelstark wirkendes Glukokortikoid zur kurzzeitigen Anwendung.

Handelsname	Wirkstoff(e)	Bewertung
Pulmicort **0,5 mg/2 ml** **Suspension** *Rp*	**Budesonid** 0,5 mg pro 2 ml	**Geeignet** bei Asthma zur Dauerbehandlung.
1 mg/2 ml **Suspension** *Rp* Suspension für einen Vernebler	1 mg pro 2 ml	
Turbohaler *Rp* **Turbohaler** **400 µg** *Rp* Pulver zur Inhalation	0,2 mg pS 0,4 mg pS	
Pulmicort Topinasal **64 µg** *Rp* Pumpspray	64 µg pS (ohne KM)	**Mit Einschränkung geeignet** bei allergischem Schnupfen, wenn wenig bis nicht müdemachende Antihistaminika oder Mastzellstabilisatoren nicht ausreichend wirksam sind.
Rhinisan 55 Mikro-gramm/Dosis *Rp* Nasenspray	**Triamcinolonacetonid** 55 µg pS (KM: Benzalkoniumchlorid)	**Mit Einschränkung geeignet** bei allergischem Schnupfen, wenn wenig bis nicht müdemachende Antihistaminika oder Mastzellstabilisatoren nicht ausreichend wirksam sind. Das Präparat enthält Konservierungsmittel.
Sanasthmax **FCKW-frei** *Rp* Dosieraerosol	**Beclometason-dipropionat** 0,25 mg pE	**Geeignet** bei Asthma zur Dauerbehandlung.
Sanasthmyl Rotadisk **200 µg** *Rp* Pulver zur Inhalation	**Beclometason-dipropionat** 0,2 mg pE	**Geeignet** bei Asthma zur Dauerbehandlung.
Sanasthmyl Rotadisk **200 µg + Diskhaler** *Rp* Pulver zur Inhalation + Diskhaler	0,2 mg pE	
Soderm **Creme** *Rp* **Lotio** *Rp* **Salbe** *Rp*	**Betamethason-17-valerat** 1,22 mg 1,22 mg (KM: Parabene) 1,22 mg	**Geeignet** bei Ekzemen und Neurodermitis. Stark wirkendes Glukokortikoid zur kurzzeitigen Anwendung.
Soderm plus *Rp* Salbe	**Betamethason-17, 21-dipropionat** 0,64 mg **+ Salizylsäure** 30 mg	**Geeignet** bei Ekzemen und Neurodermitis. Stark wirkendes Glukokortikoid zur kurzzeitigen Anwendung. Der Zusatz von Salizylsäure erleichtert das Eindringen des Wirkstoffs in die Haut.
Solupen N *Rp* Dosierspray	**Dexamethason-dihydrogenphosphat-Dinatrium** 0,15 mg (KM: Cetrimid)	**Mit Einschränkung geeignet** bei allergischem Schnupfen, wenn wenig bis nicht müdemachende Antihistaminika oder Mastzellstabilisatoren nicht ausreichend wirksam sind. Das Präparat enthält Konservierungsmittel.

Handelsname	Wirkstoff(e)	Bewertung
Soventol HC Creme	Hydrokortisonazetat 2,5 mg	**Geeignet** bei Ekzemen und Neurodermitis. Schwach wirkendes Glukokortikoid zur kurzzeitigen Anwendung.
Sulmycin **Creme mit** **Celestan-V** *Rp* **Salbe mit** **Celestan-V** *Rp*	Betamethason-17-valerat 1,22 mg + **Gentamicin-sulfat** 1,67 mg 1,22 mg + 1,67 mg	**Wenig geeignet** zur Routinebehandlung bei Ekzemen und Neurodermitis, da das Antibiotikum Gentamicin leicht zu Allergien und Resistenzen führt. **Mit Einschränkung geeignet** allenfalls zur Anfangsbehandlung, wenn der Hautausschlag bakteriell infiziert ist.
Syntaris *Rp* Nasenspray	Flunisolid 25 µg pS (KM: Benzalkonium-chlorid)	**Mit Einschränkung geeignet** bei allergischem Schnupfen, wenn wenig bis nicht müdemachende Antihistaminika oder Mastzellstabilisatoren nicht ausreichend wirksam sind. Das Präparat enthält Konservierungsmittel.
Systral Hydrocort Lotion	Hydrokortison 2,5 mg	**Geeignet** bei Ekzemen und Neurodermitis. Schwach wirkendes Glukokortikoid zur kurzzeitigen Anwendung.
Topisolon *Rp* Salbe **Fettsalbe** *Rp*	Desoximetason 2,5 mg 2,5 mg	**Geeignet** bei Ekzemen und Neurodermitis. Stark wirkendes Glukokortikoid zur kurzzeitigen Anwendung.
TOPSYM **Creme** *Rp* **F-Salbe** *Rp* **Lösung** *Rp* **Salbe** *Rp*	Fluocinonid 0,5 mg 0,5 mg 0,5 mg 0,5 mg	**Geeignet** bei Ekzemen und Neurodermitis. Stark wirkendes Glukokortikoid zur kurzzeitigen Anwendung.
TriamCreme **Lichtenstein** *Rp* **TriamSalbe** **Lichtenstein** *Rp*	Triamcinolonazetonid 1 mg 1 mg	**Geeignet** bei Ekzemen und Neurodermitis. Mittelstark wirkendes Glukokortikoid zur kurzzeitigen Anwendung.
Triamgalen **Creme** *Rp* **Lösung** *Rp* **Lotion** *Rp* **Salbe** *Rp*	Triamcinolonazetonid 1 mg 2 mg 1 mg 1 mg	**Geeignet** bei Ekzemen und Neurodermitis. Mittelstark wirkendes Glukokortikoid zur kurzzeitigen Anwendung.
Ventolair **mite 50 µg** **Autohaler** *Rp* **100 µg** **Autohaler** *Rp* Aerosol	Beclometason-dipropionat 0,05 mg pS 0,1 mg pS	**Geeignet** bei Asthma zur Dauerbehandlung.

Handelsname	Wirkstoff(e)	Bewertung

Ventolair
   100 µg Dosieraerosol *Rp*
   250 µg *Rp*
   250 µg Easi-Breathe *Rp*
Dosieraerosol
	Beclometason-dipropionat
	0,1 mg pS
	250 µg pS
	250 µg pS
		Geeignet bei Asthma zur Dauerbehandlung.

Viani mite DosierAerosol
FCKW-frei 25 µg/50 µg
Druckgasinhalation,
Suspension *Rp*
 	
Viani Dosier-Aerosol FCKW-frei
25 µg/125 µg Druckgasinhalation,
Suspension *Rp*
 	
Viani forte Dosier-Aerosol
FCKW-frei 25 µg/250 µg Druck-
gasinhalation, Suspension *Rp*
Dosieraerosol
 	
Viani
   50 µg/250 µg Diskus *Rp*
   forte 50 µg/500 µg Diskus *Rp*
   mite 50 µg/100 µg Diskus *Rp*
Pulver zur Inhalation
	Salmeterolxinafoat
	0,025 mg
	+ Fluticason-17-propionat
	0,05 mg pS
	
	0,025 mg + 0,125 mg pS
	
	0,025 mg + 0,25 mg pS
	
	0,05 mg + 0,25 mg pE
	0,05 mg + 0,5 mg pE
	0,05 mg + 0,1 mg pE
		Geeignet bei Asthma, wenn nach der Erst-einstellung mit den Einzelsubstanzen eine Dauerbehandlung mit einem Glukokortikoid und einem langwirkenden Beta-2-Sympatho-mimetikum zum Inhalieren nötig ist und die Dosierung des Kombinationsmittels den Anforderungen entspricht. Die Langzeitver-träglichkeit von Salmeterol lässt sich noch nicht abschließend bewerten.

Vobaderm *Rp* Creme	**Miconazolnitrat** 20 mg **+ Flupredniden-21-** **azetat** 1 mg	**Mit Einschränkung geeignet** bei Ekzemen, weil die Kombination eines Glukokortikoids mit einem Pilzmittel wie Miconazol praktisch nie erforderlich ist, aber zur raschen Anwen-dung ohne diagnostische Abklärung verführt. Monopräparate sind vorzuziehen.

VOLON A
   Creme *Rp*
   Salbe antibiotikafrei *Rp*
 	
VOLONIMAT
   Creme *Rp*
   Salbe N *Rp*
	Triamcinolonazetonid
	1 mg
	1 mg
	
	0,25 mg
	0,25 mg
		Geeignet bei Ekzemen und Neurodermitis. Mittelstark wirkendes Glukokortikoid zur kurzzeitigen Anwendung.

VOLON A **Tinktur N** *Rp* Lösung	Triamcinolonazetonid 2 mg **+ Salizylsäure** 20 mg	**Geeignet** bei Ekzemen und Neurodermitis. Mittelstark wirkendes Glukokortikoid zur kurzzeitigen Anwendung. Der Zusatz von Salizylsäure erleichtert das Eindringen des Wirkstoffs in die Haut.

Literatur, Adressen, Analyse

Ausgewertete und weiterführende Literatur (eine Auswahl)

Behr-Völtzer, Chr./M. Hamm/D. Vieluf/J. Ring (Hrsg.): Diät bei Nahrungsmittelallergien und -intoleranzen, 3. aktualisierte Auflage, Verlag Urban & Vogel, München, 2006

Dhein, Y./H. Worth: Mit Asthma komm ich klar, Trias Verlag, Stuttgart 2002

Gieler U./C. Rehbock/A. Schulte: Kinder und Neurodermitis; Fragen & Antworten, Verlag im Kilian, Marburg, 2001

Hellermann, M.: Neurodermitis bei Kindern, Gräfe und Unzer Verlag, München, 2001

Kratzer, P.: Neurodermitis und Mutter-Kind-Interaktion, Waxmann Verlag, Münster, 2001

Mann, G.: Neurodermitis – was koche ich für mein Kind?, pala-verlag, Darmstadt, 2005

Nickel, G.: Neurodermitis, Asthma und Allergien bei Kindern. Der Ratgeber einer betroffenen Mutter, Verlag Gesundheit, Berlin, 2000

Raab, W./U. Kindl: Pflegekosmetik, Wissenschaftliche Verlagsgesellschaft, Stuttgart, 2004

Ring, J.: Angewandte Allergologie, Urban & Vogel, München, 2003

Saloga J./L. Klimek/R. Buhl/W. Mann/J. Knop (Hrsg.): Allergologie-Handbuch, Grundlagen und klinische Praxis, Verlag Schattauer, Stuttgart, 2006

STIFTUNG WARENTEST mit A. Bopp und V. Herbst: Handbuch Medikamente, 6. Auflage, Berlin, 2004

STIFTUNG WARENTEST mit A. Bopp und V. Herbst: Handbuch Selbstmedikation, 2. Auflage, Berlin, 2006

Szczepanski, R./Th. Lob-Corzilius/M. Schon: Neurodermitis: Das juckt uns nicht! Ein fröhliches Lern- und Lesebuch für Kinder und ihre Eltern, Trias Verlag, Stuttgart, 2001

Theiling, St./R. Szczepanski/Th. Lob-Corzilius: Der Luftikus für Kinder mit Asthma. Ein fröhliches Lernbuch und Lesebuch für Kinder und ihre Eltern, Trias Verlag, Stuttgart, 2001

Wahn, U./R. Seger/G. A. Holländer (Hrsg.): Pädiatrische Allergologie und Immunologie, Urban & Fischer bei Elsevier, München, 2005

Weber, M.: Mein Kind hat Neurodermitis. Was die Eltern wissen müssen; wie der Alltag leichter wird, FALKEN, Niedernhausen/Ts., 2002

Adressen und Kontakte (eine Auswahl)

Allergie-, Dokumentations- und Informationszentrum (ADIZ)
Burgstraße 12
33175 Bad Lippspringe
Tel. 0 52 52/95 45 02
www.adiz.de

Deutsche Atemwegs-liga e. V.
Burgstraße 12
33175 Bad Lippspringe
Tel. 0 52 52/93 36 15
www.atemwegsliga.de

Deutscher Allergie- und Asthmabund e. V. (DAAB)
Bundesgeschäftsstelle
Hindenburgstraße 110
41061 Mönchengladbach
Tel. 0 21 61/81 49 40
www.daab.de

Deutscher Neurodermitis-bund e. V. (DNB)
Spaldingstraße 210
20097 Hamburg
Tel. 0 40/23 07 44
www.dnb-cv.dc

Arbeitsgemeinschaft allergie-krankes Kind e. V. (AAK)
Bundesverband
Nassaustraße 32
35745 Herborn
Tel. 0 27 72/92 87 0
www.aak.de

Stiftung Deutscher Pollen-informationsdienst (PID)
Burgstraße 12
33175 Bad Lippspringe
Tel. 0 52 52/93 10 3
www.pollenstiftung.de

aid infodienst Verbraucher-schutz – Ernährung – Land-wirtschaft e. V.
Friedrich-Ebert-Straße 3
53177 Bonn
www.aid.de

Verband der Diplom-Oecotrophologen (VDOE)
Reuterstraße 161
53113 Bonn
Tel. 02 28/28 92 20
www.vdoe.de

Analyse der Stiftung Warentest

Ob Schimmelpilz oder Schadstoffe in Gebäuden: Die Stiftung Warentest bietet die Möglichkeit zu kostenpflichtigen Analysen. Eine Übersicht zu den Angeboten und den Kosten finden Sie unter www.test.de/analysen oder per Faxabruf unter 0 180 5/88 768 110 (14 Cent pro Minute aus dem Festnetz).

Weitere Informationen erhalten Sie auch über das Umwelttelefon der Stiftung Warentest: 0 30/26 31-29 00, donnerstags von 10–12 Uhr

Verbraucherzentralen

**Verbraucherzentrale
Bundesverband e. V. (vzbv)**
Markgrafenstraße 66
10969 Berlin
Tel. 0 30/58 00-0

**Verbraucherzentrale
Baden-Württemberg e. V.**
Paulinenstraße 47
70178 Stuttgart
Tel. 07 11/66 91-10
www.verbraucherzentrale-
bawue.de

**Verbraucherzentrale
Bayern e. V.**
Mozartstraße 9
80336 München
Tel. 0 89/5 39 87-0
www.verbraucherzentrale-
bayern.de

**Verbraucherzentrale
Berlin e. V.**
Bayreuther Straße 40
10787 Berlin
Tel. 0 30/2 14 85-0
www.verbraucherzentrale-
berlin.de

**Verbraucherzentrale
Brandenburg e. V.**
Templiner Straße 21
14473 Potsdam
Tel. 03 31/2 98 71-0
www.vzb.de

**Verbraucherzentrale
des Landes Bremen e. V.**
Altenweg 4
28195 Bremen
Tel. 04 21/1 60 77-7
www.verbraucherzentrale-
bremen.de

**Verbraucherzentrale
Hamburg e. V.**
Kirchenallee 22
20099 Hamburg
Tel. 0 40/2 48 32-0
www.vzhh.de

**Verbraucherzentrale
Hessen e. V.**
Große Friedberger Straße 13–17
60313 Frankfurt/Main
Tel. 0 69/97 20 10-0
www.verbraucher.de

**Neue Verbraucherzentrale
in Mecklenburg-Vorpommern
e. V.**
Strandstraße 98
18055 Rostock
Tel. 03 81/2 08 70 50
www.nvzmv.de

**Verbraucherzentrale
Niedersachsen e. V.**
Herrenstraße 14
30159 Hannover
Tel. 05 11/9 11 96-0
www.vzniedersachsen.de

**Verbraucherzentrale
Nordrhein-Westfalen e. V.**
Mintropstraße 27
40215 Düsseldorf
Tel. 02 11/38 09-0
www.verbraucherzentrale-
nrw.de

**Verbraucherzentrale
Rheinland-Pfalz e. V.**
Ludwigstraße 6
55116 Mainz
Tel. 0 61 31/28 48-0
www.verbraucherzentrale-rlp.de

**Verbraucherzentrale des
Saarlandes e. V.**
Trierer Straße 22
66111 Saarbrücken
Tel. 06 81/5 00 89-0
www.vz-saar.de

**Verbraucherzentrale
Sachsen e. V.**
Brühl 34–38
04109 Leipzig
Tel. 03 41/6 88 80 80
www.vzs.de

**Verbraucherzentrale
Sachsen-Anhalt e. V.**
Steinbockgasse 1
06108 Halle
Tel. 03 45/2 98 03 29
www.vzsa.de

**Verbraucherzentrale
Schleswig-Holstein e. V.**
Bergstraße 24
24103 Kiel
Tel. 04 31/5 90 99-0
www.verbraucherzentrale-sh.de

**Verbraucherzentrale
Thüringen e. V.**
Eugen-Richter-Straße 45
99085 Erfurt
Tel. 03 61/5 55 14-0
www.vzth.de

Glossar

Allergen: Eine Substanz, die den Körper sensibilisieren (→ Sensibilisierung) kann und anschließend eine allergische Reaktion auslöst (zum Beispiel Pollen, Milben, Tierhaare, Nahrungsmittel, Schimmelpilze).

Allergologe: Ein Arzt, der sich auf die Behandlung von Allergien spezialisiert hat.

Amine, biogene: Diese Abbauprodukte von Aminosäuren können ähnliche Symptome wie bei einer echten Allergie auslösen (→ Pseudoallergie). Zu ihnen zählen Histamin, Tyramin, Tryptamin, Dopamin, Serotonin und Spermidin. Sie kommen in geringen Mengen in fast allen Lebensmitteln vor. In der Tabelle auf Seite 172 finden Sie eine Übersicht über Nahrungsmittel, die häufig viele biogene Amine aufweisen.

Anaphylaktischer Schock (allergischer Schock → Seite 17): Sehr starke allergische Reaktion, die in kurzer Zeit (Minuten) im gesamten Organismus abläuft. Sie kann mit Atemnot, Durchfall bis hin zum Kreislaufzusammenbruch einhergehen und zum Tod führen. Deshalb muss bei Anzeichen für einen allergischen Schock sofort der Notarzt gerufen werden.

Angioödem: Ein Angioödem, auch Quincke-Ödem oder angioneurotisches Ödem genannt, äußert sich in Quaddeln, die denen der → Nesselsucht ähneln. Sie bilden sich aber in tieferen Hautschichten. Meist handelt es sich um eine → Pseudoallergie, die durch Nahrungsmittelzusatzstoffe, → biogene Amine oder Medikamente ausgelöst wird.

Antigen-Antikörper-Reaktion: Antigene sind alle Substanzen, die vom Körper als fremd erkannt und vom Immunsystem abgewehrt werden, indem Gegenstoffe, die → Antikörper, gebildet werden. Wenn das Antigen mit dem Antikörper zusammentrifft, wird eine Antigen-Antikörper-Reaktion ausgelöst, um den Fremdstoff zu beseitigen.

Antikörper: Abwehrstoffe des Immunsystems. Die Antikörper werden in mehrere Immunglobulin-Klassen unterteilt (zum Beispiel → Immunglobulin E).

Asthma bronchiale: Chronische Entzündung der Bronchialschleimhaut, die zu einer Überempfindlichkeit der Atemwege auf unterschiedliche Reize (zum Beispiel Allergene) führt. Typische Symptome eines Asthmaanfalls: Atemnot, „pfeifende" Atemgeräusche, Husten, Produktion eines zähen Schleims.

Atopie: Erblich bedingte Bereitschaft, eine Überempfindlichkeit auf bestimmte Stoffe zu entwickeln und an allergischem Schnupfen, allergischem Asthma, Nahrungsmittelallergien oder Neurodermitis (= atopisches Ekzem) zu erkranken.

Ekzem: Juckende, gerötete, schuppende, teilweise nässende Veränderung der Haut, die aber nicht ansteckend ist.

Etagenwechsel: Als Etagenwechsel bezeichnet man das Übergehen der Allergiesymptome von den oberen auf die unteren Atemwege. So kann sich ein Heuschnupfen zu einem allergischen Asthma entwickeln.

Glukokortikoide: Glukokortikoide (kurz Kortikoide) sind Hormone der Nebennierenrinde. Als Medikamente werden sie bei Entzündungen und Allergien eingesetzt. Kortison ist nur eines dieser Hormone. Umgangssprachlich werden jedoch alle Glukokortikoide als Kortison bezeichnet. Unerwünschte Wirkungen von Kortison treten vor allem bei der Einnahme von Tabletten auf, kaum wenn es inhaliert wird (→ Seite 102).

Hauttest: Test, der zur Identifizierung von Allergieauslösern durchgeführt wird. Hierbei wird das verdächtigte Allergen auf oder in die Haut gebracht. Ob der Patient auf ein bestimmtes Allergen sensibilisiert ist, zeigt die örtliche Hautreaktion (Pricktest, Epikutantest, Reibetest, Intrakutantest).

Heuschnupfen: Umgangssprachliche Bezeichnung für einen allergischen Schnupfen, der durch Pollen ausgelöst wird.

Histamin: Körpereigener Botenstoff, der für eine Vielzahl allergischer Beschwerden verantwortlich ist.

Hyposensibilisierung (SIT = spezifische Immuntherapie, Desensibilisierung): Dieses Behandlungsverfahren hat das Ziel, die Empfindlichkeit gegenüber allergieauslösenden Stoffen herabzusetzen. Dafür werden dem Körper regelmäßig geringe Dosen des Allergens gespritzt, die langsam gesteigert werden. Dadurch „gewöhnt" sich der Körper an das Allergen und reagiert nicht mehr mit allergischen Symptomen.

Immunglobulin E (IgE): Es gibt verschiedene Immunglobuline. Sie sind → Antikörper, die der Körper zur Bekämpfung von Fremdstoffen bildet. Bei allergischen Sofortreaktionen spielt vor allem Immunglobulin E eine zentrale Rolle (→ Seite 16).

Immuntherapie: Im Zusammenhang mit Allergien oft als Synonym für → Hyposensibilisierung verwendet.

Konjunktivitis: Bindehautentzündung an den Augen, die mit Fremdkörpergefühl, Rötung und Brennen einhergeht.

Kortikoide → Glukokortikoide

Kortison → Glukokortikoide

Kreuzallergie: Bei einer Kreuzallergie reagiert der Körper auf unterschiedliche Allergene, weil diese gleiche oder ähnliche Strukturen haben. Meist besteht unter diesen Auslösern eine botanische oder chemische Verwandtschaft. So können zum Beispiel Birkenpollenallergiker beim Verzehr von Äpfeln allergisch reagieren, oder Beifußpollenallergiker bei Anis, Curry, Karotte und Sellerie.

Nahrungsmittelunverträglichkeit: Oberbegriff für alle unerwünschten Wirkungen, die nach dem Verzehr von Lebensmitteln auftreten können. Nicht alle sind allergischer Natur. Nahrungsmittelallergien entstehen im Wesentlichen aufgrund einer Antikörperbildung von → Immunglobulin E, die im Blut nachweisbar ist.

Neurodermitis (= atopisches Ekzem):
Chronisch-entzündliche Hauterkrankung, die in Schüben verläuft und durch unterschiedliche Reize ausgelöst wird.

Nickelallergie: Reaktion des Körpers auf Nickel, das häufig in Modeschmuck enthalten ist und zu Kontaktallergien führen kann.

Ödem: Flüssigkeitsansammlung im Gewebe, an der Haut meist als schmerzlose Schwellung.

Pollinosis: Allergie gegen Pollen. Sie äußert sich in Form von Heuschnupfen.

Pseudoallergie: Unverträglichkeitsreaktion mit allergieähnlichen Symptomen. An der Entstehung ist jedoch nicht das Immunsystem beteiligt, wie dies bei „echten" Allergien der Fall ist. Eine Pseudoallergie ist nicht erblich bedingt ($\rightarrow$ Atopie) und sie lässt sich nicht durch Haut- oder Bluttests nachweisen. Auslöser sind meist Nahrungsmittelzusatzstoffe oder Medikamente.

Quaddel: Stecknadelkopf- bis handflächengroße, juckende, Hauterhebungen durch Wassereinla-

gerung zwischen Oberhaut und Unterhautgewebe. Sie treten zum Beispiel nach einem Mückenstich oder beim Kontakt mit Brennnesseln auf. Quaddeln als allergische Reaktion entstehen infolge der Histaminfreisetzung.

Quincke-Ödem $\rightarrow$ Angioödem

Rhinitis allergica: Allergischer Schnupfen.

Sensibilisierung: Der Begriff Sensibilisierung wird oft mit dem der Allergie gleichgesetzt. Das stimmt aber insofern nicht, als mit Sensibilisierung der Weg zur Allergie gemeint ist, das heißt, der Körper nimmt einen Stoff (Allergen) auf, erkennt ihn als fremd und leitet daraufhin Gegenmaßnahmen ein (zum Beispiel bildet er $\rightarrow$ Antikörper). Erst wenn der Körper sensibilisiert wurde, kann bei einem nachfolgenden Kontakt mit dem Allergen die allergische Reaktion ausgelöst werden.

SIT $\rightarrow$ Hyposensibilisierung

Urtikaria: Nesselsucht, Hautausschlag mit Quaddeln.

Stichwortverzeichnis

Der *Kursivdruck* weist darauf hin, dass es sich um den Namen eines Arzneimittels handelt.

Impressum

Herausgeber und Verlag STIFTUNG WARENTEST
Lützowplatz 11–13
10785 Berlin
Tel. 0 30 / 26 31-0
Fax 0 30 / 26 31-25 25
www.stiftung-warentest.de

Vorstand Dr. jur. Werner Brinkmann

Weitere Mitglieder der Geschäftsleitung Hubertus Primus (Publikationen)
Dr.-Ing. Peter Sieber (Untersuchungen)

Verbraucherzentrale Nordrhein-Westfalen e. V.
Mintropstraße 27
40215 Düsseldorf
Tel. 0180 5 / 00 14 33 (14 Cent pro Minute aus dem Festnetz)
Fax 02 11 / 38 09-235
www.verbraucherzentrale-nrw.de

Vorstand Klaus Müller

Mitherausgeber Verbraucherzentrale Bundesverband e. V. (vzbv)
Verbraucherzentrale Hessen e. V.
Verbraucherzentrale Niedersachsen e. V.
(Adressen → Seite 273)

Autorin Ingrid Füller, Diplom-Sozialökonomin
Medizinjournalistin, Hamburg

Lektorat STIFTUNG WARENTEST
Uwe Meilahn (Leitung)
Ursula Rieth
Heike Plank
Verbraucherzentrale Nordrhein-Westfalen
Dr. Hannah Friege

Fachliche Beratung *Prof. Dr. troph. Christine Behr-Völtzer*, HAW Hamburg,
Fakultät Life Sciences Studiendepartment Ökotrophologie
Prof. Dr. rer. nat. Gerd Glaeske, Universität Bremen,
Zentrum für Sozialpolitik (ZeS); pharmafacts, Berlin/Freiburg
Prof. Dr. med. Roland Niedner, Klinikum Ernst von Bergmann,
Klinik für Dermatologie und Allergologie, Potsdam
Prof. Dr. phil. Rainer Richter, Poliklinik für Psychosomatik und
Psychotherapie, Universitätsklinikum Hamburg-Eppendorf
Prof. Dr. med. Ulrich Wahn, Virchow Klinikum,
Klinik für Pädiatrie, Schwerpunkt Pneumologie und Immunologie,
Charité Universitätsmedizin, Berlin
Prof. Dr. med. Heinrich Worth, Klinikum Fürth, Medizinische Klinik I

Fachliche Unterstützung	*Dr. rer. nat. Judith Günther*, pharmafacts, Freiburg (Arzneimittelbewertungen) *Bettina Weniger*, Apothekerin, pharmafacts, Berlin/Freiburg (Arzneimitteltabellen)
Titel und Bildauswahl	Sylvia Heisler
Bildbeschaffung	Lars Neupert, Sylvia Heisler
Bildnachweis	Titelfoto: Corbis / Craig Tuttle; MEV: Mike Witschel (S. 23), Björn Kühnel (S. 136); Caro / Trappe (S. 28); laif: REA (S. 30); Stephan Elleringmann (S. 33); PicturePress / Heide Benser (S. 35); Th. Muerr (S. 44); A. Mrkvicka (S. 44); Blickwinkel / A. Jagel (S. 44, 45); Lavendelfoto / Gerhard Hoefer (S. 44, 45); Wildlife: D. Harms (S. 44, 45, 46), O. Diez (S. 45); G.-U. Tolkiehn (S. 46); Sananova / R. Steiner (S. 51); Ralph Kaiser (S. 60); Pulse Picture / BSIP (S. 75); R. Cegla Gmbh (S. 85, 91); Superbild: Phanie (S. 97, 131), BSIP (S. 92), Oredia (S. 191); Pro Health Media / doc-stock (S. 111); Pro Silicon GmbH (S. 122); Mauritius images: Rosenfeld (S. 138), Boris Kumicak (S. 161), Marina Raith (S. 187); F1 online: Imagesource (S. 155), Foodcollection (S. 191); StockFood GmbH / Lister Louise (S. 171); Panthermedia / Jürgen Wahl (S. 175); Flora Press (S. 233).
Grafiken	Kati Hammling (S. 94/95)
Layout und Satz	Oxana Rödel, PTP-Berlin Protago-T$_E$X-Production GmbH
Produktion	Vera Göring
Verlagsherstellung	Rita Brosius, Kerstin Uhlig
Litho	tiff.any GmbH, Berlin
Druck	Firmengruppe APPL, aprinta druck, Wemding
Einzelbestellung	STIFTUNG WARENTEST Vertrieb, Postfach 81 06 60 70523 Stuttgart Tel. 0 180 5 / 00 24 67 Fax 0 180 5 / 00 24 68 (jeweils 14 Cent pro Minute aus dem Festnetz) www.stiftung-warentest.de und bei allen Verbraucherzentralen (Adressen → Seite 273)
Redaktionsschluss	Januar 2007

STIFTUNG WARENTEST

verbraucherzentrale

Für einen klaren Kopf

Wer häufig an Kopfschmerzen leidet, greift oft bedenkenlos zu Tabletten oder Zäpfchen. Aber diese Medikamente können abhängig machen und selbst zu Kopfschmerzen führen. Wir informieren über alternative Behandlungsmöglichkeiten, bewerten die gängigsten Schmerzmittel und widmen uns in einem Extra-Kapitel dem Thema »Kopfschmerzen bei Kindern«.

- Was verursacht Kopfschmerzen oder Migräne?
- Wie lässt sich vorbeugen?
- Wie behandeln – auch ohne Medikamente?

Kopfschmerzen und Migräne
216 S. | kart. | 16,8 × 22,5 cm | März 2006
STIFTUNG WARENTEST:
ISBN 978-3-937880-22-8
Best.-Nr. L 0601
Verbraucherzentrale:
ISBN 978-3-938174-25-8
Best.-Nr. GP 18

14,90 €

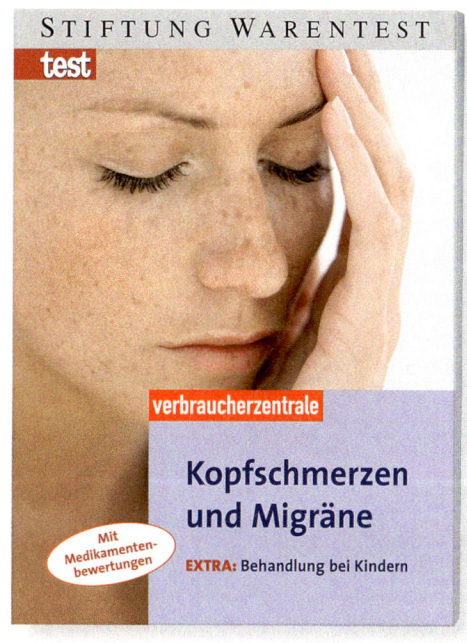

STIFTUNG WARENTEST
test
verbraucherzentrale
Kopfschmerzen und Migräne
Mit Medikamentenbewertungen
EXTRA: Behandlung bei Kindern

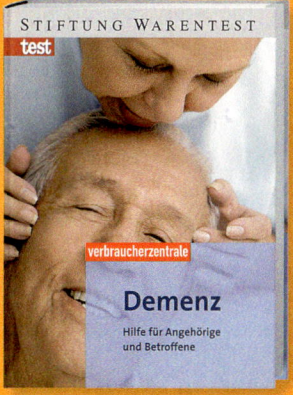

Demenz
320 S. | geb. | 17,1 × 23,1 cm | Nov. 2006
STIFTUNG WARENTEST:
ISBN 978-3-937880-29-7
Best.-Nr. H 0602
Verbraucherzentrale:
ISBN 978-3-938174-55-5
Best.-Nr. GP 23

19,90 €

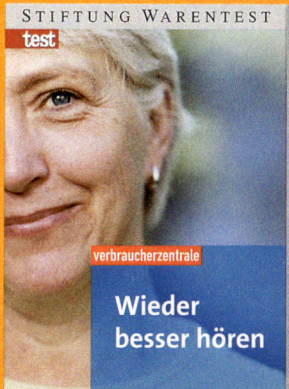

Wieder besser hören
208 S. | kart. | 16,8 × 22,5 cm | Sept. 2005
STIFTUNG WARENTEST:
ISBN 978-3-937880-14-3
Best.-Nr. L 0507
Verbraucherzentrale:
ISBN 978-3-938174-21-0
Best.-Nr. GP 16

12,90 €

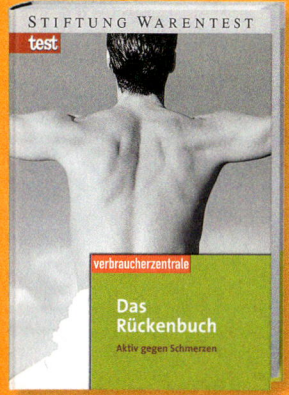

Das Rückenbuch
224 S. | geb. | 17,2 × 24,0 cm | Mai 2004
STIFTUNG WARENTEST:
ISBN 978-3-931908-92-8
Best.-Nr. H 0401
Verbraucherzentrale:
ISBN 978-3-933705-60-0
Best.-Nr. GP 11

19,90 €

Bestellen Sie direkt bei
STIFTUNG WARENTEST: Tel. 0 180 5/00 24 67*, www.test.de/buecher
Verbraucherzentrale: Tel. 0 180 5/00 14 33*, www.vz-nrw.de/ratgeber
oder bei Ihrem Buchhändler *14 Cent pro Minute aus dem deutschen Festnetz